药品临床综合评价与实践

林能明　王临润　主编

ZHEJIANG UNIVERSITY PRESS
浙江大学出版社
·杭州·

图书在版编目（CIP）数据

药品临床综合评价与实践 / 林能明，王临润主编
. —— 杭州：浙江大学出版社，2023.6（2024.3 重印）
ISBN 978-7-308-23891-5

Ⅰ.①药… Ⅱ.①林…②王… Ⅲ.①药物分析
Ⅳ.①R917

中国国家版本馆 CIP 数据核字（2023）第 099348 号

药品临床综合评价与实践

林能明　王临润　主编

策划编辑	张　鸽　冯其华
责任编辑	冯其华(zupfqh@zju.edu.cn)
责任校对	季　峥
封面设计	周　灵
出版发行	浙江大学出版社
	（杭州市天目山路 148 号　邮政编码 310007）
	（网址：http://www.zjupress.com）
排　　版	浙江大千时代文化传媒有限公司
印　　刷	广东虎彩云印刷有限公司绍兴分公司
开　　本	710mm×1000mm　1/16
印　　张	16
字　　数	270 千
版 印 次	2023 年 7 月第 1 版　2024 年 3 月第 2 次印刷
书　　号	ISBN 978-7-308-23891-5
定　　价	78.00 元

《药品临床综合评价与实践》
编委会

前　言

自新医改实施以来，我国对临床应用药品质量、药品临床综合评价工作进行了重点部署，尤其是2019年以来，陆续发布了《国家卫生健康委关于开展药品使用监测和临床综合评价工作的通知》《关于药品临床综合评价管理指南公开征求意见的公告》《国家卫生健康委办公厅关于规范开展药品临床综合评价工作的通知》等重要文件，并于2021年发布了《药品临床综合评价管理指南（2021年版 试行）》，且在2022年进行了更新。至此，我国药品临床综合评价有了相对完整的管理体系和相对规范的操作流程。而如何高效地开展药品临床综合评价，如何统筹考虑资源配置的价值维度和标准，如何实现以价值医学为基础的循证决策，并在此基础上根据不同的评价主题合理地选择并规范运用评价方法及技术，逐渐成为该项工作能否普及并顺利推进的关键所在。正是在这种情况下，我们组织业内专家编写了这本《药品临床综合评价与实践》。

本书旨在总结国内外药品临床综合评价相关方法学理论、关键技术及其在医疗领域的应用实践，系统展现药品临床综合评价的规范实施路径，为医院高质量发展背景下医疗机构药学部门探索开展该项工作提供方法学指导和工作借鉴，并进一步发掘该项工作的科学价值、应用价值及转化价值，从而推动药品临床综合评价工作向更高质量发展，为人民群众提供高性价比的医药服务，助力健康中国建设。

药品临床综合评价是药品供应保障决策的一个重要技术工具。作为促进药品回归临床价值的一项工作，药品临床综合评价是巩固完善基本药物制度的重要措施，是促进创新药在临床合理使用的重要抓手，是健全药品供应保障制度的具体要求。本书由医院管理专家、药事管理专家，以及一线临床药师、医师共同编写，系统阐述了药品临床综合评价的实施背景、评价的方法及研究设计、评价内容与流程、质控与结果应用等,并辅以慢性病、肿瘤等多领域的最新实践案例深度剖析,兼顾理论学习、实践操作及研究转化的多方位需求。编写手法由宏观的政策导入到微观的技术解析,从理论培训到实践操作,由点及面,深入浅出,全方位地导入药品临床综合评价的项目设计及关键技术,引导相关从业人员主动思考与积极探究。

本书可作为医院药学工作者,尤其有志于从事药品临床综合评价的专项工作人员,创新思路方法、规范实施路径、提升成果品质的案头参考用书,也可作为临床药学专业研究生学习的教学用书,以期从多个角度有序推进我国药品临床综合评价工作的规范开展。

在本书付梓之际,感谢浙江大学医学院附属杭州市第一人民医院、浙江大学医学院附属第一医院、浙江省肿瘤医院、湖州市中心医院、长兴县人民医院、浙江省中西医结合医院等兄弟医院的诸多专家在本书案例撰写过程中贡献的集体智慧和辛勤付出;感谢浙江大学公共卫生研究院陈坤教授团队、董恒进教授团队,中国药科大学李洪超教授团队在本书编写过程中给予悉心指导并提出宝贵意见。

本书由浙江省临床肿瘤药理与毒理学研究重点实验室资助出版,并得到了浙江省抗癌协会抗癌药物专业委员会、浙江大学临床药学研究中心、浙江大学癌症研究院肺癌研究团队、浙江省药物临床研究与评价技术重点实验室,以及各位编委所在医疗机构及浙江大学出版社的鼎力支持。此外,本书还吸纳了众多学科专家的宝贵意见,并引用了一系列权威文献资料,在此一并致以诚挚谢意。

限于编者水平,本书难免存在疏忽或纰漏之处,欢迎广大读者朋友批评、指正,以便再版时补充修订,更臻完善。

2023 年 6 月

目 录

第一章 概 述

药品临床综合评价是药品供应保障决策的重要技术工具,是基本药物遴选和动态调整、药品采购、临床合理用药等工作的基础支撑。科学、有效实施药品临床综合评价对健全药品供应保障制度的决策部署、及时准确掌握药品使用情况、不断提高药品规范科学使用管理水平、更高质量地保障人民健康,具有重要意义。当前,各级卫生健康行政部门、行业协会及医疗卫生机构均高度关注药品临床综合评价的开展,以人民健康为中心,以药品临床价值为导向,引导和推动相关主体规范开展药品临床综合评价,持续推动药品临床综合评价工作标准化、规范化、科学化、同质化,助力提高药事服务质量,保障临床基本用药的供应与合理使用,更好地服务国家药物政策决策需求。

第一节 药品临床综合评价的定义及实施背景

作为促进药品回归临床价值的基础性工作,药品临床综合评价是巩固完善基本药物制度的重要措施,是健全药品供应保障制度的具体要求。正确认识药品临床综合评价并规范实施,同时在实施过程中统筹考虑资源配置的价值维度和标准,实现以价值为基础的科学决策,是开展药品临床综合评价研究的关键所在。

一、药品临床综合评价的定义

基于国内外经验分析可得出,药品临床综合评价是一项涉及多学科、多维度、多角度及多方法的工作,其评价主要基于临床价值,评价维度包括安全性、有效性、经济性、创新性、适宜性、可及性,要求对多来源、多类型、多层次证据进行科学综合(图 1-1-1)。其主要目的是为卫生和医保决策者及医药卫生人员提供科学信息和循证依据,提高有限卫生资源配置的效率。在具体内涵上,相较于药品临床评价,药品临床综合评价更侧重于上市后对药品使用的监测与监管。

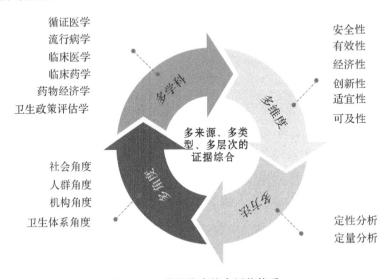

图 1-1-1　药品临床综合评价体系

二、药品临床综合评价的目的、基本原则及适用范围

(一)评价目的

药品临床综合评价以人民健康为中心,以药品临床价值为导向,利用真实世界数据开展药品实际应用评价,组织对药品供应保障各环节的信息进行综合分析,探索建立并逐步完善基于政策协同、信息共享,满足多主体参与、多维度分析需求的中国药品临床综合评价机制,为国家药物政策制定与调整、保障临床基本用药供应与规范使用提供循证证据和专业性卫生技术评估支撑。

(二)基本原则

我国在新医改时代的药品临床综合评价工作遵循的基本原则是需求导向、统筹协同、科学规范、公正透明。

1.需求导向

聚焦新时代我国卫生健康事业治理决策需求和药品供应保障制度实施的主要问题,坚持正确价值引领与循证判断,重点优化临床基本用药动态管理机制,推动国家药物政策连贯、协调。

2.统筹协同

坚持总体谋划、多方参与、技术与管理协同的共建共治共享理念,充分发挥各方优势和信息化手段,探索建立中国特色的药品临床综合评价标准规范、路径流程和工作机制。

3.科学规范

立足国情实际,突出药品疗效证据和药品供应保障政策评价,总结参考国际有益经验和成功实践,合理借鉴评价模式方法、技术流程和工具,融合多学科专业知识体系,通过建立完善评价规则和技术标准与规范,有序指导药品临床综合评价的开展。

4.公正透明

坚持利益相关主体共同参与,建立信息公开、数据共享的评价实施、质量控制和应用转化机制,防范潜在利益冲突,保障评价组织、管理、实施过程和结果公平公正,依法依规公开。

(三)成果适用范围

根据实施主体和目的的不同,药品临床综合评价成果适用范围如下。

1.区域和医疗卫生机构评价结果

主要用于:①医疗卫生机构药品采购与供应保障等;②推动医疗卫生机构用药目录遴选和上下级医疗机构用药目录衔接,提高药学服务和安全合理用药水平;③控制不合理药品费用支出,提升卫生健康资源配置效率,优化药品使用结构;④为完善国家药物政策提供参考。

2.第三方机构评价结果

可用于:①丰富行业药品临床综合评价实践,扩大文献证据储备;②推动科研领域对药品临床综合评价理论及方法的深入探索。

同时,要求实施机构持续跟踪已完成评价药品的实际供应与应用情况,不断积累相关数据验证评价结果。长期用药持续跟踪时间通常不少于3年。对于有调整需求的国家及省级药品临床综合评价结果,适时开展证据优化和结果更新。

第二节　药品临床综合评价体系的发展历史及实践探索

药品评价工作在国际上起步较早,国外没有明确的相同概念,主要沿用卫生技术评估(health technology assessment,HTA)的方式,即遵循循证决策的理念,将现有的最佳证据用于卫生保健决策,通过对卫生技术的技术特性、安全性、有效性、经济学特性和社会适应性进行全面系统评价,为决策者选择适宜的医疗技术提供科学依据,形成以患者为中心的安全、有效、利益最大化的卫生保健决策,其评估内容与我国药品临床综合评价大同小异。对基于卫生技术评估结果的多维度价值判断框架的需求也越来越强烈,部分国家(地区、组织)基于自身卫生决策需求开发了相应的价值评估框架(表1-2-1)。

表1-2-1　部分国家(地区、组织)卫生技术价值评估框架

国家 (地区、 组织)	提出机构/价值 评估框架名称	价值评估框架中的关键维度
加拿大	加拿大药品与卫生技术局 (Canadian Agency for Drugs and Technologies in Health,CADTH)	安全性、疗效、质量、成本-效果
美国	美国临床和经济评价研究所 (Institute for Clinical and Economic Review,ICER)	效果比较、增量成本-效果、其他益处或不利、背景因素考量、预算影响分析(budget impact analysis,BIA)
美国	美国国立综合癌症网络(National Comprehensive Cancer Network,NCCN)	E——治疗药物或方案的有效性(efficacy of regimen/agent); S——治疗药物或方案的安全性(safety of regimen/agent); Q——证据的质量(quality of evidence); C——证据的一致性(consistency of evidence); A——治疗药物或方案的可负担性(affordability of regimen/agent)

续表

国家 （地区、 组织）	提出机构/价值 评估框架名称	价值评估框架中的关键维度
美国	美国医学研究所（Institute of Medicine，IOM）	安全性、有效性、以患者为中心（patient centeredness）、及时性（timeliness）、效率性（efficiency）和公平性
美国	美国临床肿瘤学会（American Society of Clinical Oncology，ASCO）	毒性（安全性）、临床获益（clinical benefit，即有效性）和成本（效率性）
英国	英国国家卫生与临床优化研究所（National Institute for Health and Care Excellence，NICE）	临床有效性、成本-效果比、疾病严重程度、未满足的诊疗需求、重大创新、更广泛的社会价值
英国	孤儿药多维度决策分析框架	罕见性、已开展研究的程度、有效性、不确定性、工艺复杂性、随访措施、疾病严重程度、可替代治疗方案、独有适应证
澳大利亚	澳大利亚药品福利咨询委员会（ Pharmaceutical Benefits Advisory Committee，PBAC）	相对健康获益、相对成本-效果、无药品福利计划（pharmaceutical benefits scheme，PBS）补贴情况下的患者支付压力、预算影响分析
欧洲	欧洲卫生技术评估网络核心模型（HTA Core Model）	健康问题及其当前技术应用、技术描述及其特征、安全法、临床有效性、成本和经济评价、伦理、组织、患者和社会、相关法律
欧洲	欧洲肿瘤内科学会（European Society for Medical Oncology，ESMO）	·总生存期（overall survival，OS）和生活质量（quality of life，QoL）； ·无病生存期（disease-free survival，DFS）、无复发生存期（recurrence-free survival，RFS）、无事件生存期（event-free survival，EFS）、无远处转移生存期（distant disease-free survival，DDFS）、无复发时间（time to recurrence，TTR）可作为 OS 和 QoL 两项指标的替代指标
国际药物经济学与结果研究协会	国际药物经济学与结果研究协会（ International Society for Pharmacoeconomics and Outcomes Research，ISPOR）	公平性、科学溢价、质量调整生命年（quality adjusted life year，QALY）产出、净成本、生产力、依从性改善因素、减少不确定性、害怕蔓延、保险价值、疾病严重程度、希望价值、真正的选择价值

一、我国药品临床综合评价实施推进

我国药品临床综合评价工作起步相对较晚，基于我国药品临床综合评价实施的不同阶段，可将其发展路径大致分为起步期、成长期、探索发展期及规范实施期四个时期。我国药品临床综合评价相关政策见表 1-2-2。

表 1-2-2　我国药品临床综合评价相关政策

序号	发布时间	文件名称	文件号	发布部门	文件要求
1	2014 年 5 月	《关于保障儿童用药的若干意见》	国卫药政发〔2014〕29 号	国家卫生计生委等六部委	以基本药物为重点，建立儿童用药临床数据；定期开展综合评价
2	2015 年 2 月	《关于完善公立医院药品集中采购工作的指导意见》	国办发〔2015〕7 号	国务院办公厅	建立健全以基本药物为重点的临床用药综合评价体系
3	2016 年 10 月	《"健康中国 2030"规划纲要》	国发〔2016〕32 号	中共中央、国务院	建立以基本药物为重点的临床综合评价体系
4	2017 年 1 月	《关于印发"十三五"卫生与健康规划的通知》	国发〔2016〕77 号	国务院	巩固完善基本药物制度，建立药物临床综合评价体系
5	2017 年 1 月	《关于印发"十三五"深化医药卫生体制改革规划的通知》	国发〔2016〕78 号	国务院	建立药物临床综合评价体系和儿童用药临床综合评价机制，提高合理用药水平
6	2017 年 2 月	《关于进一步改革完善药品生产流通使用政策的若干意见》	国办发〔2017〕13 号	国务院办公厅	国家卫生计生委要组织开展临床用药综合评价工作
7	2017 年 7 月	《关于加强药事管理转变药学服务模式的通知》	国卫办医发〔2017〕26 号	国家卫生计生委、国家中医药管理局	医疗机构要对药物临床使用的安全性、有效性和经济性进行监测、分析、评估
8	2018 年 9 月	《关于完善国家基本药物制度的意见》	国办发〔2018〕88 号	国务院	开展以基本药物为重点的药品临床综合评价
9	2018 年 12 月	《关于印发加快落实仿制药供应保障及使用政策工作方案的通知》	国卫体改发〔2018〕53 号	国家卫生健康委等十二部委	开展药品临床综合评价工作，重点围绕治疗效果、不良反应、用药方案、药物经济学等方面开展评价

序号	发布时间	文件名称	文件号	发布部门	文件要求
10	2019年1月	《关于进一步加强公立医疗机构基本药物配备使用管理的通知》	国卫药政发〔2019〕1号	国家卫生健康委、国家中医药管理局	以基本药物为重点,优先考虑儿童用药、心血管病用药和抗肿瘤用药等重大疾病用药,编制工作方案,建立评价基地,开展临床综合评价,推动形成综合评价结果产出的关联应用机制
11	2019年1月	《关于印发国家组织药品集中采购和使用试点方案的通知》	国办发〔2019〕2号	国务院办公厅	要进一步完善药品临床应用指南;组织开展药品临床综合评价
12	2019年4月	《关于开展药品使用监测和临床综合评价工作的通知》	国卫药政函〔2019〕80号	国家卫生健康委	科学开展药品临床综合评价,建立评价结果应用关联机制
13	2019年8月	《中华人民共和国药品管理法》	2019年国家主席令第31号	第十三届全国人民代表大会常务委员会	国家鼓励运用现代科学技术和传统中药研究方法开展中药科学技术研究和药物开发,建立和完善符合中药特点的技术评价体系,促进中药传承创新
14	2020年2月	《关于加强医疗机构药事管理促进合理用药的意见》	国卫医发〔2020〕2号	国家卫生健康委等六部委	建立健全药品使用监测与临床综合评价工作机制和标准规范
15	2021年7月	《关于规范开展药品临床综合评价工作的通知》	国卫办药政发〔2021〕16号	国家卫生健康委	规范开展药品临床综合评价,推动评价结果的应用,并发布《药品临床综合评价管理指南(2021年版 试行)》《心血管病药品临床综合评价应用指南(试行)》《抗肿瘤药品临床综合评价应用指南(试行)》《儿童药品临床综合评价应用指南(试行)》

续表

序号	发布时间	文件名称	文件号	发布部门	文件要求
16	2022年6月	《心血管病药品临床综合评价技术指南（2022年版 试行）》《抗肿瘤药品临床综合评价技术指南（2022年版 试行）》《儿童药品临床综合评价技术指南（2022年版 试行）》	—	国家药物和卫生技术综合评估中心	—

（一）起步期（2014—2015 年）

起步期主要是我国药品临床综合评价的起步阶段，首次提出"以基本药物为重点"的药品临床综合评价。在此阶段，国家初步探索了将药品临床综合评价应用于儿童用药的特定领域，并对评价的理论框架不断更新完善，为药品临床综合评价工作的起步做好了前期准备。然而，虽然当时在全国范围内遴选出具有综合优势的医院开展评价，但评价并未普及且未明确评价结果如何应用。

（二）成长期（2016—2017 年）

成长期为药品临床综合评价的发展阶段。在该阶段，中共中央、国务院颁布了《"健康中国 2030"规划纲要》《"十三五"卫生与健康规划》《"十三五"深化医药卫生体制改革规划》，正式提出"建立以基本药物为重点的临床综合评价体系"，将药品临床综合评价正式上升为国家健康战略规划。在《关于进一步改革完善药品生产流通使用政策的若干意见》中明确提出"国家卫生计生委要组织开展临床用药综合评价工作，探索将评价结果作为药品集中采购、制定临床用药指南的重要参考"。在此阶段，药品临床综合评价迅速发展并逐步完善；但同时我们也看到，局部地区由于评价体系和运行机制不完善等，药品临床综合评价工作开展艰难。

（三）探索发展期（2018—2021 年）

2018 年 9 月，国务院发布《关于完善国家基本药物制度的意见》，再次明确提出"开展以基本药物为重点的药品临床综合评价,指导临床安全合理用药"。自此,药品临床综合评价进入了探索发展期。同年12月,国家卫生健康委、国家发改委等十二部委在《关于印发加快落实仿制药供应保障及使用政策工作方案的通知》中提出要"开展药品临床综合评价工作,重点围绕治疗效果、不良反应、用药方案、药物经济学等方面开展评价"。2019年1月,国家卫生健康委、国家中医药管理局发布《关于进一步加强公立医疗机构基本药物配备使用管理的通知》,确立了以基本药物为重点,优先考虑对儿童用药、心血管病用药和抗肿瘤用药等重大疾病用药开展评价。2019年4月,国家卫生健康委发布的《关于开展药品使用监测和临床综合评价工作的通知》明确了加快建立健全药品临床综合评价标准规范和工作机制,该文件对药品临床综合评价工作的开展具有里程碑意义。在新时期下开展具有中国特色的药品临床综合评价工作,不仅需要不断完善相关政策,建立互联互通的组织体系,而且需要对评价过程进行质量控制,结合信息化和真实世界数据,在评价结果的转化应用上下足功夫。

(四)规范实施期(2022年—)

2021年7月,国家卫生健康委办公厅发布《关于规范开展药品临床综合评价工作的通知》,要求不断深化对药品临床综合评价重要性的认识,进一步加强组织指导和统筹协调。药品临床综合评价是药品供应保障决策的重要技术工具,充分发挥各级医疗卫生机构的作用与优势,鼓励医疗卫生机构自主或牵头搭建工作团队,建立技术咨询和专题培训制度,组织开展药品临床综合评价工作,同时注重评价结果转化与网络信息安全。该文件的发布标志着我国药品临床综合评价进入了规范实施阶段,随后发布的《药品临床综合评价管理指南(2021年版 试行)》及三个技术指南——《心血管病药品临床综合评价应用指南(试行)》《抗肿瘤药品临床综合评价应用指南(试行)》《儿童药品临床综合评价应用指南(试行)》,明确了评价维度(安全性、有效性、经济性、创新性、可及性、适宜性)及实施方案,标志着药品临床综合评价工作从规范评价管理走向规范评价技术。2022年6月,国家药物和卫生技术综合评估中心发布了三个技术指南的更新版,并采取开放式动态修订机制。

二、我国各地药品临床综合评价体系构建及探索实践

目前,我国药品临床综合评价工作的实施主要采用"1+N"形式,即指南

规范＋实施方案(标准与质控)的模式展示。截至 2021 年年底,北京、上海、山东、河北、天津、浙江等 26 个省(区、市)出台了工作方案,发布了药品临床综合评价相关文件。而在实施模式上,药品临床综合评价主要包括以下几个模块。

(一)构建组织机构和技术支持

1.江苏省建立"3＋N"综合评价工作体系,中国药科大学作为技术中心,江苏省医学会负责日常管理,江苏省健康医疗大数据共享服务平台提供数据支持,"N"家医疗机构共同提供临床综合评价工作支撑。

2.天津市组建卫生、工信、商务、医保、药监等多部门的天津市药品临床综合评价管理领导小组,构建"中心＋专家团队"工作体系。

3.江西省依托江西省卫生健康监测评价中心成立综合协调部,江西省卫生健康事业发展中心成立业务管理部,南昌大学第一附属医院成立技术指导部,建立专业专项评价基地,搭建"三部＋多基地"模式的工作组织框架。

4.上海市建立以上海市药学会为代表的第三方药品临床评价主体。

5.江西、湖南、湖北、广东、河南、广西 6 省区卫生健康委签订《中南地区药品临床综合评价合作协议》,探索建立多省(区、市)联合的药品临床综合评价工作机制和标准规范。

6.浙江省由浙江省卫生健康委牵头,依托浙江省医院药事管理质控中心,成立浙江省药品临床综合评价技术中心,建立医院、高校、行业学会/协会联动机制。

(二)质量控制

1.江苏省开展相关研究,并出台《临床综合评价项目质量控制指南(试行)》。

2.河南省建立质量控制机制,药师作为一级质控主体;各主题组长单位作为二级质控主体;河南省药品临床综合评价中心作为三级质控主体,负责全过程监督和质量控制。

(三)信息化建设

1.江苏省委托第三方搭建集中监管平台,规范评价流程,实时监测评价进程,促进评价结果固化和信息全程可追溯。

2.山东省针对药品编码(YPID)不完全统一对监测和评价工作存在制约等实际情况,发布相关通知,推行全省药品编码统一工作。

3.湖南省药品临床综合评价中心探索建立以医疗数据为基础的药品临床综合评价数据库,为该省药品临床综合评价项目的开展提供支撑。

(四)宣传培训

1.河南省以"健康基层行,药师在行动"活动为载体,向基层广泛宣讲药品临床综合评价工作政策、政策背景。

2.天津市通过开展药品临床综合评价技术培训、组织药品临床综合评价学术交流、举办药品快速卫生技术评估培训班来提升药师循证药学、药物经济学、卫生技术评估等方面的综合能力。

3.浙江省于2022年启动药品临床综合评价专项培训系列课程建设,并依托学会开设科研专项,采用项目辅导的形式分多期开展宣传培训。

(五)财政经费支持

1.江苏省明确经费管理要求,建立稳定、持续的财政投入机制。

2.广西壮族自治区申请200万元财政预算经费作为药品临床综合评价工作经费。

3.甘肃省连续2年对评价试点医疗机构财政专项经费拨款19.9万元。

4.贵州省设置省卫生健康委2021年药品临床综合评价专项科研基金。

5.安徽省在本级项目预算中安排30万元用于开展药品临床综合评价工作。

第三节　药品临床综合评价工作展望

药品临床综合评价的重点在于上市后对药品使用的监测与监管。结合国外经验来看,基于卫生技术评估的价值维度框架选择须与本国国情密切相关,需考虑当前医药卫生体系和社会保障体系的特点。在具体构建评价工作机制时,我国目前已形成以基本药物为主导的"1+X"评价模式,围绕药品安全性、有效性、经济性、创新性、适宜性和可及性等维度开展评价。

一、工作架构展望

基于当前我国药品临床综合评价实施架构及各省(区、市)实践,为进一步提升药品临床综合评价开展效能,仍需进一步发挥政府主导作用,加强部门间合作和政策的协同,尤其是国家及各省(区、市)的协同,政府部门及行业协会、医疗卫生机构、科研院所的协同,以及所涉及的临床医学、药学、经济学、伦理学等多学科的协同;同时,以决策需求为导向,进一步明确药品临床综合评价的发展目标和定位,建立内外部标准可溯质控体系,坚持公开、公正、公平的原则,并在实施过程中充分发挥信息化和大数据的作用,加强对评价方法学和评价标准的探索;此外,还应加强评价结果的转化应用,推动评价结果服务于政策决策,促进药品临床综合评价的有效落地及可持续实施。

二、技术实施前瞻

目前,国家药物和卫生技术综合评估中心仅有 3 项技术指南可供参考,仍需进一步拓展,在评价方法上进行"精准"匹配研究,推动评价成效。药品临床综合评价方法大体可分为证据收集和综合分析决策两方面。证据收集可采用文献分析、问卷调研、真实世界数据分析等方法,综合分析决策可采用德尔菲法(Delphi Method)、层次分析法(Analytic Hierarchy Process,AHP)、多准则决策分析法等方法,每种方法各有利弊,每种维度适宜的评价方法也大不相同。在证据收集层面,有效性、安全性及经济性评价建议采用文献分析和真实世界数据分析,创新性、适宜性和可及性评价建议采用问卷调研。在综合分析决策层面,应根据实际情况选用合适的分析方法,如专家数量足够时可采用德尔菲法;对同类别临床药品开展不同品种间的比较评价时,可采用层次分析法进行直观比较。今后研究的重点仍是如何基于目前指南要求的评价维度和内容,利用现有的评价方法设计与执行药品临床综合评价方案。此外,基于真实世界用药大数据下的药品临床综合评价策略也亟待建立。

【参考文献】

[1]国家卫生健康委.国家卫生健康委关于开展药品使用监测和临床综合评价工作的通知.国卫药政函〔2019〕80号.(2019-04-03)[2021-12-03]. http://www.nhc.gov.cn/yaozs/pqt/201904/31149bb1845e4c019a04f30c0d69c2c9.shtml.

[2]国家卫生健康委办公厅.国家卫生健康委办公厅关于规范开展药品临床综合评价工作的通知.国卫办药政发〔2021〕16号.(2021-07-21)[2021-12-03]. http://www.nhc.gov.cn/yaozs/s2908/202107/532e20800a47415d84adf3797b0f4869.shtml.

［3］王海银，符雨嫣，覃肖潇，等. 药品临床综合评价：保障临床基本用药合理使用. 中国卫生，2021(8)：72-73.

［4］徐文煜，薛迪. 美国、加拿大与澳大利亚的卫生技术评估. 中国卫生质量管理，2011，18(1)：8-10.

［5］Pearson S D. The ICER value framework：integrating cost effectiveness and affordability in the assessment of health care value. Value Health，2018，21(3)：258-265.

［6］Neumann P J，Willke R J，Garrison L P JR. A health economics approach to US value assessment frameworks-introduction：an ISPOR special task force report. Value Health，2018，21(2)：119-123.

［7］NICE. The National Institute for Health and Clinical Excellence. (2007-01-01)[2020-05-22]. https://www.nice.org.uk/guidance.

［8］PBAC. Pharmaceutical Benefits Advisory Committee (PBAC) membership. (2011-06-01)[2020-05-22]. http://www.pbs.gov.au/info/industry/listing/participants/pbac.

［9］李艳博，陈校云，余中光，等. 欧洲卫生技术评估网络的核心评估模型及应用. 中国卫生信息管理杂志，2016，13(4)：370-375.

［10］Schey C，Krabbe P F M，Postma M J，et al. Multicriteria decision analysis (MCDA)：testing a proposed MCDA framework for orphan drugs. Orphanet J Rare Dis，2017，12(1)：10.

［11］Lakdawalla DN，Doshi J A，Garrison L P JR，et al. Defining elements of value in health care：a health economics approach：an ISPOR special task force report：3. Value Health，2018，21(2)：131-139.

［12］石秀园，赵锐，李璠，等. 构建我国药品临床综合评价工作机制的思考. 中国药房，2020，31(23)：2828-2833.

［13］肖秘苏，张剑萍，杨全军，等. 基于CiteSpace的我国药品综合评价研究现状分析. 中国药房，2022，33(8)：911-916.

［14］国家药物和卫生技术综合评估中心. 关于心血管病、抗肿瘤、儿童药品临床综合评价技术指南公开征求意见的公告. (2021-12-31)[2022-01-12]. http://www.cnhdrc.cn/nhei/znfb/202112/9e350a54d2ea4c3ab9a0237ee4eab9f0.shtml.

第二章 药品临床综合评价的方法及研究设计

2021年,国家卫生健康委发布《药品临床综合评价管理指南(2021年版试行)》,该指南明确了我国未来药品评价的方向,即以药品临床价值为导向,利用真实世界数据开展实际评价。2022年6月29日,国家药物和卫生技术综合评估中心发布关于心血管病药品、抗肿瘤药品、儿童药品临床综合评价技术指南的通知,明确了药品临床综合评价的方法学规范。本章主要根据指南中关于药品临床综合评价的方法及研究设计的工作要求,结合该项工作开展实践,从真实世界研究(real world study, RWS; real world research, RWR)、专家咨询法、文献研究方法、模型研究以及基于多维证据的决策分析等方面进行系统的方法学解析及有针对性的研究设计,从而更客观、科学地反映各类药物的临床价值,为国家药物政策制定与调整、保障临床基本用药供应与规范使用,提供全面的循证依据参考和规范化卫生技术评估支撑。

第一节　真实世界研究

真实世界研究,即在真实世界环境下收集与患者有关的数据(即真实世界数据,real world data, RWD),通过分析,获得医疗产品的使用价值及潜在获益或风险的临床证据(即真实世界证据,real world evidence, RWE)。简而言之,真实世界数据产生真实世界证据的过程就是真实世界研究。围绕科学问题,综合运用流行病学、生物统计学、循证医学等多学科方法技术,利用真实世界数据开展的研究统称真实世界研究。

开展真实世界研究必须具备高质量的数据与治理、设计严谨的研究方案、恰当的统计分析与结果解释。真实世界证据源于真实世界数据的分析，但并非所有的真实世界数据经分析后都能成为真实世界证据，只有满足适用性的真实世界数据才有可能成为真实世界证据。真实世界证据可用于支持药物监管决策，包括为新药注册上市提供有效性和安全性证据，为已上市药物的说明书变更提供证据，以及为药物上市后要求或再评价提供证据等。

充分利用真实世界数据开展药品实际应用综合分析，可形成药品临床应用安全性、有效性、经济性及适宜性的价值判断（即为真实世界证据），是药品综合评价中一种重要的评价方法。药品综合评价领域真实世界研究的开展需要结合待评价药品领域主要决策问题，遵循《真实世界证据支持药物研发与审评的指导原则（试行）》，分析特定情形下使用真实世界研究的必要性和设计选择，综合运用观察性研究和试验性研究等方法，规范地收集和分析质量佳、来源稳定可靠的患者相关临床处方、疾病诊治过程、治疗结果及费用等数据信息。

一、药品综合评价中的真实世界数据来源

真实世界数据是指真实世界环境中患者群体的健康信息，以及诊断、治疗、保健等相关数据。我国的真实世界数据来源包括卫生信息数据、医保支付数据、疾病登记数据、公共卫生监测数据、自然人群队列数据等。医疗卫生机构在药品综合评价中使用最多的真实世界数据包括医疗卫生机构内部数据、公共来源数据和医患来源数据。

1. 医疗卫生机构内部数据

医疗卫生机构内部数据包括：医院信息系统（hospital information system，HIS）中患者电子病历（electronic medical records，EMR），实验室信息管理系统（laboratory information management system，LIS）与影像归档和通信系统（picture archiving and communication system，PACS）等信息系统中的检验检查结果，个人体检健康档案，费用结算记录等医疗卫生机构内部存储的常规数据信息。这些数据属于卫生信息数据范畴，主要来源于临床诊疗过程中的记录，存储量大、类型多、涵盖临床结局等变量范围较广，在真实世界研究中应用也较广。

2. 公共来源数据

公共来源数据包括药品安全性主动监测数据、疾病登记系统数据、临床

队列研究数据、组学研究数据、药品供销及采购数据库、人口死亡登记数据等。药品安全性主动监测数据以国家药品不良反应监测哨点联盟(China ADR Sentinel Surveillance Alliance，CASSA)建立的中国药物警戒系统为代表，利用哨点医院临床诊疗数据建立的药品及医疗器械安全性主动监测和评价系统获得药品不良反应报告数据，可以用于药物安全性研究及药物流行病学研究。疾病登记数据库通常以特定患者为研究人群，整合临床诊疗等数据进行长期随访研究，有较丰富的结局指标，并且具有准确性高、结构化强和人群代表性好等优点，可用于药物有效性、安全性等评价，具有较好的适用性。重要的疾病登记数据库有全国肿瘤登记中心、全国血液净化病例信息登记系统、全国传染病登记系统、中国国家罕见病注册系统、中国卒中登记研究平台等。临床队列研究数据主要来源于文献的大规模人群队列研究。队列研究数据标准统一、信息化共享、时间跨度长和样本量大，利用此类数据可以帮助构建疾病风险模型，为药物使用的目标人群定位提供支持。组学数据库可以作为临床数据的补充，拼接临床数据后用于研究。我国的组学数据库包括生命与健康大数据中心(BIG Data Center，BIGD)和蛋白质组综合资源数据库(iProX)等。人口死亡登记数据包含死亡医学证明中的死亡原因、死亡时间等，死亡信息的收集和记录可用于药物安全性研究的数据补充。

3. 医患来源数据

医患来源数据包括患者随访数据、患者报告结局(patient-reported outcome，PRO)等。临床医生以临床研究为目的，会对一些慢性病(如乙肝、阿尔茨海默病、糖尿病、癌症等)进行长期随访登记，以收集院内电子病历无法涵盖或没有记录和报告的出院后患者的重要临床指标，如药物不良反应、临床终点、生存期等信息，长期随访所形成的数据可以与病历中的数据进行整合，形成患者生命周期的完整真实世界数据，这是药品评价不可多得的有效性和安全性数据来源。患者报告结局是来自患者自身测量与评价疾病结局的指标，近年来在我国药物评价体系发展中越来越重要。前面我们收集最多的是临床维度的数据，即从研究人员(医务人员)的视角与定义去形成数据，而患者报告结局可以很好地形成患者维度的数据，将这两种维度数据整合成完整的数据流，就能开展更"真实"的真实世界研究。

随着医疗信息技术的不断发展，国内真实世界数据的类型和来源会不断出现,但是否能用于药品综合评价,还有赖于综合评价需要解决的问题以及数据的适用性。

二、真实世界数据的适用性

真实世界数据的适用性评价应基于特定的研究目的和监管决策用途进行。

适用性评价可分为两个阶段:第一阶段从可及性、伦理合规、代表性、关键变量完整性、样本量和源数据活动状态等维度,对源数据进行初步评价和选择,判断其是否满足研究方案的基本分析要求;第二阶段包括数据的相关性、可靠性,以及采用或拟采用数据治理机制(数据标准和通用数据模型)评价分析经治理的数据是否适用于形成真实世界证据。

(一)源数据的适用性评价

满足基本分析要求的源数据至少应具备以下条件。

1.数据库处于活动状态且数据可及

在研究期限内,数据库应是连续处于活动状态的,所记录的数据均是可及的,即具有数据的使用权限,并且可被第三方特别是监管机构评估。

2.符合伦理和安全性要求

源数据的使用应通过伦理审查,符合法规要求,符合数据安全与隐私保护要求。

3.纵向数据

数据应是纵向的,而不是横断面的。

4.关键变量的覆盖度

源数据应具有一定的覆盖度,至少应包括与研究目的相关的结局变量、暴露/干预变量、人口学变量和重要的协变量。

5.具有一定的数据完整性

源数据通常是不完整的,但应确保一定的完整性,即考虑数据治理后,保证在人群有代表性的前提下,即使样本量减少,仍能满足统计分析所需的足够检验效能。

6.样本量足够

样本量应足够大,并充分考虑数据治理后源数据例数明显减少的情况,以保证统计分析所需的样本量。

(二)经治理数据的适用性评价

经治理的真实世界数据的适用性评价主要根据数据相关性和可靠性两方面进行。

1.相关性评价

相关性评价旨在评估数据是否与所关注的临床问题密切相关,重点关注关键变量和信息的覆盖度、暴露/干预和临床结局定义的准确性、目标人群的代表性和多源异构数据的融合性。其意义在于数据是否可以充分回答与研究目的相关的临床问题。

(1)关键变量和信息的覆盖度　真实世界数据应包含与临床结局相关的重要变量和信息,如药物使用、患者人口学和临床特征、协变量、结局变量、随访时间、潜在安全性信息等。如果上述变量存在部分缺失,那么需充分评估是否能够使用可靠的统计学方法进行填补,以及对因果推断结果可能造成的影响。

(2)暴露/干预和临床结局定义的准确性　选择并准确定义具有临床意义的结局以及准确定义暴露/干预,对真实世界研究是至关重要的,其应与研究问题的临床意义或理论依据相一致。临床结局的定义应包括所基于的诊断标准、测量方法及其质量控制(如果有)、测量工具(如量表的使用)、计算方法、测量时点、变量类型、变量类型的转换(如从定量转换为定性)、终点事件评价机制(如终点事件判定委员会的运行机制)等。当不同数据源对临床结局的定义不一致时,应定义统一的临床结局,并采用可靠的转换方法进行转换。暴露/干预的定义应考虑其时间窗的合理性。

(3)目标人群的代表性　真实世界研究较传统的随机对照试验(randomized clinical trial, RCT)的优势之一是具有更广泛的目标人群的代表性。因此,在制定纳入/排除标准时,应尽可能地符合真实世界环境下的目标人群。

(4)多源异构数据的融合性　由于真实世界数据在很多情况下属于多来源的异构数据,因此需要将不同来源的数据在个体水平进行数据的链接、融合和同构处理。因此,应通过身份标识符进行个体水平的准确链接,以支持通用数据模型或数据标准对数据源中的关键变量进行整合。

2.可靠性评价

真实世界数据的可靠性与采集过程的严谨性息息相关,数据采集前需要确定采集范围和采集变量,同时需制订数据词典、采集方法、数据流转方式、储存介质格式等。数据的可靠性主要从数据的完整性、准确性、透明性、质量控制和质量保证几个方面进行评价。

(1)完整性 真实世界数据的完整性是指数据信息的缺失程度,包括变量的缺失和变量值的缺失。当特定研究的数据缺失比例明显超过同类研究的比例时,尤其在涉及研究的关键变量时(如影响研究结局的诸多重要预后协变量缺失或变量值缺失),会加大研究结论的不确定性,此时需要慎重考虑该数据能否作为支持形成真实世界证据的数据。对缺失原因需要进行详细分析,并根据缺失机制的合理假设采用恰当的方法填补缺失数据。

(2)准确性 真实世界数据的准确性不仅限于原始数据记录的准确性,同时需要明确数据采集的准确性(如是否建立规范、统一的数据采集方法,是否核查不同来源数据的准确性)、一致性(包括数据库内部的相关数据标准、格式和计算方法等)、合理性(变量数值的唯一性、合理的区间和分布、相关变量的预期依从关系、时变型变量是否按预期改变等),以及数据治理的恰当性(如是否建立规范、统一的数据治理流程,包括数据安全性处理、数据链接、数据清洗、数据编码、数据结构化、数据传输等,是否核查数据治理算法的正确性)。数据的准确性极为重要,通常需要根据较权威的参照进行识别和验证,例如终点事件是否经独立的终点事件判定委员会做出判断。

(3)透明性 真实世界数据的透明性指数据来源、数据收集与治理方案和过程清晰、透明。同时,应确保分析数据中的关键暴露/干预变量、协变量和结局变量能够追溯至源数据,并反映数据的提取、清洗、转换和标准化过程。数据治理标准化操作程序与验证确认文件要清晰记录和存档,尤其反映数据可信性的问题,如数据缺失程度、变量值域、衍生变量计算方法和映射关系等。数据治理方案应事先根据研究目的制定,确保数据治理过程与治理方案保持一致。此外,数据的透明性还包括数据的可及性、数据库之间的信息共享和对患者隐私的保护方法的透明。如果使用算法来定义研究队列,那么算法的开发及其验证也应该是透明的。

（4）质量控制　　质量控制是指用以确证数据治理的各个环节符合质量要求而实施的技术和活动。质量控制评价包括但不限于：数据提取、安全处理、清洗、结构化，以及后续的存储、传输、分析和递交等环节是否均有质量控制，以保证所有数据是可靠的、数据处理过程是正确的；是否遵循完整、规范、可靠的数据治理方案和计划，并依托于相应的数据质量核查和系统验证规程，以保障数据治理系统在正常和稳态下运行，确保真实世界数据的准确性和可靠性。

（5）质量保证　　质量保证是指预防、探测和纠正研究过程中出现的数据错误或问题的系统性措施。真实世界数据的质量保证与监管合规性密切相关，应贯穿于数据治理的每一个环节，考虑的内容包括但不限于：是否建立与真实世界数据有关的研究计划、方案和统计分析计划；是否有相应的标准操作规程；数据收集是否有明确流程和合格人员；是否使用了共同的定义框架，即数据字典；是否遵守收集关键数据变量的共同时间框架；用于数据元素捕获的技术方法是否符合事先指定的技术规范与操作程序，包括各种来源数据的集成、药物使用和实验室检查数据的记录、随访记录、与其他数据库的链接等；数据输入是否及时、传输是否安全；是否满足监管机构现场核查调阅源数据、源文件等相关要求。

三、药品临床综合评价中真实世界研究常见设计类型

真实世界研究在药品有效性和安全性评价中的应用比较广泛，且由于真实世界数据是患者在院期间所产生的，因此使用真实世界数据分析可增加研究评价的普适性和真实性。但真实世界数据也存在数据指标不全、不良反应遗漏或随访信息不完整等不足，因此真实世界数据分析常被作为药品临床综合评价的一种辅助和补充方法。当然，除了支持安全性和有效性评价外，真实世界数据分析还可以支持经济性、适宜性、可及性等维度分析。围绕基本用药决策需求，结合临床现实，规范、科学、合理地设计并实施临床研究，以推动真实世界数据在药品临床综合评价中的运用并发挥其优势。

真实世界研究通常会围绕病因、诊断、治疗、预后及临床预测等相关的研究问题展开。病因研究主要是研究危险因素与疾病之间的关系，同时研究引起人体发病的机制。诊断研究主要是研究某类新方法对特定疾病诊断的准

确度,以判断新诊断方法的临床价值。治疗性研究主要是研究某类治疗方案对特定疾病的疗效及副作用,包括疗效研究和不良反应研究两方面。预后研究是对疾病发展的不同结局的可能性进行预测,以及对影响其预后的因素进行研究,主要包含对疾病的预后状况进行客观描述,对影响预后的因素进行研究和对健康相关生活质量研究三大类。临床预测研究则是寻找出最佳的对疾病诊断或疾病转归的预测指标或症状等,主要包括诊断预测研究和预后预测研究。除上述研究外,真实世界研究也会涉及药物经济学研究等其他研究类型。真实世界研究设计类型主要分为观察性研究和试验性研究,其中观察性研究进一步分为描述性研究(病例个案报告研究、单纯病例研究、横断面研究)和分析性研究(病例对照研究、队列研究),试验性研究即实效性临床试验(pragmatic clinical trial,PCT)。基于真实世界数据分析的药品临床综合评价可以根据研究人员能否控制治疗成本或干预措施进行不同种类的研究:当研究人员能控制治疗成本或干预措施时,可以进行随机或非随机实效性临床试验;当研究人员不能控制治疗成本或干预措施时,可以进行观察性的横断面研究、队列研究或病例对照研究等。

　　下面着重从常见研究类型对应的临床应用场景、优劣势、研究要素等进行比较阐述。

(一)试验性研究

　　PCT 又称实用性临床试验,是指在常规或尽可能接近常规的临床实践中开展的临床试验,是介于 RCT 和观察性研究之间的一种研究类型。它与RCT 的不同之处是:①PCT 的干预既可以是标准化的,也可以是非标准化的;②既可以采用随机分组方式,也可以自然选择入组;③受试病例的入选标准较宽泛,对目标人群更具代表性;④对干预结局的评价不局限于临床有效性和安全性,通常选择对患者或研究结果使用者有重要临床意义的指标,如可以选择治疗依从性、卫生经济性等;⑤PCT 一般使用临床终点,而避免使用传统 RCT 中可能使用的替代终点;⑥可以同时考虑多个对照组,以反映临床实践中不同的标准化治疗;⑦一般不设安慰剂对照;⑧在大多数情况下不采用盲法,但对如何估计和纠正由此产生的测量偏倚,需给予足够的重视;⑨数据的收集通常依赖于患者日常诊疗记录;⑩注重评价远期结局,随访时间较长,随访频率通常与常规临床随访一致。与观察性研究的不同之处是,PCT

是干预性研究,尽管其干预的设计具有相当的灵活性。

PCT 的研究对象是在常规临床实践中采取干预措施的患者群体,本身存在复杂性,可能包含多种合并症及合并治疗。而采取的干预措施在常规临床实践保持较好一致性的情况下,也会因为不同干预者的诊疗技术和经验而有差异。因此,PCT 的研究设计需要根据其特点进行全面考虑。设计 PCT 时应考虑以下因素:①收集到的数据是否适用于支持形成真实世界证据;②治疗领域和干预措施等是否符合各种形式的常规临床实践;③是否具有足够的可以用于评价的病例数(特别是临床结局罕见的情况);④参与 PCT 的各试验中心甚至不同的数据库之间对终点的评价和报告方法是否一致;⑤是否采用随机化方法控制偏倚;⑥当盲法不可行时,应考虑非盲对结局变量(特别是患者报告的结局)可能产生的影响,可使用不受治疗分组影响的终点(如卒中、肿瘤大小等),以减少非盲带来的可能偏倚。

PCT 纳入真实世界患者,限制相对少但异质性相对较大;实施过程相对灵活,更符合日常医疗实际,更能为患者所接受;采用随机化方法减少混杂因素的影响,提高组间可比性,从而提供稳健的因果推断;在更接近真实临床实践环境下开展的研究,PCT 所获得的证据在多数情况下被视为较好的真实世界证据,结果外推性较好;但 PCT 的局限性在于需要考虑所有可能的潜在因素的影响,包括各种偏倚和混杂因素的影响,故其研究设计和统计分析较为复杂,所需的样本量通常远超 RCT 设计。

(二)观察性研究

1.横断面研究

横断面研究是研究特定时间与特定空间内人群有关变量与疾病或健康状况的关系。由于所获得的资料是在某一特定时间内收集的,好似时间的一个横断面,故称为横断面研究,又称现况调查。横断面研究常用于描述疾病(或症状、体征)等的自然转归、诊断、治疗、预后等方面的人群特征,以便找出规律,指导临床实践。

研究方法一般包括普查和抽样调查。普查指为了解某病的患病率或某人群的健康状况,在一定时间内对一定范围内的人群中的每一个成员做调查或检查。一定时间可以是 1～2 天或 1～2 周,大规模的普查也可在 2～3 个月内完成。但普查的时间也不能太长,以免人群中的疾病或健康状况发生变化,从而影响普查的质量。抽样调查指从总体中随机抽取部分观察单位(统计学上称为样本)进行调查。抽样调查是根据抽取样本所调查得出的结果来估计样本所代表总体的某些特征,因此抽样调查必须遵循随机化原则,才能获得较好的代表性样本。抽样调查可以节省人力、物力、时间,且调查范围小,使得调查工作易做得细致。但抽样调查的设计、实施与资料分析较复杂,重复和遗漏不易被发现,故不适用于变异过大的研究对象。常用的随机抽样方法包括单纯随机抽样、系统抽样、分层抽样、整群抽样。

横断面研究操作方便简单、成本低;调查人群中有自然形成的同期对照,具有可比性;同时观察多种因素,反映调查当时个体的暴露和结局状况,有助于病因假设提出,研究结果有较强的推广意义。局限性在于疾病与因素同时存在,难以推断因果关系;只能获得患病率,无发病率资料;潜伏期或缓解期患者易被误诊而产生偏倚;一般只适用于对慢性病的研究;可产生选择性偏倚和信息偏倚。

作为一项描述性研究,横断面研究可以通过收集与药品相关事件的时间、地点和人群方面的基本分布特征等客观资料,经过整理、分析,建立假设性结论,并将假设性结论作为药品临床综合评价研究的起点,为进一步的研究提供线索打下基础。

2.队列研究

队列研究是将某一特定人群按是否暴露于某可疑因素或暴露程度分为不同的亚组,追踪观察两组或多组成员结局发生的情况,比较各组之间结局发生率的差异,从而判定这些因素与该结局之间有无因果关联及关联程度的一种观察性研究方法。队列研究的基本原理是在一个特定人群中选择所需的研究对象,根据某个时期是否暴露于某个待研究的危险因素,或其不同的暴露水平,将研究对象分成不同的组,如暴露组和非暴露组、高剂量暴露组和低剂量暴露组等,随访观察一段时间,检查并登记各组人群待研究的预期结局的发生情况,比较各组结局的发生率,从而评价和检验危险因素与结局的关系。其研究设计主要包括研究因素、研究结局、样本量、研究现场和研究人群。根据研究对象进入队列时间及观察的时间不同,队列研究可分为前瞻性队列研究、回顾性队列研究和双向性队列研究。

(1)前瞻性队列研究 前瞻性队列研究是队列研究的基本形式,研究者在结局发生之前定义样本和预测的变量,研究开始根据研究对象的暴露情况进行分组,通过前瞻性观察随访获得各暴露水平人群发生的结局事件,最后比较各组的发生率。该队列研究的前提是选择暴露情况易查明、便于随访又较稳定的人群。

前瞻性队列研究是对发生率的研究,包括疾病发生率与死亡发生率。以死亡作为终点的队列研究比以发病作为终点的多,这是因为死亡的确定比发病的确定容易。研究结果可以用于计算所研究疾病在随访期间的发病率或病死率及各种专率。通过对暴露组与非暴露组的率或不同剂量暴露组之间率的比较,或暴露组的率与全人群的率比较,便可检验:病因假设;可疑的暴露(包括药物)与疾病(死亡)是否存在联系;联系强度如何;是否是因果联系。

前瞻性队列研究的优点是时间顺序增强了病因推断的可信度,直接获得暴露与结局资料,能得到可靠的发生率,不存在回忆偏倚。而缺点则是所需样本量大、花费高、时间长、失访可能性大、可能引入未知变量而影响结局和可行性。

(2)回顾性队列研究　研究者在结局发生后定义样本和收集预测变量,根据研究开始时已掌握的历史资料中的暴露情况进行分组,观察起点设在过去某一时段,调查分析从过去某时点到现在暴露水平人群发生的结局事件,最后比较各组的发生率。

回顾性队列研究的优点是短期内完成资料的收集和分析,时间顺序仍是由因到果。与前瞻性队列研究相比,该队列研究可以节省大量人力、物力和时间,能较快获得结果。其缺点主要是资料积累时未受到研究者的控制,内容未必符合要求;其次是需要足够完整、可靠的过去某段时间有关研究对象的暴露和结局的历史记录或档案材料。

(3)双向性队列研究　双向性队列研究也称混合性队列研究,即在回顾性队列研究的基础上,继续前瞻性观察一段时间,它是将前瞻性队列研究与回顾性队列研究结合起来的一种模式,因此兼有前瞻性队列研究和回顾性队列研究的优点,且相对地在一定程度上弥补了各自的不足。

一般而言,双向性队列研究的资料可靠,一般不存在回忆偏倚;时间轴清晰,不仅可区分潜在混杂和暴露,而且同时可区分暴露和结局;可直接获得暴露组和对照组人群的发病率或病死率;可直接计算各种危险度[如相对危险度(relative risk, RR)、归因危险度(attributable risk, AR)等],反映疾病危险强度的指标,充分且直接分析暴露病因作用,允许研究者关注采取统一治疗措施的多种结局;由因到果,检验假设的能力较强,一般可证实病因联系;有助于了解疾病的自然史;有时还可能获得多种预期以外的疾病结局资料,如观察到剂量-反应关系。双向性队列研究也有局限性,如对样本量要求高,不适合研究发生率低的疾病;需要长期随访,费时费力,组织困难;难以控制暴露以外的因素,易产生混杂偏倚等。

将药物作为暴露因素进行队列研究,开展药品临床综合评价是上市后药品安全性、有效性研究最常用的设计方法。

3. 病例对照研究

病例对照研究是一种回顾性的,由结果探索病因的流行病学方法,即在健康阳性事件发生之后去追溯假定的病因因素的方法。该研究是以某人群内一组患有某种健康阳性事件的人(称为病例组)和同一人群内没有这种健康阳性事件的人(称为对照组)作为研究对象,调查他们过去对某个或某些暴露因素的暴露情况和(或)暴露水平的差异,以判断暴露因素与某种健康阳性事件有无关联的一种观察性研究方法,探讨健康阳性事件与危险因素的关联。通过初步分析因果关系,为确证性研究提供线索。健康阳性事件包括发病、死亡、伤残等不良事件(adverse event,AE),也包括临床结局如疗效问题(如客观缓解情况、有效性情况)等良性结局,还包括关于健康行为、态度、意愿等结局。暴露因素是指影响结局、能够改变结局的相关因素,通常就是所谓的病因,更广泛来说是能够预测阳性结局的有关指标,其中当然也包括药物干预。

病例对照研究有多种研究设计类型,如巢式病例对照研究、病例队列研究、病例交叉研究等。病例对照研究的简单关联性方法往往是从差异性角度进行探讨(差异即相关)。病例对照研究的差异性比较是按照病例组/对照组分组,即各个暴露因素在病例组和对照组中的分布差异有无统计学意义。

病例对照研究的优点主要包括:①特别适用于罕见病的研究,有时往往是罕见病病因研究的唯一选择;②相对更省力、省钱、省时间,并且较易组织实施;③可以同时研究多个可疑因素,只需少量研究对象;④可检验明确的危险因素。但其也有局限性,包括不适用于研究人群中暴露比例很低的因素,因为需要很大的样本量;选择研究对象时,如对照组选择不当,易发生偏倚;

信息的真实性难以保证,暴露与疾病的时间先后常难以判断。因此,病例对照研究论证因果关系的能力没有队列研究强;获取既往信息时,难以避免回忆偏倚;不能测定暴露组和非暴露组的健康阳性事件发生率,无法直接计算RR 和 AR 等指标。

4.单纯病例研究

单纯病例研究是近年来被广泛用于疾病病因研究中评价基因与环境交互作用的一种方法。该研究方法仅通过某一疾病患者群体来评价基因型与环境暴露(如服用药物)的交互作用,但不能评价两者各自的主效应。单纯病例研究应用的前提条件是:在正常人群中基因型与环境暴露各自独立发生;且所研究的疾病为罕见病[此时可用比值比(odds ratio, OR)来估计 RR]。

单纯病例研究的基本原理是拟定某一患病人群作为研究对象(无需正常对照组),追溯每一位患者的环境暴露资料,并收集患者的一般情况、混杂变量及其他宏观资料,采集患者的生物学标本,采用分子生物学技术检测基因型。以具有某一基因型的病例作为类病例组,以无该基因型的病例作为类对照组(当基因型别较多时,也可以分成多组资料),调整其他协变量(如年龄、性别、种族、职业等)后,根据基因型与环境暴露情况,采用标准粗分析或非条件 Logistic 模型等来估计两者在疾病发生中的相乘模型交互作用。

与病例对照研究交互作用结果进行比较时,主要注意以下两个问题:①当单纯病例研究的零假设完全成立,即在正常人群中基因型与环境暴露各自独立发生,且所研究的疾病为罕见病时,单纯病例研究估计交互作用比病例对照研究更为精确,即可信区间更窄;②当疾病频率较高,基因型频率较低,基因主效应作用较大时,单纯病例研究会低估疾病遗传与环境交互作用的大小。因此,单纯病例研究特别适合于罕见病的研究,一般所研究疾病的患病率≤5%,且基因外显率不宜过高。

单纯病例研究的优点在于特别适合于肿瘤及罕见慢性病的研究;在检测基因与环境交互作用时,可信区间更窄;所需样本量少于病例对照研究样本量的一半;因无对照组,故可避免对照选择所引起的偏倚;节省人力、物力、时间,并且较易组织实施。其局限性在于只能估计遗传与环境交互作用(且为相乘作用),无法计算两者各自的主效应;不适用于基因外显率高的疾病的研究;所研究疾病的患病率不宜超过 5%;除了可出现病例对照研究的病例选择所引起的常见偏倚外,还存在不同亚人群暴露率和基因型频率不一致所引起的偏倚。

四、基于不同数据源的研究要素

根据真实世界研究的类型,真实世界数据可以根据研究开展的时间分为回顾性数据和前瞻性数据两种类型。回顾性数据通常需要进行数据治理,数据主要来源于已经存在的卫生信息数据、医保支付数据、疾病登记数据、公共卫生监测数据、自然人群队列数据,以及既往开展的临床研究数据等。而前瞻性数据则需要进行数据管理,数据主要来源于将要开展的前瞻性观察性研究,或 PCT。由于此类数据类似于 RCT 的数据收集,即根据研究方案建立数据库并通过电子数据采集系统采集数据,是前瞻性的、有计划的、结构化和标准化的数据。如果某项研究既利用既往的数据,又采集将来的数据,如从即时开始的回顾前瞻性研究,那么回顾性收集的数据需经数据治理,而对前瞻性收集的数据则进行数据管理,这里需要注意的关键问题是既往数据经治理后的数据库应与前瞻性设计的数据库相匹配。前面介绍的真实世界数据的适用性评价主要针对的是回顾性收集的数据,如果是前瞻性收集的真实世界数据,那么无须进行第一阶段的初步适用性评价。针对不同数据来源的研究要素也会有所不同。

(一)基于回顾性数据

1.回顾性数据利用

回顾性数据,即已经存在的数据,主要包含电子病历(EMR)、电子健康档案(electronic health record,EHR)、医保支付数据、出生死亡登记、公共卫生监测数据以及区域化医疗数据等。这些数据数量非常庞大,但由于数据的采集并非为某特定研究目的支付设计,因此数据分散,异质性高,数据的完整性及准确性会存在一些问题。另外,医保支付数据一般由各级行政部门掌握,可及性较差。

2.数据可行性评价

数据可行性评价首先基于待研究的临床问题,确定主要研究变量(如待研究的治疗措施、关键基线信息),主要研究结局包括患者主要人口统计学特征、患病史、并发症、合并症和实验室指标等关键数据是否存在;然后对缺失数据的数量和类型的影响进行全面评估,包括主要研究变量及其他相关研究变量,可以通过抽样或全数据集检查关键变量的数据缺失程度和模式来实现。另外,还需对数据质量进行评估,包括对数据准确性、可靠性、完整性及可溯源性等的评估。

3. 研究设计的考量

(1) 研究人群和入排标准　回顾性队列研究和病例对照研究首先需要确定研究对象,尤其是对照的选择和入排标准的设定。在病例对照研究中,对照应尽量选择内部对照,选择没有发生研究结局的人群,且与病例来自同一人群;对照的选择不受暴露因素的影响,即除了暴露因素外,对照应与病例在其他特征上相似。单纯病例研究设计则不需要对照组。回顾性队列研究设计须根据研究问题清晰定义暴露,如可以是有/无某治疗方案,暴露的程度(如剂量),或者暴露的模式(如顺序),等等。除了暴露因素外,非暴露组的人群应与暴露组尽可能相似。在确定研究人群的标准后,要在数据库中使用一定的算法和代码来识别研究人群,如国际疾病分类(International Classification of Diseases, ICD)编码和药品编码。任何一种编码,由于不同机构医疗水平或者电子病历系统平台不同,对疾病诊断的准确性和完整性也会有所不同。基于数据库开展研究,需要综合各项编码和实验室诊断等联合的识别方式。

(2) 暴露因素和研究终点　暴露因素和研究终点是研究中首要考量的关键因素。在数据可行性评价及纳入和排除研究对象的阶段之后,进一步确认暴露状态及研究终点的准确性和代表性,是否有不同数据佐证关键数据的准确性。如果研究基于已有病例数据,那么需特别注意所收集数据的完整性、真实性和可溯源性;如果研究基于患者的自我报告或者研究者的回忆,那么需强调数据的准确性和真实性,以防出现回忆偏倚。

(3) 样本量　真实世界研究中样本量的估计是不可缺少的。对于存在假设检验的分析性研究(如病例对照设计、队列设计等),如果样本量不足,就会导致没有足够的把握度去检验提出的问题和假说。基于不同研究类型,需要依据不同的统计分析方法,确定重要参数,定义 I 类错误和把握度,在保证研究具有一定可靠性的条件下,估计并确定最小样本量,确保研究同时具备科学性和经济性。另外,真实世界研究往往采用较宽泛的入排标准,有时需要随访较长时间来研究长期临床结局,充分反映实际的临床实践,因此应在确定最小样本量的基础上,尽可能地扩大样本量,以保证其能够覆盖更广泛的患者群体,并考虑到较长随访时间导致失访的可能性。

(4)统计方法的考量　在确定研究问题后,应尽早制定研究方案和统计分析计划,并纳入达成主要研究目的的统计方法。真实世界研究的统计方法和疗效比较研究(comparative effectiveness research,CER)的分析方法有类似之处。因真实世界研究接近临床实际,研究对象的纳入限制较少、人群的异质性较大、自主选择治疗措施等造成潜在偏倚和混杂,因此统计方法更多关注如何减小与控制偏倚和混杂,常见的方法有匹配、分层分析和多变量分析。在存在较多风险因素或者研究因素的情况下,使用多变量分析将多个因素同时纳入模型,由于共线性等问题,会使得模型无法正常运行。倾向性评分匹配(propensity score matching)或者分层(stratification)则是解决该类问题的常用统计方法。此外,成本-效益模型、贝叶斯模型等也常应用于真实世界的研究设计中。另外,利用已有数据库开展的预测研究也是常见的真实世界研究类型之一,其是对疾病各种结局发生概率及其影响因素的研究方法。传统的统计方法包括 Logistic 回归和 Cox 回归以及列线图(nomogram),可用于预测疾病转归或者并发症的发生概率;另外,近年来发展出的基于真实世界大数据的机器学习(machine learning)的方法也是预测研究的常用工具。

(5)缺失数据处理　在真实世界研究中,数据的缺失是一个不可避免的问题。预防策略和统计调整可以降低缺失数据对研究结果的影响,提高结果的可靠性。此外,关注不同研究类型可能出现的数据缺失也可帮助降低缺失数据对研究结果的影响。使用 EHR、EMR 或者医疗保险等数据源会出现不同的问题。由于研究者往往无法采集额外的数据,因此研究前数据可行性评价是非常重要的环节。对于缺失数据,在能够溯源的情况下,应尽可能补全相应的缺失数据;在无法溯源的情况下,则开展探索性分析,明确缺失值在各个研究因素中的分布情况,判断其分布是否随机,如有偏倚,则后期需考虑开展分层分析。

4.其他需要解决的问题

(1)不同数据库整合的问题　对于不同数据库的整合,一般建议首先对各自数据库中的数据进行质量评估和分层分级,确定需要整合的内容。在整合过程中,矛盾的数据是重中之重,需要重点关注。建立统一的数据标准,将不同数据库的数据结构进行标准化处理。在整合过程中,对无法整合的数据进行处理,同时需要注意由整合造成的系统误差,以及关注整合后的主要研究因素、暴露因素及主要混杂因素的影响。

(2)分子标志物相关研究的注意事项　在开展与分子标志物相关的真实世界研究时,由于采集生物样本的难度以及其测量的特殊性,研究设计需要注意以下问题:基于已有数据库的回顾性队列研究需要考虑患者的基线特征和代表性的问题,如生物样本缺失导致的数据缺失,多重检验导致的"假阳性"结果,数据分析和结果解释中的偏倚,以及研究结果是否具有可重复性等。前瞻性队列研究则需考虑:可能有生物样本但没有详细的患者基本信息的情况;样本量小,且患者人群缺乏代表性;实验检测方法是否经过验证;有分子标志物测量结果,没有或仅有有限临床结局数据(如总生存期、无进展生存期等)的情况;临床数据或者研究终点数据的质量等。

(3)利用数据库开展研究时,知情同意和伦理审批的相关事宜　真实世界研究收集的数据,其中患者的信息有可能成为研究资料,因此患者本身在某种程度上也可能成为"受试者",所以真实世界研究同样需要符合伦理的要求。真实世界研究需要获得伦理审查委员会的批准。知情同意是保证研究符合伦理要求的一个重要环节,它是一个持续的完整过程,保护受试者的权益。因为真实世界研究多不是预设方案,尤其是回顾性队列研究,收集到的大量信息多属于往年数据,且涉及对大规模病例或生物样本数据的研究,所以获得每一位受试者同意,将其数据用于临床研究有很大的挑战。如果经伦理审查,认为课题研究不超出最小风险,且研究者使用受试者数据不会对受试者造成不利的影响和受试者重要隐私信息泄露,那么一般可考虑免除知情同意。知情同意及伦理审批的相关具体要求需根据国家相关法律法规和研究机构伦理审查委员会的实际要求确定。

(二)基于前瞻性数据

1. 前瞻性数据利用

前瞻性数据主要包括临床试验的补充数据、PCT 数据、注册登记研究、健康调查数据、公共卫生监测数据等,此类数据在收集之前已确定具体的研究目的,需要收集的数据很明确,故数据较规范、标准,完整性、准确性也较好。

2.研究设计的考量

在基于前瞻性数据的真实世界研究中,队列研究是一种常见的研究类型。队列研究的展开首先起始于要研究的问题,基于健康结局的病因或者风险因素的假说,通过对研究对象进行追踪,观察不同群组健康结局的发生情况,进而建立暴露因素和健康结局的联系。在临床研究中,往往有计划地招募患者参加,进而随访疾病的复发、好转、痊愈及患者死亡等,研究不同的治疗方法或者某些疾病特点是否和不同疾病结局的相关关系。前瞻性队列研究的样本量和随访时间同样重要,研究的样本量越大,随访的时间越长,观察到的健康结局数量就越多。开展前瞻性队列研究主要考虑以下几个因素。

(1)研究人群的选取　疾病注册或患者注册登记就是系统性地收集某些特点的患者,如某些诊断、治疗(包括药物干预)或疾病症状等,这种登记研究可能使用患者的病历记录和相关信息,而不是所有的可以获得的大量数据。不同的疾病注册登记的样本量或者收集信息的深度和广度可能是不一样的,可能是一个单中心或多中心的研究。考虑到不同的研究目的和执行的可能,这种研究也可以设定一些入排标准。一般来说,严格的入排标准是为了加强研究本身的内部有效性(internal validity),宽泛的入排标准会提高研究结果的广泛代表性或外部可推性(external generalizability)。实际上可能很难做到研究结果的内部有效性和外部可推性两全其美。在设计阶段,如何入选患者,需要临床医生和流行病学专家等合作,共同完成评估资源和操作的可能性,平衡研究的内部有效性和外部可推性。

(2)基线调查的研究内容要尽量丰富、完整　前瞻性队列研究的基线研究本身也是一个横断面研究。在计划和开展研究早期阶段,可以考虑是否要利用横断面信息:一方面,回答具体的科学问题,提示未来继续研究的基础;另一方面,也是对数据的可行性和部分数据质量的检验。在这一分析过程中,应该特别关注对主要暴露因素,其至暴露水平的测量和评估。例如主要暴露因素效度的研究(validation study),可以为未来的主要研究目的的分析奠定质量基础。另外,在考虑收集主要研究暴露因素和相关基线数据之外,还应该考虑未来研究拓展的潜在可能性,尽可能收集丰富、完整的数据。这样的基线数据会定义患者在研究基线时间点更多的暴露因素和暴露水平,使验证研究假说或研究其他问题成为可能。最后,基线信息的完整采集,对在后续分析阶段控制偏倚和混杂具有重要的作用。

(3)样本量和研究深度的平衡　在有些情况下,前瞻性队列研究限于研究条件,在研究某些科学问题时受限于样本量小,没有足够的把握度来验证假说,此时可鼓励多个群组研究的共同研究(cohort consortium)来扩大样本量,促进科研合作。同时,研究的大样本也可相应地减小抽样误差。在小样本量研究的情况下,尽可能加大数据采集的深度,在创新性方面进行探索。

(4)提高患者的依从性,长期随访患者　前瞻性队列研究可能需要随访数十年,未来研究的健康结局不仅包括电子病历、死亡记录、保险登记等电子化平台提供的信息,而且包括未来可能随访获得的信息。有些研究时间可能超出研究者最初计划的跟踪时间,所以要充分知情,提高患者的依从性,保持良好沟通,避免失访至关重要。

(5)失访及缺失数据的考量　在研究开始时,研究者需要针对缺失数据制订计划,尽可能防止数据缺失,同时为处理重要变量的缺失数据制订计划。失访是前瞻性队列研究的一个重要问题。在需要长期随访的研究中,失访发生的可能性更高,需要给予重视。一般来说,失访率低于 5% 时,引起的偏倚比较小,但是失访率超过 20% 时,就必须加以重视和分析。如果失访的原因与暴露因素和研究结局有关联,即使失访率低于 20%,也可能引起偏倚。如果失访的原因是完全随机的,与暴露因素以及研究结果没有关联,那么失访率低于 60% 一般是可以接受的。如果失访在某些明确因素的条件下是随机的,而且失访率低于 60%,在分析阶段,通过对这些确定因素进行分层分析,可以控制失访带来的偏倚。此外,即便失访不一定会带来偏倚,仍会影响研究的准确性,或者导致研究的可信区间变宽。因此,在存在失访的情况下,应该进一步分析暴露组和非暴露组失访比例是否有显著性不同,失访是否和一些关键指标存在关联,进而判断失访条件下得到的研究结果是否低估或者高估实际情况。

五、药品临床综合评价中的真实世界研究

药品临床综合评价是为药物上市后的再评价提供证据。新药上市往往基于 RCT 证据获批,经过 Ⅰ—Ⅲ 期研究的病例数较少、研究时间较短、试验对象入组条件严格、干预标准化等,存在安全性信息有限、疗效结论外推不确

定、用药方案未必最优、经济学效益缺乏等不足,需要利用真实世界数据对药物在真实医疗实践中的效果、安全性、使用情况,以及经济学效益等方面进行更全面的评估,并不断根据真实世界证据做出决策调整。所以,RWS 和 RCT是互补的关系,两者并不对立,都需要科学、合理的研究设计,研究方案以及统计计划。判断 RWS 和 RCT 的标准不是试验设计与研究方法,而是研究实施的场景。RWS 数据源自医疗卫生机构、家庭和社区等,而非存在诸多严格限制的理想环境,其更"真实",更能说明实际问题。

下面选取三个采用真实世界研究方法开展药品临床综合评价的实例,有助于大家更好地理解。

案例 1

评价不同剂量阿司匹林对心血管疾病的获益和长期有效性研究

2015 年由 National Patient-Centered Clinical Research Network 主导的"阿司匹林心血管获益研究"(Aspirin Dosing: A Patient-centric Trial Assessing Benefits and Long-term Effectiveness, ADAPTABLE)属于随机化的 PCT 设计,即实效性随机对照试验(pragmatic randomized controlled trial, pRCT),其研究设计和前瞻性队列研究有相似之处,可用于药品临床综合评价中的疗效对比研究。随机化分组是 pRCT 的关键,用于提高组间可比性,减少选择偏倚。通常选择两种待比较的临床干预措施或方案,采用相对宽泛的入选标准,允许不同研究对象之间存在临床异质性,以保证试验结论能最大限度外推。

推荐将阿司匹林用于已确诊的动脉粥样硬化性心血管疾病(atherosclerotic cardiovascular disease, ASCVD)患者,以降低心血管事件的风险。对于已确诊的 ASCVD 患者,多少剂量是阿司匹林的适当剂量,可以最大限度降低死亡、心肌梗死和脑卒中的风险,并减少大出血是一个有争议的话题。

该研究采用开放标签、实效性设计方法,将已确诊的 ASCVD 患者在日常医疗保健基础上,随机分配到每天服用 81mg 或 325mg 阿司匹林组。主要疗效指标是来自电子健康档案和保险索赔数据库的全因死亡、非致死性心肌梗死导致的住院以及由脑卒中引起的住院的复合终点。这些指标是通过事件时间分析(time-to-event analysis)评估的主要终点。主要的安全性结局是通过事件发生时间分析的由大出血引起的住院。

该研究对 15076 例患者进行了随访,中位随访时间为 26.2 个月[四分位数间距(interquartile range,IQR)19.0~34.9]。在随机分组前,有 13537 人既往服用阿司匹林,其中有 85.3% 既往每天服用剂量为 81mg。81mg 组有 590 例患者(7.28%)发生死亡、心肌梗死或脑卒中引起的住院,而 325mg 组发生以上事件有 569 例患者(7.51%)[危险比为 1.02,95% 置信区间(confidence interval,CI)0.91~1.14]。81mg 组有 53 例患者因大出血住院(0.63%),325mg 组有 44 例患者因大出血住院(0.60%)(危险比为 1.18,95%CI 0.79~1.77)。与 81mg 组相比,325mg 组患者的剂量切换发生率更高(41.6% vs. 7.1%),且暴露于指定剂量的中位天数更短[434 天(IQR 139~737) vs. 650(IQR 415~922)]。

在这项纳入确诊心血管疾病患者的 pRCT 中,有大量患者转换到 81mg 阿司匹林组,并且每天服用 81mg 阿司匹林和 325mg 阿司匹林的患者在心血管事件或大出血方面没有显著差异。

案例 2

中国口服非甾体抗炎药处方模式与安全性分析
——一项为期 8 年的真实世界研究

该研究是一项上市后药品安全性再评价研究,是采用我国 3 家医院 HIS 系统中的回顾性数据进行的真实世界研究,对我国口服非甾体抗炎药(nonsteroidal anti-inflammatory drug,NSAID)处方的规范性和不同类型 NSAID 的安全性进行了评价。

NSAID 在临床上常用,是门诊处方量最大的药物之一。各种 NSAID 治疗大多数疼痛和炎症性疾病的镇痛效果是相似的。但在使用 NSAID 的患者中,约 1/3 会发生持续的药物相关不良反应,10% 的患者需停药。此外,NSAID 还会增加患者的住院和死亡风险。因而,近年来,NSAID 药物的安全性问题受到人们的高度重视。开具 NSAID 处方时,预见并防止不良反应发生成为主要的安全性目标。胃肠道和心血管副作用是 NSAID 最受关注的安全性问题。NSAID 可分为非选择性环氧合酶(cyclooxygenase,COX)抑制剂(传统 NSAID)和选择性 COX-2 抑制剂。传统 NSAID 更易导致胃肠道反应,而选择性 COX-2 抑制剂能降低胃肠道反应风险,但长期使用可能提高心血管不良反应风险。在该研究之前,以上结论并未在我国人群中有确切的研究结论。

该研究从参与研究的医院 HIS 系统中获取了 2012 年 7 月 1 日—2019 年 8 月 31 日 50732 名服用口服 NSAID 的患者的数据。对这些患者的人口学特征(年龄、性别、婚姻、民族、就诊途径和医保情况)、NSAID 的处方模式(处方 NSAID 药名、处方时间、处方次数、处方科室)、病史(现病史、既往史)、合并用药和药物相关的安全性进行了评估。

研究结果显示,口服 NSAID 处方涵盖所有年龄段的患者,其中 81.88% 的患者只开过一次 NSAID,91.64% 的患者只开过一种 NSAID。不同 NSAID 联合用药 2360 人次。骨科最常用的是选择性 COX-2 抑制剂,而急诊最常用的是传统 NSAID。使用选择性 COX-2 抑制剂治疗的患者胃肠道并发症、心血管事件和新发高血压的发生率低于传统 NSAID 和 NSAID 联合治疗的患者($P < 0.05$)。与选择性 COX-2 抑制剂相比,使用我国原研的艾瑞昔布治疗的患者新发高血压的发生率低于使用其他类型的选择性 COX-2 抑制剂治疗的患者($P = 0.0102$),该药各方面的安全性均具有一定优势。对于高危患者(即有相关疾病的患者,如胃肠道并发症、心血管事件),口服 NSAID 的处方模式没有标准化。

案例 3

美罗培南临床应用综合评价分析

美罗培南对革兰阳性菌和不动杆菌的抗菌活性略弱于亚胺培南,但对铜绿假单胞菌和肠杆菌科细菌的抗菌活性更强,且体外稳定性优于亚胺培南,临床上特别在危重患者中得到广泛应用。而优化美罗培南给药方案、延缓碳青霉烯类抗生素耐药进展,还需要基于患者的个体化评估和医疗团队的进一步配合。

该研究通过医院 HIS 系统抽取 2017—2019 年所有病区应用美罗培南的住院病例,剔除仅单次用药患者 1 例,合并患者在不同病区用药的情况,共计 43 例纳入分析。利用 HIS 1.0 系统收集患者的基本信息,包括病案号、住院次数、性别、年龄、住院时间、科室、相关感染诊断、美罗培南用法用量、联合其他抗菌药物及联合用药问题、用药疗程、应用美罗培南前后的体温、外周血白细胞、咳痰情况、气体交换指数、X 线胸片浸润影、气管吸取物或痰培养等病原学送检和培养、PCT、CRP、ESR 结果。通过用药频度(DDDs)、药物利用指数(DUI)、肺部感染评分(CPIS),同时结合处方专项点评指南对美罗培南进行了药品临床综合评价。最终结果:平均 DUI 为 1.92,其中死亡组 DUI 为 2.11;死亡组 CPIS 高于生存组,治疗好转组和无好转或恶化组的 CPIS 差异不大,但好转组用药后的 CPIS 有所下降。其他不适宜问题包括药物配伍禁忌、相互作用和联用药物的不良反应风险。研究得出结论:药物临床综合评价应多维度、分层次,以降低患者用药风险为目的,DUI 和 CPIS 可作为恰当选择和适时停用美罗培南的重要依据。

第二节　专家咨询法

专家咨询法(expert consultation activity)以专家为索取信息的对象,请专家运用自己的知识和经验,对某些事件进行分析综合,找出其中的规律,并将专家的意见进行汇总。咨询方法论具有多层次、综合性的特点,常用的专家咨询法有专家预测法、德尔菲法和头脑风暴法(Brain Storming)(详见表 2-2-1);依据咨询取值或对主题的判断分为定性访谈数据和定量咨询数据。

表 2-2-1　常用的专家咨询法比较

效果标准/决策方法	专家预测法	德尔菲法	头脑风暴法
观点的数量	中等	高	中等
观点的质量	中等	高	中等
社会压力	高	低	低
财务成本	低	低	低
决策速度	中等	低	中等
任务导向	高	高	高
潜在的人际冲突	高	低	低
成就感	中等	中等	高
对决策结果的承诺	中等	低	不适用
群体凝聚力	低	低	高

一、常用的专家咨询法

1. 专家预测法

专家预测法作为一种主观的、定性的研究方法被广泛应用于各行各业。对某一问题进行咨询、判断、决策通常有专家个人判断法和专家会议法。专家个人判断法是指关于某些问题向有关专家个人进行一次性函调或当面咨询的方法。所谓专家,实质上是一种个人的"智能机构"。该方法的优点在于对征求意见的专家来说,不受外界的干扰,没有心理压力,可以最大限度发表自己的见解。缺点是仅依靠专家个人的判断,易受专家个人知识面、社会面、资源,以及对问题的认知、兴趣爱好等所左右,难免带有片面性。专家会议法指通过组织不同的专家会议,运用各位专家的专业知识和经验,集思广益,彼此交换意见,形成统一的、相对集中的会议主题目标。其优点在于能够发挥各位专家组成的团体智慧效应,以弥补个人意见之不足;通过多位专家间的信息交流,可产生"思维共振",进而发挥创造性思维。缺点是某些专家在上级、学术权威、前辈面前有不同意见时,不易当面进行辩论或发表个人不同的见解,存在畏难情绪;或受某方面利害关系的影响,有的问题不便公开讨论;当会议主持人或主办方有倾向性意见时,专家会议很容易流于形式。

2. 德尔菲法

德尔菲法,也称专家调查法,1946年由美国兰德公司创始实行。该方法大致流程是对预测的问题征得专家的意见之后,对专家意见进行整理、归纳、统计,再匿名反馈给各专家,再次征求意见,再集中,再反馈,直至得到一致的意见,并以此作为预测的根据。

德尔菲法是一种有效的判断预测法,其主要特征在于:①吸收专家参与预测,充分利用专家的经验和学识;②采用匿名或背靠背的方式,能使每一位专家独立、自由地做出自己的判断;③在预测过程中,经过几轮反馈,使专家的意见逐渐趋同。正是由于德尔菲法具有以上这些特点,使它在诸多判断预测或决策手段中脱颖而出。具体操作时简便易行,具有一定的科学性和实用性,可以避免会议讨论时产生害怕权威随声附和,或固执己见,或因顾虑情面不愿与他人意见冲突等弊病;同时也可以较快收集大家发表的意见,参加者也易接受结论,具有一定程度综合意见的客观性。德尔菲法逐渐应用于任何领域的预测,如军事预测、人口预测、医疗保健预测、经营和需求预测、教育预测等。此外,该方法还用于评价、决策、管理沟通和规划工作。

德尔菲法的具体实施步骤如下(图 2-2-1):

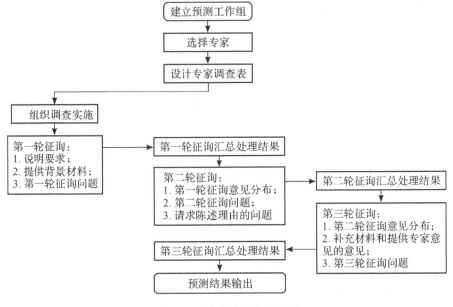

图 2-2-1　德尔菲法实施步骤

(1)确定调查题目,拟定调查提纲,准备向专家提供的资料(包括预测目的、期限、调查表以及填写方法等)。

(2)组成专家小组。按照课题所需的知识范围确定专家。专家人数可根据预测课题的大小和涉及面的宽窄而定,一般不超过 20 人。

(3)向所有专家提出所要预测的问题及有关要求,并附上有关这个问题的所有背景材料,同时请专家提出还需要哪些材料。然后,由专家做书面答复。

(4)各位专家根据他们所收到的材料,提出自己的预测意见,并说明自己是如何利用这些材料提出预测结果的。

(5)将各位专家第一次判断意见汇总,列成图表,进行对比,再分发给各位专家,让专家比较自己与他人的不同意见,修改自己的意见和判断。也可以把各位专家的意见加以整理,或请更权威的专家加以评论,然后把这些意见再分送给各位专家,以便他们参考后修改自己的意见。

(6)将所有专家的修改意见收集、汇总,再次分发给各位专家,以便做第二次修改。逐轮收集意见并为专家反馈信息是德尔菲法的主要环节。收集意见和信息反馈一般要经过三四轮。在向专家进行反馈时,只给出各种意见,但不说明发表各种意见的专家的姓名。这一过程重复进行,直至每一位专家不再改变自己的意见。

(7)对专家的意见进行综合处理。

德尔菲法与常见的召集专家开会、通过集体讨论得出一致预测意见的专家会议法既有联系又有区别。该方法的优点在于能充分发挥各位专家的作用,集思广益,准确性高;能把各位专家意见的分歧点表达出来,取各家之长,避各家之短。主要缺点是:缺少思想沟通交流,可能存在一定的主观片面性;易忽视少数人的意见,可能导致预测的结果偏离实际;存在组织者主观影响;过程比较复杂,花费时间较长。

3.头脑风暴法

头脑风暴法是以会议的形式收集各位专家对某一特定的问题或主题进行评价的方法。头脑风暴法又称脑力激荡法、BS法、自由思考法,是一群人围绕一个特定的主题,在暂缓批判、轻松愉快的气氛下,进行创新或改善,产生新观念或激发创新设想,这是一种非常有效的会议技巧。

在传统的群体决策过程中,由于群体成员相互影响,易屈于权威或大多数人的意见,常形成所谓的"群体思维"。这种群体思维削弱了群体的批判精神和创造力,损害了决策的质量。为了保证群体决策质量,于是管理上出现了一系列改善群体决策的方法,头脑风暴法是较为典型的一种方法。头脑风暴法在所有涉及提议、决策的步骤均可采用。

头脑风暴法的具体实施步骤如下:

(1)确定议题 一个好的头脑风暴法是从对问题的准确阐明开始的。因此,必须在头脑风暴前确定一个目标,使与会者明确通过这次会议需要解决什么问题,同时不要限制可能的解决方案的范围。一般而言,比较具体的议题能使与会者较快产生设想,主持人也较易掌握;比较抽象和宏观的议题引发设想的时间较长,但设想的创造性也可能较强。

(2)会前准备 为了使头脑风暴畅谈会的效率更高、效果更好,可在会前做一些准备工作。如收集一些资料事先给与会者参考,以便与会者了解与议题有关的背景材料和外界动态。就参与者而言,在开会之前,对拟要解决的问题一定要有所了解。此外,在头脑风暴会正式开始前,还可以出一些创造力测验题供大家思考,以便活跃气氛,激发思维。

(3)确定人选　参加会议的人员不能太多或太少,一般以 10~15 人为宜。与会者人数太少,不利于交流信息,激发思维;而人数太多,则不易掌控会议,并且每个人发言的机会相对减少,也会影响会场气氛。

(4)明确分工　要推定一名主持人,1~2 名记录员(秘书)。主持人的作用是明确讨论的议题和纪律,在会议进程中启发引导,掌握进程。如通报会议进展情况,归纳某些发言的核心内容,提出自己的设想,活跃会场气氛,或者让大家静下来认真思索片刻再组织下一个发言高潮等。记录员应将与会者的所有设想都及时编号,简要记录,最好写在黑板上等醒目处,让与会者能够看清。各专家通过信息交流,在头脑里进行智力碰撞,产生新的智慧火花,使得各专家的论点不断集中与精炼,以期在较短的时间内得到创造性思想。

头脑风暴法极易操作实施,具有很强的实用价值。它能非常具体地体现集思广益,每一个人的思维都能得到最大限度的开拓,能有效开阔思路,激发灵感,从而充分体现团队合作的智慧。同时,它可以发现并培养思路开阔、有创造力的人才,有利于增加团队凝聚力,增强团队精神。其缺点是:有时对一些评价和判断缺乏循证证据;易受权威或前辈的观点左右,或受组织者或主持人导向的影响等。

二、定性访谈数据与定量咨询数据

1. 定性访谈数据

定性访谈(qualitative interviews)由开放式问题组成并提供定性数据,是社会科学中最常使用的研究方法之一。定性访谈是一种特殊的谈话,即一个或多个访谈者对一个或多个被访者就某个或某些话题提出问题、仔细聆听、记录回答。有些访谈通过电话进行,有些当面进行;有些会录像,大多数则是录音然后再转录。访谈者应仔细地倾听,记录详细的信息。访谈者必须与被访者建立信任与和谐的关系,如此被访者很容易向访谈者提供他/她内心世界的信息。当需要从被访者身上获得更加清晰而深入的信息时,访谈者应使用试样/深度调查工具或提示。一次定性访谈通常持续 30min～1h 甚至更长。问题的类型包括概述式的(如你能和我们谈谈……吗?)、追问式的(如你谈的有关……问题,能和我们再详细谈一下吗?)、具体性的(如你对……事件的感觉如何?)。访谈者不应引导被访者,或者有倾向性的提问,以免诱导访谈或勉为其难。问题的顺序应该是从最一般性的、最不具威胁性的问题开始,最后再问那些可能让被访者感到不适的问题,但访谈者如能在前期与被访者建立起融洽的关系,则后面更为敏感的问题会易让人接受。

定性访谈,尤其针对专家的访谈,是临床综合评价中的一种重要方法,在各维度研究中均可涉及。定性访谈通过收集利益相关方或专家对具体问题的看法、认知及态度,对所研究的主题进行定性分析及判断。定性访谈的方法主要分为关键知情人访谈和一般咨询会议两类。

(1)关键知情人访谈　关键知情人访谈是一种常用的定性访谈方法,一般需要确定访谈对象,并根据对象特点设计半结构化访谈提纲;访谈过程中做好访谈记录,并整理访谈内容,形成文字材料,从而获得定性数据。具体内容如下。

第一步,通过文献检索以及预设定的评价主题,确定访谈内容与指定访谈提纲,并就问题选择适宜的访谈对象,可选择各级卫生、药监、医保等政府部门有关负责人,医疗卫生机构负责人、医护人员、药品企业负责人和患者代表,以及相关领域专家等。

第二步,通过抽样或筛选的方式逐层选择上述可选择访谈对象,并就对待评价药品和对照药品的临床使用安全性、有效性、经济性、创新性、适宜性和可及性的看法、认知及感受等信息进行深入的文本信息发掘。

第三步,根据访谈内容,进行文本资料的整理与分析。

(2)一般咨询会议　一般咨询会议是定性获得专家意见的常用方式之一,适用于对临床综合评价方案设计的讨论。该方法以面对面座谈的方式,主要咨询行业内权威的专家,对方案设计予以评价与关键节点进行把控,主要流程如下。

第一步,建立主题。主题定义清晰,所涉及的问题、方面不宜太多,应尽可能符合专家的背景和水平范围,确保专家理解待咨询内容的角度趋同。

第二步,组织与会专家发表意见并进行充分讨论。

第三步,就讨论问题达成共识,取得较一致的结论。

2.定量咨询数据

当真实世界数据、文献资料等来源都不能满足临床综合评价数据需求时,可考虑采用专家咨询法。专家咨询法一般不能用于获得临床治疗的有效率、不良反应发生率等关键参数的取值。如果研究中的某些参数采用了专家咨询法获得取值,那么需要明确说明专家咨询的问题大纲、抽样方法、调研人数、调研方式、调研数据处理方法等细节。对于通过专家咨询法获得的定量参数,建议进行敏感性分析。

应用定量咨询方法进行预测,可采用回归方析法,通过建立各种简单的或复杂的预测模型,将各种指标量化综合考虑。回归预测方法是根据自变量和因变量之间的相关关系进行预测的。自变量的个数可以是一个或多个,根据自变量的个数可分为一元回归预测和多元回归预测。同时,根据自变量和因变量的相关关系,分为线性回归预测方法和非线性回归预测方法。回归问题的学习等价于函数拟合:选择一条函数曲线,使其很好地拟合已知数据且能很好地预测未知数据。定性访谈与定量咨询特性比较见表 2-2-2。

表 2-2-2 定性访谈与定量咨询特性比较

特性	定性访谈	定量咨询
目的	了解和解释科学现象,对问题的复杂性做出解释	描述和预测科学现象,对问题的一致性进行描述
行为	微观行为,了解对象的经历和事件,用词汇和言语进行描述	宏观行为,设计指标进行测量、相关性分析
场景	需要了解背景情况,结合纵向和过程	主要描述前景状况、着眼于当前和瞬间
方法	从理论假设开始,有目的地选择个案开放式访谈、参与式观察	以验证理论假设结束,随机抽样、问卷调查
工具	研究者本人	测验和测量,统计分析
结果	内部效度检验,通过辨识进行概括,描述性写作中可包含个人偏好	效度与信度检验,推断总体进行概括,客观性统计,无个人偏好

敏感性分析是药物经济学处理不确定性的主要方法,用以确定系统对特定的一个输入因素或多个因素变化的敏感程度,如药品价格、住院天数、治愈率和贴现率等。按因素的取值是否确定,可以将敏感性分析分为确定型敏感性分析(deterministic sensitivity analysis, DSA)和概率敏感性分析(probabilistic sensitivity analysis, PSA)。参数的不确定性可以采用单因素、

多因素、极值分析法等进行确定型敏感性分析,也可以采用蒙特卡洛模拟进行概率敏感性分析。在确定型敏感性分析中,参数取值变化范围的设定需要有充分的依据。常见的依据来自于文献报告中的参数估计值的 95％CI、最大值和最小值,或者各同类研究中参数估计的高值和低值。有些参数取值的范围可能来自于不同地区或不同医院,如药品的中标价格在全国各地区都有最高和最低的中标价。在没有任何其他参考依据的情况下,才可以主观设定,且应说明其局限性和改进的建议。在概率敏感性分析中,当文献中只能获得某参数的点估计值而没有其分布或取值范围信息时,建议参考其他文献中相同相似性质参数的变化范围。概率敏感性分析应纳入尽量多的参数,每个参数的概率分布形式、分布参数和蒙特卡洛迭代的次数都应该予以说明,并说明其合理性。

第三节　文献研究方法

一、描述性综述

1. 引　言

文献综述的目的是为某一领域和专业提供大量新知识和新信息,以便读者能够在短时间内了解某一专题研究的概况和发展方向,获得解决某一临床问题的方法。当前来讲,文献综述主要包括描述性综述和系统性文献综述两种类型。描述性综述(descriptive review)是通过统计分析某一研究领域的特定文献,揭示和呈现相应领域某些情况的综述。也就是说,作者参照一个具体领域的已有命题、理论、方法或发现,确定该领域的大量实证研究支持或揭示任何可解释的模式或趋势的程度。

2. 实施方法、过程及实例演练

描述性综述的实施步骤主要包括选题、查找文献、筛选文献等。由于许多研究领域的文献十分丰富,这类综述的作者通常使用结构化的搜索方法,确定某个研究领域的文献总体,从中抽取一个样本进行研究。在具体操作中,描述性综述的作者从每一篇文献中提取感兴趣的具体特征,如发表年份、研究方法、数据收集技术、研究结果的方向或强度（如阳性、阴性或不显著），以频次和百分比的形式，得到量化结果。实际上，描述性综述包括的每一篇文献或每一项研究，是被当成一个分析个案的，而相应领域发表的文献是总体。通过抽样研究，描述性综述的作者试图确定任何可解释的趋势和模式，或者对已有概念、命题、方法或发现的优点，得出总体结论。正因如此，这类综述的作者志在声称自己的发现代表了相应研究领域的最新进展，能够指引其他后续研究。

例如，在一篇描述性综述中，作者指出术后新发神经损伤并不常见。在一项大型研究中，10 年内所有手术类型（380680 例手术）的总体术后神经损伤率为 0.03%。尽管大多数神经损伤是轻微和短暂的，但有些可能危及生命。因此，在几乎所有类型的手术中，都应该对手术的神经损伤风险进行评估。大量文献研究如何更好地预测和预防术后神经损伤的风险，但术后神经损伤仍不可避免。这篇综述旨在广泛讨论术后神经损伤，包括术后神经损伤的病理生理学机制，对可能相关的围手术期因素（如体位和麻醉）的分析，以及越来越多使用术中监测来预防术后神经损伤。作者选取 1988—2018 年 MEDLINE 和 Embase 发表的所有论文，分析这个领域的研究主题和研究策略。关于术后神经损伤的研究，不仅有期刊论文，而且有著作等其他形式的成果，作者为什么只选取期刊上的论文呢？作者的理由是，无论在学术领域还是在实践领域，当前的论文代表着研究的最高水平，而其他媒介，如书籍，主要是传播已经明确的知识。作者的检索词包括麻醉和（或）外科手术、手术、周围神经系统疾病、创伤、单发性神经病、多发性神经病、周围神经系统、神经压迫、神经病、神经丛病、术后、围手术期和并发症。他们排除了针对 18 岁以下患者的研究、比较特定手术技术的研究、少于 10 名患者的病例系列研究、非英语撰写的研究、牙科或口腔手术、仅导致颅骨无力的脑部手术、专注于特定人群（即脑瘫）、无神经损伤的隔室综合征和评论文章。

显然，对于描述性综述，无论作者如何论证自己选取文献样本的合理性和正当性，都可能受到质疑，都难以掩盖取样的便利性考虑。例如，就上例而言，为什么只选取这两个数据库的文献？其他数据库是否有这两个数据库所没有涵盖的文献？因此，这类综述的结果或结论，深受文献样本的影响。

3. 小　结

总之,描述性综述是从有关研究领域的已有文献中选取一个样本,对某些基本方面进行统计分析和描述,得出相应的研究结果或结论。

二、系统性文献综述

1. 引　言

系统性文献综述是针对某一具体临床问题,系统、全面地收集全世界所有已发表或未发表的临床研究,采用临床流行病学的原则和方法对研究进行严格的评价,筛选出符合纳入标准的研究,进行定性或定量合成,从而得出可靠的结论。系统性文献综述与描述性综述存在显著的不同,具体差别详见表2-3-1。

表 2-3-1　系统性文献综述与描述性综述的差别

特征	系统性文献综述	描述性综述
研究问题的提出	开始于某一可以被清楚回答的临床问题或检验假设	也许开始于一个明确的问题,但更常见的是对某个没有假设的主题的讨论
检索相关文献的方法	尽可能搜寻所有发表的与未发表的研究,以避免产生发表偏倚和其他偏倚	并未试图寻找所有相关的文献
原始文献的选择	有明确的纳入排除标准,以减少评价者的选择性偏倚	常未说明纳入排除标准
原始文献质量的评价	系统检查原始研究中应用的方法,并探讨潜在的偏倚及研究结果间异质性的来源	通常不考虑原始研究的方法和质量
研究结果的合成	结论基于那些方法学最好的研究结果	通常并未区别所纳入研究的方法学的差异

相较描述性综述,系统性文献综述具有以下优点:①有明确的方法学以限制在纳入和排除研究过程中出现偏倚。②结果更加可信和精确。③大部分信息能够迅速被医疗人员、研究者和政策制定者采用。④缩短了从研究发现到有效的诊断和治疗策略实施之间的时间。⑤不同的研究结果能够得到正式比较,以建立概括性与一致性的结果。⑥明确异质性的原因,对特定亚

组形成新的假设。⑦Meta 分析提高了全部结果的精确性。

系统性文献综述可以采用系统评价/Meta 分析的方法。Meta 分析是一种对单独的研究结果进行统计分析的方法,对研究结果间差异的来源进行检验,并对具有足够相似性的结果进行定量合成。Meta 分析是将多个具有相同研究主题的研究进行定量综合分析的一个过程,应包括提出问题、检索相关研究文献、制定纳入和排除标准、描述基本信息、定量统计分析等。若同时比较多种干预措施,建议采用网状 Meta 分析方法;若针对同一主题已有多个相关系统评价/Meta 分析发布,则建议开展系统评价再评价或伞形评价,进行评价分析。常用于网状 Meta 分析的软件包括 R 软件、Stata 软件和 ADDIS 软件等。

2. 实施方法、过程及实例演练

(1)确定研究问题　建议参照 Cochrane 干预措施评价手册的 PICO 原则,提出明确、可解答的临床问题,并根据问题来源,将问题分为诊断、病因、治疗、预后、预防及不良反应等类型,根据推荐的每一类问题对应的最佳证据和证据分级,确定证据收集要求。

P(population)代表研究目标人群,一般为适应证人群。

I(intervention)代表待评价的干预药品,通常为临床药品综合评价的研究对象。

C(comparator)代表对照组,通常为当前该适应证的最佳治疗方案。

O(outcome)代表效果指标,效果可以为临床效果或经济学评价结果。临床效果推荐使用主要结局指标(primary outcome),如有效率,也可使用次要结局指标(secondary outcome)或替代性指标(surrogate outcome)。经济学评价结果推荐使用增量成本-效果比(incremental cost-effectiveness ratio,ICER),但需严格阐述模型角度、框架、成本计算过程等关键信息。必要时,也可给研究问题增加研究时间(time,T)和研究类型(study,S)或研究背景(setting,S),使研究问题更加明确、具体。

(2)建立纳入、排除标准　根据综述关注的研究领域、目标人群、评价药品、结局指标、研究类型等相关因素,建立合理的纳入和排除标准,对文献进行筛选。同时,按照题目/摘要初筛、全文筛选和证据等级评价的排序,对检索到的文献资源进行筛查。

（3）检索文献　建议利用多种方式开展全面、系统的文献检索，包括但不限于电子检索、手工检索、向作者查询补充信息、向国内外药品评价机构了解未发布报告情况等。应建立准确的检索策略，充分考虑发表偏倚问题。研究者至少检索国内大型数据库和国外大型数据库。除以上数据库外，建议检索权威报告、药品说明书、注册资料、临床试验注册网站等，以便了解是否有正在进行的相关临床试验，可否获取未发表的临床试验结果。

资源范围：①综合性文献数据库资源，如 PubMed/MEDLINE、Embase、Cochrane Library、Web of Science 和中国生物医学文献数据库等；②与研究课题相关的专题数据库，如 Allied and Complementary Medicine；③在研的研究检索，如世界卫生组织国际临床试验注册平台、中国临床试验注册中心和Clinicaltrials. gov 等；④会议论文与学位论文检索，如中国知网、万方数据知识服务平台、国家科技图书文献中心等；⑤手工检索未被电子数据库收录（数据库收录时间以外）期刊以及未被电子化的会议论文汇编；⑥其他，如已发表系统评价/Meta 分析纳入研究的参考文献、相关网站、主要的在线书目；⑦经济学评价数据库，有 NHS 经济评估数据库（NHS Economic Evaluation Database，NHS EED）、The Health Economic Evaluation Database（HEED）和卫生经济学数据库，可参考英国约克大学评审与传播中心（Centre for Reviews and Dissemination，CRD）官网等。

检索途径：推荐使用主题词检索与自由词/关键词检索相结合的方式进行检索，并使用逻辑运算符"OR"将主题词检索结果与自由词/关键词检索结果连接。二次重复检索：当证据检索周期较长时，建议在生成报告时再次按原有检索策略对证据资源进行检索，并尽可能将有价值的新研究纳入分析与报告。

当没有确切表达课题内容的主题词时，可采用自由词检索，此时应注意以下几点：①使用各学科在国际上通用的、文献中出现过的术语。尽量避免使用冷僻词和自选词，对于一些专业性极强的罕见词，确实是课题需要，也可选作检索词。②从专业词典、手册、分类表以及期刊中选择检索词或者参考现有的原始文献。③考虑同义词、近义词、上位词、下位词等，注意使用缩略语、截词以及西文的不同拼写形式等。④分析课题的内容实质，找出隐性的主题概念，将抽象主题转化为具体概念，使用较专指的下位词。

通常情况下，需要多次修改检索策略，直到检索结果满意。在实际检索中,当放宽检索范围以提高查全率时,就会降低查准率;反之,当缩小检索范围以提高查准率时,就会降低查全率。因此,要正确分析误检、漏检原因,及时调整策略。检索后,通过查看文献检索结果数量的多少或相关程度的高低,可以评价检索策略的优点和不足之处。常见的误检原因包括:①没有对检索词进行限制,包括字段限制、时间限制、分类限制等;②主题概念不够具体或具有多义性而导致误检;③对所选的检索词截词截得过短。常见的漏检原因有:①数据库选择不当;②检索概念太多、检索概念错误或拼写错误;③选用了不规范的主题词或某些产品的俗称、商品名作为检索词;④同义词、近义词或隐含概念没有充分考虑;⑤上位概念或下位概念没有完整运用;⑥位置运算符过多、过严格或字段限制太严格。

常用缩小检索途径的方法有:①进行加权检索;②提高检索词的专指度,选用下位词或专指性较强的自由词检索;③减少同义词与同族相关词;④增加限制概念,采用逻辑"与"连接检索词;⑤使用字段限定,将检索词限定在某个或某些字段范围;⑥使用逻辑"非"运算符,排除无关概念;⑦调整位置算符,由松变严;⑧浏览部分中间检索结果,从检出的记录中选取新的检索词对中间结果进行限制。

常用扩大检索途径的方法有:①降低检索词的专指度,选用上位词或相关词检索;②选全同义词与相关词并用逻辑"或"将它们连接起来,提高查全率;③减少逻辑"与"的运算,丢掉一些次要的或者太专指的概念;④去除某些字段限制;⑤调整位置算符,由严变松;⑥去除文献类型、年份、文种等文献外表特征的限定;⑦选择更合适的数据库。

检索完成后,首先应浏览记录标题和摘要,删除肯定不相关的研究,然后输出可能相关和肯定相关的研究。

(4)筛选文献与提取数据

1)文献筛选 为了保证文献筛选的准确性,至少有 2 名评价者独立进行,可降低相关文献的误排率,若有意见分歧,可讨论解决,两者的一致性程度可通过 Kappa 值进行检验。必要时,需与第三名评价者讨论协商确定。文献的遴选步骤参照 Cochrane 系统评价指导手册,具体流程可参照 PRISMA (Preferred Reporting Items for Systematic Reviews and Meta-Analyses)文献筛选流程图(图 2-3-1)。

2)数据提取 提取的内容主要包括:①纳入研究的基本信息,如文献题

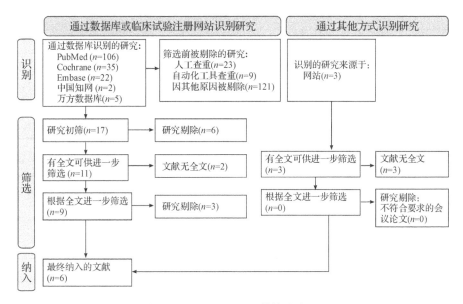

图 2-3-1　PRISMA 文献筛选流程

目、第一作者、发表时间、发表国家和文献来源等；②研究方法及可能存在偏倚，包括分组方法、分组方法是否隐藏、是否采用盲法、是否对失访与退出进行描述、是否存在选择性报道等；③研究对象特征，如入选及排除标准、例数、年龄、性别等；④干预措施，包括名称、给药途径、剂量、治疗时间、对照方式等；⑤结局指标，包括终点事件发生率、不良反应发生率等；⑥结果，表示形式有分类变量、连续性变量，注明每项研究的样本含量、失访人数、可信区间精确度及亚组分析情况等；⑦混杂因素，如基金来源、作者得出的关键性结论、作者对混杂因素的评价、其他研究对混杂因素的评价等。

（5）偏倚风险评估　对基于系统评价的证据质量评价包括两方面内容，一是对纳入系统评价的单个研究的偏倚风险评估；二是对总体证据的质量分级，详见证据质量评价与分级。针对不同临床问题的系统评价所纳入的原始研究的设计类型和实施方法是不同的，其质量评价工具和方法也存在差异，具体参照 Cochrane 系统评价指导手册。针对偏倚风险评估，推荐参考使用 Cochrane 随机对照试验偏倚风险工具和 Cochrane 非随机干预研究偏倚风险工具（具体见表 2-3-2）。

表 2-3-2　Cochrane 风险偏倚评估工具

领域	评价内容
选择偏倚(selection bias)	
随机序列产生	详细描述了产生随机分配序列的方法,以便评估组间可比性
分配隐藏	详细描述了隐藏随机分配序列的方法,以便判断干预措施分配情况是否能预知
实施偏倚(performance bias)	
对研究者和受试者施盲	详细描述了对研究者和受试者实施盲法的方法,以防其知晓受试者的干预措施。提供了判断盲法是否有效的信息
测量偏倚(detection bias)	
研究结果盲法评价	详细评估了对研究结果评价者实施盲法的方法,以防其知晓受试者的干预措施。评估了判断盲法是否有效的信息
随访偏倚(attrition bias)	
结果数据的完整性	完整报告了每个主要结局指标的数据,包括失访的和退出的。是否明确报告了失访和退出、每组人数、失访/退出的原因,以便系统评价者进行相关的处理
报告偏倚(reporting bias)	
选择性报告研究结果	描述的信息可供系统评价者判断选择性报告研究结果的可能性及相关情况
其他偏倚(other bias)	
其他偏倚来源	除上述偏倚外,提供的信息是否可评估存在其他引起偏倚的因素。若是已在报告中提到某个问题或因素,则需给出对应的回答

　　报告偏倚普遍存在于社会科学研究领域,任何一项系统性文献综述/Meta 分析都不可避免地受到报告偏倚的影响。因此,对报告偏倚的评价显得尤为重要。只有正确评价了报告偏倚的程度,才能最大限度减少其对系统性文献综述/Meta 分析结果的影响。目前常用的评价方法包括漏斗图、Egger线性回归法、Begg 秩相关法、剪补法、失安全系数、Macaskill 检验、Richy 法和敏感性分析等方法。在实际操作中控制发表偏倚是比较困难的。Meta 分析时尽可能将所有研究搜集齐全,包括未发表的阴性研究报告、会议论文摘要、各种研究简报、学位论文等,但这往往很难做到。

(6)证据整合与证据质量评价和分级

1)Meta 分析方法　在数据分析过程中,建议注意:①效应指标选择。对于二分类资料,可以选择比值比(odds ratio,OR)、相对危险度(relative risk,RR)和率差(rate difference,RD)等作为效应量;对于连续型资料,可以选择均数差(mean difference,MD)/权重均数差(weight mean difference,WMD)和标准化均数差(standardized mean difference,SMD);对于等级资料,在实际分析中,较长的分类等级资料被处理成连续性变量,较短的分类等级资料被处理成二分类变量进行分析;对于计次资料,稀有事件计次资料分析可使用率,多发事件计次资料常与连续性资料的处理方法相同。②异质性的来源与处理。异质性分为临床异质性、方法学异质性和统计学异质性。临床异质性指参与者不同、干预措施的差异以及研究的终点指标不同所导致的变异。方法学异质性指由试验设计和质量方面的差异引起的,如盲法的应用和分配隐藏的不同,或者由于试验过程中对结局的定义和测量方法的不一致而出现的变异。统计学异质性指不同试验之间被估计的治疗效应的变异,它是研究之间临床和方法学上多样性的直接结果。统计学计算异质性以数据为基础,其原理是各研究之间可信区间的重合程度越大,各研究之间存在统计学异质性的可能性就越小;反之,可信区间的重合程度越小,各研究之间存在统计学异质性的可能性就越大。在实施数据合并前,首先分析和识别纳入研究的临床和方法学异质性,临床和方法学特征具有足够相似性方可进行合并。针对异质性的处理,可参考 Cochrane 系统评价指导手册提供的流程进行处理,一般包括 Meta 回归、亚组分析、敏感性分析、选用随机效用模型、改变效应量和放弃行 Meta 分析等方式。③统计模型选择。统计模型分为固定效应模型和随机效应模型。在临床和方法学同质的情况下,只要具有统计学同质性的资料,就可使用固定效应模型进行合并;反之,凡是具有统计学异质性的资料,就采用随机效应模型进行合并。随机效应模型是用于处理具有统计学异质性资料的一种统计模型,但不能消除研究间的变异。

2)证据质量评价和分级　针对总体证据的质量评价和分级,推荐使用 GRADE 证据质量和推荐强度分级系统对证据质量进行评价。与目前存在的其他众多标准相比,GRADE 具有以下优点:①由一个具有广泛代表性的国际指南制定小组制定;②明确界定了证据质量和推荐强度;③清楚评价了不同治疗方案的重要结局;④对不同级别证据的升级和降级有明确、综合的标准;

⑤从证据到推荐全过程透明；⑥明确承认价值观和意愿；⑦就推荐意见的强弱，分别从临床医生、患者、政策制定者角度做了明确、实用的诠释；⑧适用于制作系统评价、卫生技术评估及指南。GRADE 系统将证据质量分为高、中、低和极低四个等级，推荐强度分为强推荐和弱推荐两个等级（具体见表 2-3-3 和表 2-3-4）。采用 GRADE 方法开展质量分级时，建议说明升级、降级的标准。

表 2-3-3　GRADE 证据质量分级详情表

证据级别	具体描述	研究类型	总分
高级证据	进一步研究也不可能改变该疗效评估结果的可信度	随机对照试验（RCT）；质量升高两级的观察性研究	≥0 分
中级证据	进一步研究很可能影响该疗效评估结果的可信度，且可能改变该评估结果	质量降低一级的 RCT；质量升高一级的观察性研究	−1 分
低级证据	进一步研究极有可能影响该疗效评估结果的可信度，且该评估结果很可能改变	质量降低两级的 RCT；观察性研究	−2 分
极低级证据	对效应估计值几乎没有信心，真实值很可能与估计值大不相同	质量降低三级的 RCT；质量降低一级的观察性研究；系列病例报道；个案报道	≤−3 分

表 2-3-4　GRADE 证据推荐强度详情表

证据质量	推荐强度	具体描述
高级证据	支持使用某项干预措施的强推荐	评价者确信干预措施利大于弊
中级证据	支持使用某项干预措施的弱推荐	利弊不确定，或无论高低质量的证据，均显示利弊相当
低级证据	反对使用某项干预措施的弱推荐	利弊不确定，或无论高低质量的证据，均显示利弊相当
极低级证据	反对使用某项干预措施的强推荐	评价者确信干预措施弊大于利

系统评价/Meta 分析报告有一定的规范。针对随机对照试验系统评价/Meta 分析，可采用 PRISMA 清单；针对网状 Meta 分析，可采用 PRISMA-NMA 清单（具体见表 2-3-5）；针对观察性系统评价/Meta 分析，可采用 MOOSE 清单；针对定性研究系统评价，可采用 ENTREQ（The Enhancing

Transparency in Reporting the Synthesis of Qualitative Research)指南。

偏倚风险评价：可采用 AMSTAR（The Assessment of Multiple Systematic Review)-2 量表和 ROBIS 工具。

表 2-3-5　PRISMA-NMA 清单

项目	编号	条目清单
标题		
标题	1	识别报告是网状 Meta 分析（或 Meta 分析相关形式）
摘要		
结构式摘要	2	提供结构式摘要，包括（适用时）： 背景——描述研究的主要目的。 方法——报告数据来源、研究纳入标准、研究对象、干预措施、研究评价和综合的方法（如网状 Meta 分析）。 结果——报告纳入研究数和病例数，汇总效应评估及其可信/置信区间，治疗排序结果；简洁地概括纳入分析的治疗的双臂比较结果。 讨论/结论——局限性、结论和研究启示。 其他——报告主要经费来源、网状 Meta 分析的注册号及注册机构
前言		
理论基础	3	介绍当前已知的研究理论基础，并提及制作该网状 Meta 分析的原因和必要性
目的	4	通过研究对象、干预措施、对照措施、结局指标和研究类型（PICO-S)5 个方面，提出所需解决的清晰、明确的研究问题
方法		
方案和注册	5	说明是否有研究方案存在和可获得该方案的途径（如网址），并提供现有的注册信息，包括注册号
纳入标准	6	将指定的研究特征（如 PICO-S 和随访的期限）和报告的特征（如检索年限、语种和发表情况）作为纳入研究的标准，并给出合理的说明。清楚地描述网状关系图所包含的治疗措施，并说明被合并为同一节点的任何治疗措施
信息来源	7	针对每次检索及最终检索的结果，描述所有文献信息的来源（如资料库文献、与研究作者联系获取的相应文献）
文献检索	8	至少说明一个数据库的检索方法，包含所有检索策略的使用，使得检索结果可以重现
研究选择过程	9	说明纳入研究被筛选的过程
资料提取	10	描述资料提取的方法（如预提取表格、独立提取、重复提取），以及任何向报告作者获取或确认资料的过程

续表

项目	编号	条目清单
资料条目	11	列出并说明所有资料相关的条目（如 PICO-S 和资金来源），以及做出的任何推断和简化形式
网状关系图的构建	S1	描述探索基于研究的治疗措施网状关系图构建方法及相关潜在偏倚，包括证据如何以图形形式呈现，以及哪些特征被用于向读者呈现证据
单个研究存在的偏倚评估	12	描述用于评价单个研究偏倚的方法（包括该方法是否用于研究层面或结局层面），以及在资料综合中该信息如何被利用
概括效应指标	13	描述主要的合并效应指标，如相对危险度和均数差；同时描述其他综合效应指标的使用，如治疗排序、累积排序概率曲线下面积，以及呈现 Meta 分析综合结果的修正方法
计划分析方法	14	描述处理数据和合并每个治疗网络研究结果的方法，主要包括（但不限于）： 多臂试验的处理； 方差结构的选择； 贝叶斯分析中先验分布的选择，以及适合模型的评估
不一致性评估	S2	描述治疗网状关系图中直接证据和间接证据一致性的评估方法，以及存在不一致时的处理方法
研究偏倚	15	详细评估可能影响数据综合结果存在的偏倚（如发表偏倚和研究中的选择性报告偏倚）
其他分析	16	对研究中其他的分析方法进行描述，并说明哪些分析是预先指定的，这应该包括，但不限于： 敏感性分析和亚组分析； Meta 回归分析； 治疗网状关系图构建的选择和贝叶斯分析中先验分布的使用（适用时）

结果

项目	编号	条目清单
研究选择	17	报告初筛的文献数量、评价符合纳入标准的文献数量以及最终纳入研究的文献数量，同时给出每一步排除文献的原因，最好提供流程图
网状关系图的呈现	S3	提供纳入研究的网状关系图，使得治疗措施网状关系图的构建可视化
网状关系图的概述	S4	概述治疗措施网状关系图的特征，包括评价不同干预措施比较与双臂比较中试验和研究对象的多样性，以及治疗网状关系图中缺少哪些证据，网状关系图结构所反映出的潜在偏倚

续表

项目	编号	条目清单
研究特征	18	说明每一个被提取资料的文献的特征（如样本含量、PICO-S 和随访时间），并提供引文出处
研究内部偏倚风险	19	说明每项研究中可能存在偏倚的相关数据，如果条件允许，还需要说明结局层面的评估
单个研究结果	20	针对所有结局指标（有效性或有害性），说明每项研究：①各干预组结果的简单合并；②综合效应值及其可信区间。描述处理较大网络信息的修正方法
结果的综合	21	呈现每个 Meta 分析的结果，包括可信/置信区间。在较大的治疗网络中，作者可能关注比较措施对照另一特定的比较措施（如安慰剂或标准治疗），并在附件中呈现所有的结果。如果其他的概括效应被探索（如治疗排序）和呈现，那么使用表格和森林图呈现汇总的双臂比较结果
不一致性探索	S5	描述不一致性调查的结果，包括比较一致性模型和不一致性模型适用性的方法、统计学 P 值及针对治疗网络的不同部分的不一致性评估结果
研究间偏倚	22	说明研究间可能存在偏倚的评价结果
其他分析	23	给出其他分析的结果（如敏感性分析或亚组分析、Meta 回归分析和贝叶斯分析中先验分布的选择等）
讨论		
证据总结	24	总结研究的主要发现，包括每一个主要结局的证据强度；分析它们与主要利益者的关联性（如医疗保健的提供者、使用者及政策决策者）
局限性	25	探讨研究层面和结局层面的局限性（如偏倚风险），以及网状 Meta 分析的局限性（如检索不全面、报告偏倚等）；评论网状 Meta 分析基本假设的正确性，如传递性和一致性；评论任何关于网状关系图构建中需关注的问题（如不纳入某一比较措施）
资金支持		
资金	27	描述该网状 Meta 分析的资金来源和其他支持（如提供资料），以及资助者在完成网状 Meta 分析中所起的作用，包括可能影响网络中治疗措施使用的信息，如基金是否来自于该研究网络中治疗措施的厂商，或者部分作者是否存在利益冲突

(8)质量控制 为了确保综述结果的可靠性,需要对操作环节进行质量控制,可参考如下操作:确认每一个操作过程正确、规范并保存相关操作记录以备查验;对每一篇纳入文献进行质量评价;最终纳入的文献结果需由至少 2 名有相关经验的人士进行独立评价,对于有争议性的文献,有必要进行审核复评,以使出现偏倚的概率降至最低并确保结果的一致性;对于未能达成一致的评价结果,则需要另外具有相关经验的研究者在该研究被纳入证据基础前对其进行质量评判。

(9)实例

基于 Cochrane 系统评价的网状 Meta 分析

引用文献:A Network Meta-analysis of Randomized Controlled Trials of Biologics for Rheumatoid Arthritis: a Cochrane overview。

该论文运用网状 Meta 分析比较了 Abatacept、Adalimumab、Anakinra、Etanercept、Infliximab 和 Rituximab 6 种生物制剂治疗风湿性关节炎的疗效和安全性。

1)背景 风湿性关节炎是最常见的关节炎类型之一,在西方国家,有 0.5%~1.0% 的成年人可能罹患该疾病。风湿性关节炎会造成生存质量下降、关节功能受限和劳动能力丧失等。近 20 年来,几种生物制剂的应用给风湿性关节炎的治疗带来了革命性的变化。对于接受传统抗风湿药物治疗效果不佳的患者,推荐使用生物制剂。虽然有许多 RCT 研究发现生物制剂的疗效优于安慰剂,但目前并无大型 RCT 研究各生物制剂之间的相对疗效。由于生物制剂的成本相对较高,给药途径和副作用各异,医生在选择治疗方案时急需了解各生物制剂的相对疗效和安全性。

2)临床问题 各种生物制剂治疗风湿性关节炎的相对疗效和安全性。

3)纳入和排除标准 该研究根据 PICO-S 原则,制定了如下纳入和排除标准。①研究类型:纳入 RCT 的系统综述;②研究对象:风湿性关节炎患者;③干预措施:治疗组采用生物制剂治疗风湿性关节炎,对照组采用不同于治疗组的生物制剂或安慰剂治疗风湿性关节炎;④结局指标:疗效(定义为按照美国风湿症状标准改善 50%)和安全性(定义为因副作用退出试验的数量)。

4)检索策略 于 2009 年 5 月 30 日检索 Cochrane 图书馆中有关生物制

剂治疗风湿性关节炎的系统综述,在高级检索选项中设置标题中包含术语"rheumatoid arthritis"。如果被检索的系统评价完成于 2009 年以前,那么联系该系统评价的作者。所有作者均同意将他们的系统评价更新至 2009 年。

5)资料的提取和质量评价　两位作者独立提取被纳入的特征、疗效和安全性结果。对被纳入系统评价的综述的质量评价依据为系统评价/Meta 分析方法学质量的评价工具 AMSTAR。

6)统计分析　在经验贝叶斯框架中使用基于臂的随机效应模型进行混合效应逻辑回归分析。广义线性混合模型由一个随机效应矢量和一个随机效应设计矩阵组成。间接比较的异质性分析使用 τ^2 值。以 $P<0.05$ 和 P 值的 95%CI 不包括 1 作为统计学差异的标准。

文章未报道所使用的 Meta 分析软件。

7)结　果　研究纳入 6 篇 Cochrane 系统评价,分别研究上述 6 种生物制剂与安慰剂的相对疗效和安全性。每篇系统评价涉及的试验个数不同:Abatacept(7)、Adalimumab(8)、Anakinra(5)、Etanercept(4)、Infliximab(4)和 Rituximab(3),共纳入 31 项研究。研究结果表明,Anakinra 的疗效不如 Adalimumab 和 Etanercept,Etanercept 的安全性比 Adalimumab、Anakinra 和 Infliximab 好。

8)解释和评价　该研究在检索文献时,不是直接寻找随机对照研究,而是寻找纳入随机对照研究的 Cochrane 系统评价,但在分析时,使用的基础数据仍是系统评价中的随机对照研究的原始数据,所以该研究也是一篇系统评价汇总评价。为了防止纳入文献不全,作者对 2009 年前完成的系统评价又进行了更新,保证了证据的准确性和及时性。

在质量评价上,因为该研究纳入的是 Cochrane 系统评价,所以采用了系统评价/Meta 分析方法学质量的评价工具 AMSTAR,而非原始 RCT 质量评价标准。但是该网状 Meta 分析最终基于的还是原始 RCT,且对 2009 年以前的系统评价进行了更新,故若能对 RCT 进行质量评价,则结果更加完美。

该研究为医生和患者在这些高昂的药物中做出选择提供了新的参考依据。在选择治疗药物时,需要综合考虑药物的价格、疗效和安全性。同时,该研究也有一定的局限性,如该研究评估的这些生物制剂临床应用时间不长,纳入试验研究的时间太短，以至于难以评估远期效果和安全性。另外，尽管使用有效的方法进行了 6 种生物制剂的间接比较，但可纳入的试验依然有限，增加了Ⅱ类错误发生的可能性，因此结果解释应谨慎。

3. 小　结

总之，系统性文献综述尤其是网状 Meta 分析具有客观、量化的优势，对于一类未进行直接比较的临床研究的药物，可提供间接比较的结果，因此可成为药物临床综合评价非常好的评价手段。

（四）其他文献综述——范围审查

1. 引　言

范围审查，英文为 scoping review，又称 scoping study，systematic scoping review，scoping report，scope of the evidence，rapid scoping review，structured literature review，scoping project，scoping meta review。作为一种较新的证据综合的方法，范围审查旨在调查或探索一个研究领域或主题的研究现状、程度、方法学，对于那些尚未得到广泛研究的领域，这是绘制研究领域当前研究状况的有用方法。范围审查能够更详细地描述特定研究领域的研究结果和研究范围，可以提供一种向决策者、从业者和消费者传播研究成果的机制。因此，当研究的目的是确定知识差距、确定文献范围、澄清概念或调查研究行为时，可以选择范围审查而不是系统性文献综述。虽然范围审查本身很有用，但范围审查也可能是系统性文献综述的有用前身，可用于确认纳入标准和潜在问题的相关性。

进行范围审查的一般目的是识别和绘制可用的证据。Arskey 和 O'Malley 是描述范围审查框架的开创性论文的作者，他们提供了可能进行范围审查的四个具体原因。不久之后，Levac、Colquhoun 和 O'Brien 进一步阐明并扩展了这个原始框架。这些作者承认，当时没有普遍认可的范围审查定义，也没有普遍认可的目的或进行这些审查的指南。2015 年，乔安娜·布里格斯研究所（Joanna Briggs Institute，JBI）的一个方法学工作组为范围审查制定了正式指南。开展范围审查的目的有：①确定某一特定领域中可用证据的类型。②确定文献中的关键概念/定义。③审查如何对某一特定主题或领域进行研究。④确定与概念相关的关键特征或因素。⑤作为系统评价的前提工作。在系统性文献综述开展之前可以先做范围审查,确定系统评价是否可行以及潜在的范围和成本。⑥确定和分析知识差距。

2. 实施方法、过程及实例演练

在选择系统性文献综述或范围审查方法之前,应仔细考虑上面讨论的每种综合类型的适用范围,并确定提出的问题以及试图通过审查所需达到的目的。我们建议最重要的考虑是,是否希望使用范围审查结果来回答一个有临床意义的问题或提供证据来指导实践。如果对某种治疗或实践的可行性、适当性、意义或有效性有疑问,那么系统性文献综述可能是最有效的方法。然而,我们并不总是希望提出这样单一或精确的问题,并且可能对识别论文或研究中的某些特征/概念,以及对这些特征/概念的映射、报告或讨论更感兴趣。在这些情况下,范围审查是更好的选择。

由于范围审查的目的不是针对特定问题产生的经过严格评估和综合的结果/答案,而是旨在提供证据的概述,因此通常不对范围界定审查中包含的证据的方法学限制或偏倚风险进行评估(除非范围审查目标的性质有特定要求)。鉴于没有进行这种偏倚评估,与系统评价相比,范围审查对实践的影响(从临床或政策制定的角度)是完全不同的。在某些情况下,可能没有必要或没有动力对实践产生影响,如果有必要这样做,这些影响在从临床或政策制定的角度提供具体指导方面可能受到很大限制。

范围审查的主要过程如下。

(1)Question:首先是确定与课题相关的主题,提出问题。这些问题应该是除了与治疗或干预的有效性有关的问题外,还是回答更广泛和以主题为中心的问题。建议采用 priori review protocol。

(2)Sources and searches:综合检索应该尽可能涉及多个结构化搜索,而不是单个的。综合检索可能受到时间或范围的限制,但仍旨在对所有文献进行彻底和可重复的检索。综合检索必须包括修改后的 PRISMA 流程图。

(3)Selection:基于纳入和排除标准,由于范围界定审查的迭代性质,可能需要进行一些更改;可能需要更多的时间来筛选文章,因为更广泛的问题的结果量更大。

(4)Appraisal:在范围审查中,关键评估是可选的,需要注意的是"偏差风险评估"在这里并不需要,这也是它和系统性文献综述的最大差别之一。

（5）Synthesis：范围审查不需要做 Meta 分析，也不需要生成 SOF 表格，可以用一些表格和以叙述性的形式来表达即可。

（6）Consultation：咨询（可选）。

举例：Challen 及其同事进行了范围审查，以确定用于应急计划的出版物和灰色文献的来源和质量的可用证据类型。作者调查了一套全面的数据库和网站，确定了 1603 个相关证据来源，主要涉及应急计划和响应，而与危害分析、缓解和能力评估有关的来源较少。根据审查结果，作者得出结论，尽管该领域有大量证据，但其普遍性和有效性问题在很大程度上仍是未知的，并且对有价值的证据的确切类型和形式尚不了解。

此外，范围审查还可用于检查和澄清文献中使用的定义。Schaink 及其同事进行了范围审查，以调查"患者复杂性"的概念是如何在现有文献中定义、分类和理解的。作者对医疗保健数据库进行了系统搜索和评估，以确定它们是否符合纳入标准，并将纳入文章的结果分为 5 个健康维度。概述了如何描述复杂性，包括对该术语的不同定义和解释。范围审查的结果使作者能够开发一个复杂性框架或模型，以帮助定义和理解患者的复杂性。

3. 小　结

目前范围审查被视为某些适应证的有效审查方法。范围审查和系统性文献综述的一个主要区别在于，就评价问题而言，范围审查比系统性文献综述具有更广泛的"范围"，并具有相应更广泛的纳入标准。此外，范围审查与系统性文献综述的目的不同。

第四节　模型研究

模型可以简化复杂的研究问题，常被用于药物经济学评价中。药物经济学评价模型通常采用图形结构或公式等方式对疾病的自然转归过程和干预措施对该疾病转归过程的影响进行抽象模拟，重点关注此过程中发生的干预措施和重要临床事件，以及由此产生的健康变化和资源消耗情况，最终在不同干预方案之间进行经济性比较。目前，应用较为广泛的药物经济学评价模型有决策树模型、马尔科夫模型、分区生存模型以及离散事件模拟模型等。

评价者可以综合疾病特点和研究数据的可获得性选择合适的药物经济学评价模型。

一、常用的药物经济学评价模型

（一）决策树模型

决策树模型是一种用于模拟干预措施对疾病影响的静态模型。评价者可以根据研究问题的逻辑关系和路径绘制树形图，并将可能发生的各种事件和相应的概率在树形图的各个分支中呈现，计算成本和健康产出，为临床决策提供依据。决策树模型主要适用于研究时限较短的短暂疾病的药物经济学评价，如急性感染等。

决策树模型的构成要素通常包括节点、分支、分支概率、路径、路径概率、路径成本和期望值。节点可分为三种类型，包括决策节点、机会节点和最终节点。决策节点是决策树的起点，通常用"□"表示，从它引出的分支表示不同的干预方案，有几个分支就有几个干预方案。例如，图 2-4-1 中共有两个干预方案，分别是干预方案 1 和干预方案 2。机会节点又称概率节点，通常用"○"表示，这个节点展开的分支代表采用这个方案后可能出现的事件，有几个分支就有几个可能的事件。分支上标注相应事件的发生概率，即分支概率。例如，图 2-4-1 中干预方案 1，发生事件 1 的分支概率为 P_1。最终节点是决策树的末端节点，用"◁"表示，表示每个分支路径的最终结果。

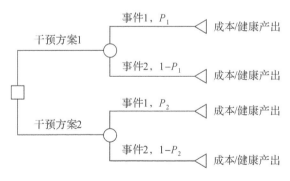

图 2-4-1　决策树模型

路径由决策树前后的连续分支组成,患者通过每条路径的概率称为路径概率,每个干预方案不同路径的概率之和等于 1。每条路径都有相应的成本和健康产出,相应的值标注在最终节点右侧。根据路径概率与相应的成本和健康产出,可以计算出不同干预方案的期望值并用于决策。

举例:对于髋关节炎患者,有全髋关节置换术和髋关节表面置换术两种术式。行全髋关节置换术需花费 6000 元,患者手术生存的概率为 99%,围手术期死亡概率为 1%。术后生存的患者中,约 80% 的患者关节功能良好(术后治疗花费 300 元),约 20% 的患者关节功能不佳(术后治疗花费 500 元)。行髋关节表面置换术需花费 7000 元,患者手术生存的概率为 98.5%,围手术期死亡概率为 1.5%。术后生存的患者中,约有 90% 的患者关节功能良好(术后治疗花费 400 元),约 10% 的患者关节功能不佳(术后治疗花费 900 元)。健康产出为获得关节功能良好数。假定每增加 1 单位关节功能良好的意愿支付阈值为 20000 元,试评价两种术式治疗髋关节炎的经济性。

对比髋关节表面置换术和全髋关节置换术治疗髋关节炎的经济性可选用决策树模型,如图 2-4-2 所示。全髋关节置换术包含三条分支路径和三个结果节点,因此总成本的期望值为三个结果节点处的成本乘以对应分支路径概率连乘之和:关节功能良好[99%×80%×(6000+300)]+关节功能不佳[99%×20%×(6000+500)]+死亡(1%×6000)=6336.6(元)。同理,总健康产出为功能良好(99%×80%×1)+功能不佳(99%×20%×0)+死亡(1%×0)=0.792 关节功能良好数。

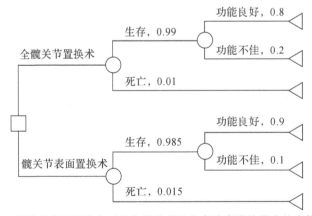

图 2-4-2　髋关节表面置换术对比全髋关节置换术治疗髋关节炎的决策树模型

　　髋关节表面置换术也包含三条分支路径和三个结果节点,因此总成本的期望值为三个结果节点处的成本乘以对应分支路径概率连乘之和:功能良好[98.5％×90％×(7000＋400)]＋功能不佳[98.5％×10％×(7000＋900)]＋死亡(1.5％×7000)＝7443.25(元)。同理,总健康产出为功能良好(98.5％×90％×1)＋功能不佳(98.5％×10％×0)＋死亡(1.5％×0)＝0.8865关节功能良好数。

　　因此,与全髋关节置换术比较,髋关节表面置换术的增量成本-效果比(incremental cost-effectiveness ratio,ICER)为(7443.25－6336.6)/(0.8865－0.792)＝11710.6(元/关节功能良好数)。由于ICER小于关节功能良好的意愿支付阈值为20000元/关节功能良好数,故可判定髋关节表面置换术治疗髋关节炎具有经济性。

　　决策树模型简单易懂、计算方便,在药物经济学评价中应用广泛,但其仍存在局限性。例如,慢性疾病通常需要长期的结果预测,可能涉及多个不同的或者反复发生的事件,此时决策树模型会变得相当复杂,因此决策树模型并不适合对慢性疾病的评价。

(二)马尔科夫模型

　　马尔科夫模型是一种动态模型,其将临床事件和相关干预实施的时间因素纳入模型,主要适用于分析疾病事件可能重复发生的临床问题。马尔科夫模型主要包括马尔科夫状态、周期长度和转移概率三个要素。

　　马尔科夫状态是指根据疾病的特点把疾病的不同阶段或不同严重程度划分为若干个相互离散并互斥的状态。例如,图2-4-3模拟了某疾病的三个状态,即健康、伤残和死亡。对于处于健康状态的患者,可以转移到伤残状态,可以转移到死亡状态,也可以维持健康状态不变;对于处于伤残状态的患者,可以转移到死亡状态,也可以维持伤残状态不变。为了使马尔科夫过程能够终止,模型中必须至少包括一个使患者不能继续发生转移的状态,该状态被称为吸收态。例如,图2-4-3中死亡状态即为吸收态,进入死亡状态的患者,不能转移到健康或伤残状态。

　　周期长度是指从一个健康状态转移到下一个健康状态的时间。周期长度的设定通常需要考虑时间发生的频率,事件发生频率较高,则周期长度可以较短。反之,事件发生频率较低,则周期长度可以较长。此外,周期长度的

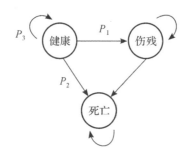

图 2-4-3　马尔科夫模型

设定还取决于概率数据的可获得性。转移概率是指患者从某一个状态转移到另一个状态时所依据的概率。例如，图 2-4-3 中每个周期长度，从健康状态转移到伤残状态的转移概率是 P_1，从健康状态转移到死亡状态的转移概率是 P_2，维持在健康状态的转移概率是 P_3。

马尔科夫模型的计算方法主要有三种，具体包括队列模拟法、蒙特卡罗模拟法和矩阵法，其中以前两者应用较多。队列模拟法首先将一个假设的患者队列分配给初始状态。在每次循环结束时，根据转移概率，该队列患者从初始的每个状态被重新分配到其他各状态。经过多次循环，各状态中就产生了新的队列分布。马尔科夫模型运行到所有患者都处于吸收态为止。与队列模拟法不同，蒙特卡罗模拟法每次只模拟整个样本人群中的一位患者，即一个时间只有一位患者发生状态转移，因此可以将蒙特卡罗模拟视作个体化的队列模拟。

与决策树模型比较，马尔科夫模型在模拟慢性疾病方面具有优势，但其仍存在一定局限。一方面，马尔科夫模型具有马尔科夫性，即模型假设发生的随机转移过程只取决于当前的健康状态，与过去的健康状态和时间变化无关，这可能与真实情景不同。另一方面，马尔科夫模型假定所有处于某个健康状态的患者均为同质的，从而忽视了疾病的个体差异。

（三）分区生存模型

分区生存模型与马尔科夫模型有许多相似之处，均由多个健康状态、循环周期、成本以及产出等因素构成。分区生存模型常被应用于肿瘤领域的经济性评价，该模型通常将疾病划分为三种状态，即无进展生存、疾病进展和死亡。肿瘤效果临床试验报告通常会报告总生存和无进展生存两条生存曲线，分区生存模型可以利用这两条生存曲线计算患者在某确定时间点上的各状态人数比例,并据此计算模拟时间范围内的成本和健康产出。

(四)离散事件模拟模型

离散事件模拟(discrete event simulation,DES)模型是一种模拟个体行为,个体与个体、个体与群体以及个体与环境之间互动关系的模型,具有较好的灵活性。

DES模型的基本构成要素包括主体、属性、事件、结果、时间、资源和队列,其中前五个要素是模型的核心组成部分。主体是指模拟的对象,通常为患者。属性是指模型中每个个体的特性,如年龄、性别、健康状况等,常被用于确定事件的发生风险。事件是指在模拟过程中主体可能经历的所有事件,如不良反应、住院、剂量调整等。结果是指成本与健康结果。时间是指运行模型所需的各种时间,如治疗时间、症状持续时间、生存时间等。资源是指为主体提供的医疗服务,通常包括医生、药品和手术等。列队是指当个体需要的资源被占用时,个体就会形成等待列队。

DES模型主要适用于以下情况中的模型构建:资源约束或受限,个体之间或个体与环境之间存在相互影响关系,事件发生时间不固定,个体特征对模拟过程影响较大,研究者关注个体经历的事件等。与其他模型一样,DES模型同样存在不足。与马尔科夫模型比较,DES模型更加费时,需要大量的临床数据且对数据质量要求很高。

二、模型建模工具软件

药物经济学评价模型研究通常需要借助计算机软件来实现。目前,应用较为广泛的建模工具软件有 TreeAge Pro、R 语言、Spreadsheet 和 Arena Simulation 等。

(一)TreeAge Pro

TreeAge Pro 软件由 TreeAge 公司开发,可在 Windows、MacOS 和 Linux 操作系统上运行。该软件通过可视化操作,简单易学,非常适合初学者学习。不足之处是该软件收费,可通过其官方网站 www. treeage. com 获得使用权限。

TreeAge Pro 分为 TreeAge Pro Healthcare 和 TreeAge Pro Business。

其中,TreeAge Pro Healthcare 包含核心功能模块(用于模型构建及分析)、Excel 模块(用于 Excel 交互)和 HealthCare 模块(用于成本-效用、Markov 及 DES);TreeAge Pro Business 仅包含 TreeAge Pro Healthcare 的前两种模块。因此,开展药物经济学研究需要购买 TreeAge Pro Healthcare。

TreeAge Pro 的用户手册详细介绍了该软件的操作使用方法,用户可打开 TreeAge Pro 软件,在菜单栏"Resources"的"TreeAge Pro Help"子菜单中获取用户手册。

(二)R 语言

R 语言是一种用于统计分析与绘图的语言和操作环境,是一款开源软件,可以在 CRAN(The Comprehensive R Archive Network)免费下载,网址为 https://cran.r-project.org。R 语言可以在多种平台上运行,包括 Windows、MacOS 和 Linux。

R 语言的使用很大程度上是通过包(package)实现的。开展药物经济学研究常用的 R 包有 heemod、flexsurv、survival、hesim 和 BCEA 等。每个包基本都包含帮助文件和示例文件,在开展药物经济学研究时,可以先仔细查看帮助文件,明确自己所要构建的模型适合采用哪个 R 包。

R 语言功能强大,特别是绘图功能堪称顶尖水准,可惜的是 R 语言的学习曲线较为陡峭。

(三)Spreadsheet

Excel 电子表格工具软件是 Spreadsheet 类软件的代表,包括常用的统计计算公式及函数,通过可视化方法构建常用的药物经济学评价模型。

应用 Excel 建模具有较高的灵活性和透明性,用户可以在表格中展示模型用到的各种参数和结果信息。此外,借助 Excel 的绘图功能还可以绘制各种药物经济学图形,如成本-效果散点图、成本-效果可接受曲线(cost-effectiveness acceptability curve,CEAC)等。

(四)Arena Simulation

DES 模型的构建最初是用 C++等普通计算机语言进行仿真编程的。Arena 是一款比较成熟的便于用户使用的可视化 DES 模型仿真工具。Arena 结合了高层仿真器的易用性和仿真语言的灵活性,如果需要,甚至可以集成 Microsoft Visual Basic 或 C 通用程序语言等。

Arena 提供了多种建模模板,且每个模板都包括多个用于图形仿真建模与分析的模块,将这些模块组合起来就能构建出许多不同的仿真模型。为了方便用户操作,Arena 的界面设计采用了面板和模块组合,通过面板之间的切换,可以方便地找到所有建模组建,然后通过仿真工具构建相应的流程图进行仿真模拟。

第五节　基于多维证据的决策分析

卫生和健康领域的决策者正面临全球化的挑战,即如何通过稳健的、基于证据的决策方法来决定是否需要投入、覆盖或报销某一项卫生技术或药品,决策者通常需要在不同的准则间做出取舍。在药品临床综合评价决策分析环节中,有效、安全、经济的药品不一定在可支付性和可及性方面表现优越,反而在有限的公共资源下,价格高、效果好的药品极有可能给可支付性带来压力。

现行的综合分析决策方法有德尔菲法、层次分析法和多准则决策分析法(multi-criteria decision analysis,MCDA)。其中,德尔菲法具有一定的准确性和专业性,但存在主观片面性,易受组织者主观认知的影响;层次分析法系统性强且简洁实用,但不能提供新解决方案,数据多时应用难度大;而 MCDA 虽然工作量大、评价成本较高,但较前两者透明度高,具有一致性和合理性。以著名的"索非布韦悖论"为例,即使从长期看药品索非布韦具有良好的经济性,但它在短期内对卫生系统有限的公共预算的冲击还是使很多国家的丙肝患者与该药无缘。在这种情况下,将可支付性、可及性等指标作为重要程度次一级的指标不符合临床综合评价本身的初衷。因此,在药品临床综合评价中多建议采用多准则评价框架和方法,让不同利益相关决策者在明确证据的基础上,根据对不同指标的重视程度各取所需。

一、MCDA 与药品临床综合评价

传统卫生技术评估(HTA)可为药品的临床综合评价提供方法学借鉴,但对于罕见病、儿童、老年及肿瘤患者等"真实世界"人群或某些特殊性药品,传统 HTA 在该类药品的临床综合评价中明显受限。此外,药品临床综合评价

以价值为基础,而以价值为基础的卫生决策(value-based policy making)不仅取决于经济学的评价,如成本-效果分析(cost-effectiveness analysis,CEA)、预算影响分析等,还取决于政治、伦理、效率、公平、质量、安全等其他因素,这就需要采用 MCDA 的方法,以辅助国家卫生健康领域决策。

作为一项工具,MCDA 可以帮助决策者在复杂的价值组合中做出取舍,从各种备选决策方案中做出选择。MCDA 通过建立模型和选择标准构建出一个通用的"价值模型树",价值模型树可以将决策者的不同关注点组合在一起,临床效果、创新性、便利性或者其他广泛的社会利益都是其中重要的考虑因素。如采购部门更关注药品的经济性、可支付性和可及性;临床使用中,医生则更看重药品的安全性、有效性、依从性和适宜性;医保目录调整时,医保部门则更看重药品的经济性、可支付性和公平性;上市后监测则更需要药品的安全性、有效性和适宜性证据。

国际上 MCDA 已广泛用于卫生决策领域,通常的做法是首先明确决策问题,选择确定评价的准则、属性,找出标准,测定各属性的权重,评价相对重要性排序,建立 MCDA 的框架,最终确定不同的政策方案。MCDA 方法的使用促进了以循证为基础的卫生决策的透明度和科学性,也有利于促进卫生决策在利益相关者中的可信度。

MCDA 的理论与方法学已被国内的高校和科研机构用于药品招标采购、基本药物目录和医疗保险药品报销目录的药品遴选,以及临床治疗方法的评价和医疗保险方案的选择。

我国现行的管理指南和技术指南基本明确了未来将使用"多准则决策分析的药品综合价值判断"方法,这也是国际上常用的综合决策方案。而具体的方法学内容则采用主观方法和客观方法相结合。主观方法学部分采用德尔菲法和层次分析法相结合;客观方法学部分采用摇摆赋权法(Swing Weighting)和离散选择实验法(Discrete Choice Experiment,DCE)相结合。

二、药品临床综合评价中 MCDA 指标体系的构建及判定

(一)药品多维价值判定

结合文献综述、专家访谈结果,依托 MCDA 理论和层次分析法,基于卫生技术评估结果的药品多维度价值判断工具包主要包含维度、指标、评分方法、

操作流程四部分内容。

其中,维度是纲领,指标是支撑,评分方法是量化手段,操作流程是实施路径。药品临床综合评价主要基于 6 个价值维度(图 2-5-1),分别是安全性、有效性、经济性、创新性、适宜性和可及性。因此,在明晰 6 个维度的内涵和外延的基础上,设定与维度内容相关联的指标进行维度支撑(表 2-5-1)。指标的界定主要通过文献综述和专家咨询来确定,采取"一事一议"的原则。

操作流程主要包括 7 个环节:①建立专家组;②药品信息介绍;③维度和指标审阅;④维度和指标赋权;⑤指标赋分;⑥分值计算;⑦形成推荐意见。

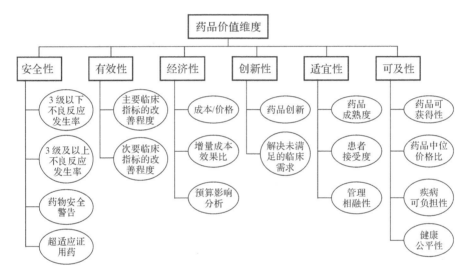

图 2-5-1　药品临床综合评价维度

因为采取"一事一议"的原则,所以每次针对不同药品的具体指标可能存在差异,指标的确定主要依据前期卫生技术评估报告信息以及评审专家动议确定。在组织评审活动时,专家首先需要对评审维度及指标进行认定。需要说明的是,基于卫生技术评估的多维度价值判断指标设定是在了解并熟悉卫生技术评估报告的基础上进行的,这就要求卫生技术评估人员对卫生技术评估的核心内容进行准确、详细、客观的阐述。

表 2-5-1　药品多维度价值判断维度与指标框架

维度	维度释义	指标	指标释义
安全性	患者使用药品后引起的不良事件，或存在使用的潜在安全风险	3 级以下不良反应发生率	患者使用药品后引起的轻度不良反应
		3 级及以上不良反应发生率	患者使用药品后引起的严重不良反应
		药物安全警告	药品管理部门是否发布警告、撤市、召回公告
		超适应证用药	是否存在未获批适应证的使用情况
有效性	患者使用药品后改善患者结局指标及生命质量的程度	主要临床指标的改善程度	专家共识/临床指南推荐的评价患者健康状况的主要临床指标改善程度，如总生存期（OS）、无进展生存期（PFS）等指标
		次要临床指标的改善程度	专家共识/临床指南推荐的评价患者健康状况的次要临床指标改善程度，如平均住院天数、至疾病进展时间（TTP）、客观缓解率（ORR）、健康相关生活质量等指标
经济性	比较药品使用时的成本/价格、投入和产出，判断技术的价值，包括成本/价格、成本-效果和预算影响	成本-价格	药品使用时的直接医疗资源消耗。考虑药品的单位成本/费用及总成本/费用，当单位成本不可测时，也可用单位价格、次均或人均费用等指标替代
		增量成本-效果比	药品获得单位健康产出所需付出的成本/费用
		预算影响	药品纳入相关目录后，重点考虑短期（如 5 年）对医疗卫生系统支出产生的影响
创新性	药品创新及填补现有药品在改善健康方面不足之处的程度	药品创新	药品国内外专利获取情况。考虑是否为新分子实体、新工艺制造原理、新临床作用机制、新给药途径等
		解决未满足的临床需求	填补现有药品在治愈或改善目标症状方面的不足之处

续表

维度	维度释义	指标	指标释义
适宜性	药品提供方和接受方的可接受程度,包括药品成熟度、患者接受性和管理相融性	药品成熟度	考虑药品对疾病的治疗、针对新的适应证等目前国内外使用的成熟程度。考虑药品使用的时间和使用范围,专家共识/临床指南推荐情况等
		患者接受性	患者接受药品治疗的意愿大小。考虑患者是否能够忍受/接受此技术的治疗。考虑患者使用便捷性、用药方法难易程度、用药期间限制条件及注意事项、是否导致成瘾等
		管理相融性	药品供应是否充足、在使用和管理方面是否存在"管理门"和壁垒(例如使用环境、采购、配送、监管、报销等)、配备的医疗卫生机构条件及医务人员资质等
可及性	药品费用的负担和获得药品的机会	药品可获得性	配备该药品的机构数占调查机构总数的比例
		药品中位价格比	药品单位价格的中位数与该药品国际参考单位价格的比值
		疾病可负担性	年人均用药治疗费用占城(乡)居民家庭年人均可支配收入的比重(%)
		健康公平性	考虑患者获得基本药物、创新药物和罕见病药物的机会

(二)MCDA 实施步骤及相关释义

MCDA 模型的算法现有数十种,可概括为评分法、优序法、目标规划和参照点模型法三类。其中,评分法的原理是分别计算多个方案的得分值,以分值高低作为决策依据;优序法的原理是两两比较不同方案,最终得出各方案的排序,以排序先后作为决策依据;目标规划和参照点模型法的原理是事先设定一个预期的指标水平,从多个方案中找出与预期水平最为接近者。比较而言,评分法较易实施和理解,Mussen 等最初提出的方法即属于此类。

2014 年,ISPOR 专门成立了 MCDA 实践工作组,旨在于医疗保健决策中为 MCDA 确定一个公认的定义,为 MCDA 在医疗保健决策中的应用提供实践指导。2016 年,该工作组发表了 MCDA 在医疗保健决策中应用情况的报告,对 MCDA 给出了明确的定义,提供了其在医疗保健中的应用实例,概述了 MCDA 的主要方法,并对每个关键步骤进行了验证和阐述,以支持 MCDA 研究的设计、报告和关键评估。

1. MCDA 实施步骤

MCDA 实施步骤见表 2-5-2。

表 2-5-2　MCDA 实施步骤

步骤	描述	建议
明确问题	确定目标、决策类型、备选方案、利害关系方和所需产出	a. 明确描述决策问题; b. 验证和报告决策问题
选择和建立评价准则	确定与评价替代品有关的标准	a. 报告和说明用于确定标准的方法; b. 报告并证明标准定义的合理性; c. 验证并报告标准和价值树
收集评价准则的实测值	根据标准收集有关备选方案性能的数据,并在"性能矩阵"中对此进行总结	a. 报告和证明用于衡量业绩的来源; b. 验证并报告性能矩阵
根据各利益相关方的价值取向对评价准则赋分	引出利益相关者对标准内容变更的偏好	a. 报告和证明用于评分的方法; b. 确认和报告分数
根据各利益相关方的价值取向对评价准则赋予权重	在标准之间引出利益相关者的偏好	a. 报告和说明用于加权的方法; b. 验证和报告权重
计算获益风险值	使用备选方案在标准上的得分和标准的权重来获得"总价值",据此对备选方案进行排序	a. 报告和说明使用的聚合函数的合理性; b. 验证和报告聚合的结果
敏感性分析	进行不确定度分析以了解 MCDA 结果的稳定程度	a. 不确定性的报告来源; b. 报告和证明不确定度分析的合理性
解读评价结果和撰写评价报告	解释 MCDA 的产出,包括不确定性分析等,以支持决策	a. 报告 MCDA 的方法和结果; b. 检查 MCDA 的结果

(1)明确问题

即确定评价目标、评价对象、评价方法、利益相关方以及预期实现的评价产出。MCDA 评价是在两个及以上方案/品种间进行比较的,可以对两个评价对象(如待评价药品和安慰剂)进行二选一,也可以对多个评价对象进行评分、分类、排序。纳入考虑的利益相关方可以是患者、医生、付费方（如保险公司）、监管机构，也可以是普通人群。

（2）选择和建立评价准则

评价准则即评价标准和指标。准则的纳入并非单纯堆砌，MCDA 实践工作组提出了选择和建立评价准则的 4 项原则：①完整性，即尽可能全面地纳入所有与评价目的和评价对象有关的指标；②非冗余性，即尽可能排除所有与评价目的和评价对象无关或不重要的指标；③不重复，即避免同时出现两个或多个指向相同的指标，以免后续对其赋予的权重过高；④各准则之间最好相互独立，即一项准则纳入或排除与否与另一项准则无关。纳入模型的准则可能存在隶属和层级关系，可利用价值树等工具帮助建立和优化评价准则。对于模型内应纳入多少准则，MCDA 实践工作组没有规定。有研究统计，现有相关研究的纳入准则数最少为 3 项，最多为 19 项，平均为 8.2 项。

（3）收集评价准则的实测值

建立评价准则之后，下一步就是收集各项准则的实测值。实测值的数据来源多种多样，既可以来自干预性或观察性研究，也可以来自被动或主动监测，当缺乏"硬数据"时，也可以采用专家评分。当同一准则对应多项试验数据时，早期 Mussen 等采取的策略是将所有原始试验数据平行纳入分析模型；近年来，也有研究者采取首先对原始试验进行 Meta 分析、然后将 Meta 分析结果纳入模型的方法。

（4）根据各利益相关方的价值取向对评价准则赋分

具体某项评价准则的实测值可以是唯一的，但根据同一实测值，不同利益相关方对该项评价准则的赋分情况通常有所不同。例如，对于"用药前后体重减轻值"这一评价准则，基于"80％的患者服药前后体重减少值大于 5kg"这一实际测得结果，患者、医生、监管机构给予的分值极有可能不同。"赋分"是针对一项准则而言的，即综合各利益相关方对该项准则实测值的赋分情况，产生该项准则的最终赋分值。这个过程也是去量纲化的过程，即通过赋值消除了各个实测值的原始单位（kg、mmHg、％等）。

（5）根据各利益相关方的价值取向对评价准则赋予权重

赋分是针对一项准则，赋予权重则是针对不同准则，即让不同利益相关方根据各自的价值取向，对不同的评价准则给予权重系数。赋予权重的方法有多种，运用较多的是 Keeny 和 Raiffa 推荐的"摆幅权重"（swing weighting）法。

（6）计算获益风险值

根据各项评价准则的权重系数和分值，计算各评价对象（评价药品、对照药品或安慰剂）的获益值、风险值以及总的获益风险值。分值计算的方法有多种，目前常用的是乘法模型。

（7）敏感性分析

对于同一评价目的和评价对象，第二步到第六步的每一个环节发生变动，都有可能对最终的评价结果产生影响。为考察评价结果的稳健性，MCDA实践工作组建议在评价完成后进行敏感性分析，即考察前述环节的变化（如准则改变、赋分和赋权重改变）对评价结果的影响。需要说明的是，敏感性分析要在合理变化范围内进行，变化过大或出现极端值，应重新考虑总体的评价设计。如无法进行完整的敏感性分析，则应如实报告可能对评价结果稳健性造成影响的各个因素。

（8）解读评价结果和撰写评价报告

解读MCDA评价结果时，可以直接比较评价品种与对照品种（或安慰剂）的获益风险值高低，也可以对各品种的获益风险值进行排序后比较顺位。结果呈现有多种方式，可以是文字、表格或者图形。仅报告结果尚不能称为一份完整的MCDA评价报告，完整报告应涵盖评价设计、准则构建、评价实施、敏感性分析等步骤。完整、清晰的报告有助于提高评价的透明度，增强结果的可信性，MCDA实践工作组提出了MCDA评价报告的撰写提纲。

2.MCDA评价的数据基础要求及模型优化方向

（1）数据基础要求

MCDA评价的数据来源可以是临床试验、Meta分析等定量研究，也可以是主动或被动监测数据，当缺乏其他数据时，还可以使用专家评分法等半定量或定性研究的资料。然而，和Meta分析等其他综合多种数据来源的研究类似，MCDA评价的产出质量很大程度上取决于基础数据的质量，应尽可能纳入现有最佳证据，以免出现评价结果可信度弱，造成人力、物力和时间的浪费，还有可能误导决策。

（2）模型优化方向

随着研究的深入，国内外现均已开发出基于蒙特卡洛模拟（Monte Carlo simulation）的MCDA优化模型，不但可以计算点估计值，还可以进行数十万次乃至百万次的迭代计算和计算置信区间,即随机多准则可接受性分析(stochastic multi-criteria acceptability analysis,SMAA)。目前在已发表的有关药品获益风险评价的文献中,运用 SMAA 的研究实例尚不多见,但从计算点估计值演进到计算置信区间,从依据绝对数值进行决策判断转变到参考统计概率进行决策判断,势必是今后的模型优化方向。

3. 药品多维价值计算

卫生技术的综合价值估计指利用函数将准则的权重和基于准则的技术评分进行整合,以衡量决策者对卫生技术的偏好。

加法模型是医药卫生领域 MCDA 最常采用的模型,该模型基于线性加权的原理,易被决策者理解和接受。常用的计算公式如下:

$$V_j = \sum_{i=1}^{n} S_{ij} \cdot W_i$$

式中:V_j 表示卫生技术 j 的综合价值,S_{ij} 表示卫生技术 j 在准则 i 中的评分,W_i 是准则 i 的权重。

当准则具有优先独立性时,推荐使用加法模型。

当优先独立性不存在或者某一准则在卫生技术的偏好确定过程中起到至关重要作用时,则建议使用乘法模型。乘法模型假设个体健康获益为 0 时,卫生技术没有价值。乘法模型的计算公式如下:

$$U = U_h(1 + W_1 D_1 + \cdots + W_n D_n)$$

式中:U 表示卫生技术的综合价值,U_h 表示卫生技术对个体健康影响的分值,D_n 表示卫生技术在准则 n 中的评分,W_n 表示准则 n 的权重。

上述两种方法不适用于采用层次分析法确定权重的研究。鉴于层次分析法通过两两比较来优选目标技术,此时应使用矩阵函数。

4. 不确定性及处理

药品临床综合评价决策过程中的不确定性可源自以下几个方面。

(1)录入参数的不精确性或不完整性,例如研究过程中无法获取精确的权重或准确的分值。

(2)录入参数的变异性,例如决策者对药品临床价值的评分存在分歧,或同一药物治疗对不同患者亚组产生不同的干预效果。

(3)证据质量,例如药物干预有效性、安全性等维度的证据具有高度偏倚风险；或者是在某个评价维度上基于专家意见获得的测量绩效。

（4）结构不确定性，例如决策者对权重确定方法或药品临床综合价值的衡量方法产生异议。

（5）其他，如随机不确定性，由随机、无法解释的变化所引起。

其中，证据判断的不确定性可以采用评分范围进行分析；权重的不确定性可以通过不同的权重分配方法进行测量；由于个体视角（权重）和判断（分数）的可变性而产生的不确定性可以通过统计离散度的标准度量进行评估；由于模型结构而产生的不确定性可以通过修改模型结构进行控制，如去掉最低权重的评价准则；重现性的检验可通过重复评估操作实现。

因此，可通过以下步骤来降低 MCDA 评价结果的异质性，提高药品临床综合评价结果的稳健性。

（1）对每一步操作过程进行充分验证。

（2）关注利益相关者的代表性。为不同背景的利益相关者提供技术信息培训，确保其透彻理解和实质性参与。不同的操作步骤选取不同的利益相关者，也可在评价准则、权重与评分测定过程中设置多轮投票，或经充分讨论后再次投票，以尽可能减少偏差。

（3）提高证据质量的可靠性。证据来源于目前可获得的最佳临床证据，研究结果科学、真实可靠。

（4）推荐对每一操作步骤进行不确定性分析。应用不确定性分析可探索 MCDA 评价结果随不确定性变化的趋势，如确定型敏感性分析或概率敏感性分析可用于探索参数不精确性和变异性的影响。

三、药品临床综合评价 MCDA 软件应用

早期的 MCDA 评价只得到获益风险值的点估计值，计算量通常不算太大，可以人工进行。由于药品临床综合评价中的 MCDA 方法步骤复杂、数据信息繁复，是基于多个项目的评判、排队和优选，再根据评选因子的重要性赋予权重，并进行动态分析，很大程度上需借助计算机技术实现快速信息加工。现行可供使用的软件/模块开发情况见表 2-5-3，其中 SMART Vaccines、STAR toolkit、EVIDEM、PHE Prioritisation Framework 是免费的。各软件工具在操作系统（包括 Web 界面）、MCDA 技术可视化以及执行 VfM 和敏感性分析方面的能力各不相同。

表2-5-3 MCDA软件工具

项目	1000Minds®	SMART Vaccines	Visual PROMETHEE	STAR toolkit（健康基金会）	M-MACBETH	EVIDEM	PHE Prioritisation Framework
创建日期	2003年	2012—2015年	2010年	2013年	20世纪90年代早期	2006年	2018年
国家	新西兰	美国	比利时	英国	葡萄牙	加拿大	英国
操作系统	任何与网络浏览器兼容的操作系统	Windows(XP或更高版本)	Windows(XP或更高版本)	与Excel 97-2007兼容	Windows(XP或更高版本)	Excel 2003及更高版本	Excel 2003及更高版本
MCDA技术可视化	PAPRIKA	MAUT	PROMETHEE	PBMA/SAW	MACBETH	SAW	SAW
输入数据	配置形式标准关联和性能矩阵。涉及权衡各标准的问题表	用于人口和疾病组合的组合备选项方案框;用于加权和评分的滚动条	输入替代方案、标准、权重及其值的表	Excel表格,其中列出了干预措施、数量上的收益、成功的可行性、成本、干预优先级等	价值树,其中输入了要评估的标准、备选项、性能矩阵,用于评分评估的滚动条	Excel表格,其中输入了评估人员给出的分数和权重值	电子表格:定义范围、定义标准、收集证据、加权、评分
输出信号	偏好值条形图、标准权重值图、标准值数、排名表、分级龙卷风图、气泡图(4个变量)	排名条形图(标准颜色代码)、排名表	排名表:菱形、网状和彩虹图、盖亚平面图等	人均收益图表、货币价值图、条形和条形图、效率前沿图	灵敏度分析XY图、稳健性分析表、评分表、排名表等	色散图和雷达图参照各准则权重得分和准则贡献	排名和场景汇总表、最终推荐仪表板

续表

项目	1000Minds®	SMART Vaccines	Visual PROMETHEE	STAR toolkit（健康基金会）	M-MACBETH	EVIDEM	PHE Prioritisation Framework
VfM	气泡图用于表示 VfM，y 轴根据"PAPRIKA"显示每个替代方案的收益，x 轴显示每个替代方案的成本。此外，气泡的大小和颜色反映大风险、证据质量、战略因素等因素	无	无	VfM 以直角三角形表示，其直角边对应于平预期的收益和成本。梯度越大，VfM 越好	无	无	无
敏感性分析	龙卷风图对每种备选方案的单向敏感性分析	无	可以更改标准权重并评估的最终代方案得分的模块	无	从图形上讲，每个标准的权重可以一次更改 1 项，其他标准按比例保持其分布，以确定对最终得分的影响	无	根据所有计划领域的潜在投资比例得分和比较投资预算的情景建模
聚类分析	基于 k 均值类算法的市场细分	无	敏感性分析的标准子集	无	无	无	无

续表

项目	1000Minds®	SMART Vaccines	Visual PROMETHEE	STAR toolkit（健康基金会）	M-MACBETH	EVIDEM	PHE Prioritisation Framework
可用版本/价格（2019年7月）	免费：21天试用；付费版本：通常收费20000美元，但价格可能与应用程序和情况成正比	免费完整版本	学术版对所有非营利性研究和教学用途都是免费的。商业版可用于任何目的。许可证的价格是1250欧元	免费完整版本	Demo：免费；学术：175欧元；专业：1750欧元；校园：1750欧元；公司：17500欧元	免费完整版本	免费完整版本
教程和（或）手册的可用性	与应用程序的每个部分相关的信息以及可能使用的模板的演示模型：https://www.1000minds.com/about/how-it-works/decision-making prioritization	该软件旨在指导用户级优先级排序过程。有关必要时通过多信息。时通过https://www.nap.edu/smartvaccines/feedback.html与开发人员联系	该手册以pdf、epub和mobi格式在所有者名的网站（http://www.promethee-gaia.net/vpb.html）上提供。在应用程序中，还有一个帮助部分	pdf格式的应用程序使用文档，促进使用者指南，培训工具以及该工具的在线演示部分可在https://www.health.org.uk/funding-and-partner-ships/pro-grammes/star-a-tool-for-commis-sioners上查询	该工具具有一个特定的部分指导用户通过每个部分（http://m-macbeth.com/demo/）	在开发人员的网站（https://www.evidem.org/evidem-framework/）上，您可以找到教程、证据短阵，进行改编的概念说明以及定义的指南	该工具在每个部分中提供指导（https://www.gov.uk/government/publications/the-prioritisation-framework-making-the-most-of-your-budget）

MAUT：多属性效用法（Multi-Attribute Utility Method）；MACBETH：通过基于分类的评估技术测量吸引力（Measuring Attractiveness by a Categorical Based Evaluation Technique）；MCDA：多准则决策分析法（Multi-criteria Decision Analysis）；PAPRIKA：所有可能的替代方案的全部成对排名（Potentially all Pairwise RanKings of all Possible Alternatives）；PBMA：计划预算和边际分析（Program Budgeting and Marginal Analysis）；PHE：英国公共卫生（Public Health England）；PROMETHEE：浓缩评估的偏好排名组织方法（Preference Ranking Organization Method for Enrichment Evaluations）；SAW：简单加法加权（Simple Additive Weighting）；VfM：财政支出价值（Value for Money）。

四、实施要素及工作展望

基于药品临床综合评价结果的多维度价值判断工具包的研究与应用,其出发点是以问题为导向,理论支撑是 MCDA,终极目标是服务循证决策,原则是本土化、可操作、易实施。因此,该方法在实施中需结合研究过程中的思考和经验,对未来多维度价值判断循证决策机制的优化实施要素如下。

(一)评审维度的确定需与药品临床综合评价的内容相结合

作为药品临床综合评价结果转化应用的关键环节,多维度价值判断维度的提出需要与评价维度相一致,这样能够最大限度地体现药品临床综合评价对评审决策的支持。以卫生技术评估结果为基础的维度确定,既可以发挥现有证据对决策的直接支撑,又保持了评价和评审环节的一致性,同时通过评审可以对评价内容进行反向验证。这样一致性的保持既得到了文献验证,例如文献综述和专家咨询结果显示安全性、有效性和经济性是价值判断的通用维度,又凸显了评审工作的科学性、严谨性、紧密型和可操作性。

(二)公开、公正、公平,多方参与

卫生决策是一个复杂的过程,不同利益相关者出于不同的利益考量,会对同类型的研究证据进行不同的权衡和取舍。而 MCDA 的目的就是在具有相互冲突、不可共度的利益相关者之间进行选择,目的是做出利益共融且具有"帕累托最优"(Pareto optimality)特点的决策。

(1)公开原则:要求在开展评审之初,在无利益冲突和保密的前提下,所有评审委员之间实现所有与评审对象相关信息的充分共享和对称。

(2)公正原则:具体体现在着力于评审流程的正确实施,每一个问询、投票的环节都由评审专家组组长严格按章执行,并做好录音录像的资料留存。

(3)公平原则:主要通过两个方面体现,一是评审专家从专家库中随机抽取,代表不同利益相关者群体;二是由于不同评审者专业背景不同,评价结果和相关信息的介绍需要确保所有评审者能够充分理解。

(4)多方参与:主要是在构建评审专家组的环节,要充分考虑到不同利益相关者的代表性,尤其对非传统意义评审代表——患者代表及企业代表的考量。这种做法既可以切实增强患者代表和企业代表的参与感,体现评审公平,又可以在一定程度上获知药品使用者和生产者的直观意见。但在实践模

拟中也发现了一些问题,例如如何设定各方参与人员的比例才更科学,以便减少各利益方代表的偏倚。

(三)强调评审流程的可操作性

多维度价值判断既是方法学的探索,同时更需要通过应用实战保持对价值维度和指标结构的持续优化,这就需要在维度全面性和实操性之间保持平衡。在应用之初,可以按照由易到难的原则,二级指标的设定不宜过多过细,指标过多会稀释主要指标的作用,而且会降低评审委员对评审参与的依从性和投入热情。维度结构和内容的设定秉承简化、直接、准确的原则,但是在评分计算方面着重于体现科学性和严谨性。例如,层次分析法的矩阵构建和一致性检验只应用于后台计算,不影响评审整体流程的运行。

(四)信息化对评审流程的支撑

评审流程的信息化操作可以大大提高评审效率。在模拟实践中,借助相关电子设备终端(例如手机)和统计软件的应用,可以实现评审信息的快速收集、统计和调整。从当前国际评审流程发展趋势来看,随着电子设备的普遍应用,评审流程的发展将借助信息化优势实现便捷化、可溯化和安全化。在研究的模拟实践中,借助微信平台所开发的问卷平台,在45min实现了对某抗肿瘤药物的全流程评审,大大低于预期时间。

MCDA是多利益相关者在面对有相互冲突、面临取舍的方案时集中进行选择的决策分析方法。MCDA通过整合多维度的准则,考虑多方利益相关者的偏好,使得决策过程更加一致、透明和公平。但实施过程中尚存在一些挑战和局限性,包括适用的具体决策情境、利益相关者样本的代表性、不同利益相关者在确定权重和评分时存在主观偏差、评价结果能否直接决定最终决策等。药品临床综合评价是一个系统性极强的工程,有一定的难度。但基于现今循证药学的背景和公众对健康的追求,药品临床综合评价更快更好发展是必然的趋势。我国正处于医疗体制改革的攻坚阶段,在药品使用领域建立适合中国国情的"中国药品综合评价体系",将有力地配合和支持国家医改政策的实施。

药品评价方法对做好药品临床综合评价至关重要。值得注意的是,针对药品评价的同一维度,一般会有多种方法,而一种方法也可以同时用于评价多个维度。其中,大样本、多中心、随机对照的临床试验是最佳方法和最可靠的依据来源。在缺乏大样本的 RCT 情况下，高质量的系统评价/Meta 分析也可以达到类似于大样本、多中心、随机对照试验的效果，而基于大样本的真实世界研究、数据挖掘、MCDA 方法科学性强、发展前景好，期待早日完善和广泛使用。需要明确的是，没有任何一种设计一定优于其他设计，每种设计都有优点和不足，而评价方法应结合研究目的和实际情况进行选择。

【参考文献】

[1] 国家药品监督管理局. 国家药监局关于发布《真实世界证据支持药物研发与审评的指导原则（试行）》的通告. 2020 年第 1 号. (2020-01-03)[2020-01-07]. https://www. nmpa. gov. cn/yaopin/ypggtg/ypqtgg/20200107151901190. html.

[2] 国家药品监督管理局药品审评中心. 国家药监局药审中心关于发布《用于产生真实世界证据的真实世界数据指导原则（试行）》的通告. 2021 年第 27 号. (2021-04-13)[2021-04-15]. https://www. cde. org. cn/main/news/viewInfoCommon/2a1c437ed54e7b838a7e86f4ac21c539.

[3] 吴阶平医学基金会，中国胸部肿瘤研究协作组. 真实世界研究指南（2018 年版），2018.8.

[4] 沈洪兵，齐秀英. 流行病学. 8 版. 北京：人民卫生出版社，2013.

[5] 谷成明，李一，王斌辉. 真实世界数据与证据：引领研究规范，赋能临床实践. 北京：科学技术文献出版社，2022.

[6] Jones W S，Mulder H，Wruck L M，et al. Comparative effectiveness of Aspirin dosing in cardiovascular disease. N Engl J Med，2021，384(21)：1981-1990.

[7] Meng Q，Zhang Z，Li F，et al. The prescription patterns and safety profiles of oral nonsteroidal anti-inflammatory drugs in China：an 8-year real-life analysis. Ann Palliat Med，2021，10(2)：2224-2237.

[8] 贾立华，姜冰，马兰宇. 美罗培南临床应用综合评价分析. 中国合理用药探索，2020，17(6)：22-36.

[9] 刘国恩. 中国药物经济学评价指南 2020（中英双语版）. 北京：中国市场出版社，2020.

[10] Wrox 国际 IT 认证项目组. 大数据分析与预测建模. 姚军，译. 北京：人民邮电出版社，2017.

[11] 国家药物和卫生技术综合评估中心，国家癌症中心，国家卫生健康委药具管理中心. 抗肿瘤药品临床综合评价技术指南（2022 年版 试行）. http://www. nhei. cn/nhei/znfb/202206/c01d87a290664b01bf42a9dad769d69f/files/4e062c199b17474ca680da5aac3b6d89. pdf.

[12] 罗杰，冷卫东. 系统评价/Meta 分析理论与实践. 北京：军事医学科学出版社，2013.

[13] Higgins J P T，Thomas J. Cochrane Handbook for Systematic Reviews of Interventions. second edition. Wiley-Blackwell，2019.

[14] Laughlin R S，Johnson R L，Burkle C M，et al. Postsurgical neuropathy：a descriptive review. Mayo Clin Proc，2020，95(2)：355-369.

[15] Singh J A，Christensen R，Wells G A，et al. A network meta-analysis of randomized controlled trials of biologics for rheumatoid arthritis：a Cochrane overview. CMAJ，2009，181(11)：787-796.

[16] Munn Z，Peters M D J，Stern C，et al. Systematic review or scoping review？Guidance for authors when choosing between a systematic or scoping review approach. BMC Med Res Methodol，2018，18(1)：143.

[17] Arksey H，O'Malley L. Scoping studies：towards a methodological framework. Int J Soc Res Methodol，2005，8(1)：19-32.

[18] Levac D，Colquhoun H，O'Brien K K. Scoping studies：advancing the methodology. Implement Sci，2010，5(1)：1.

[19] Peters M D，Godfrey C M，Khalil H，et al. Guidance for conducting systematic scoping reviews. Int J Evid Based Healthc，2015，13(3)：141-146.

[20] Chambers D，Wilson P M，Thompson C A，et al. Maximizing the impact of systematic reviews in health care decision making：a systematic scoping review of knowledge-translation resources. Milbank Q，2011，89(1)：131-156.

[21] Challen K，Lee A C，Booth A，et al. Where is the evidence for emergency planning：a scoping review. BMC Public Health，2012，12：542.

[22] Schaink A K，Kuluski K，Lyons R F，et al. A scoping review and thematic classification of patient complexity：offering a unifying framework. Journal of Comorbidity，2012，2(1)：1-9.

[23] 孙利华，吴晶. 药物经济学. 北京：人民卫生出版社，2022.

[24] 孙利华. 药物经济学. 4 版. 北京：人民卫生出版社，2019.

[25] Edlin R，McCabe C，Hulme C，et al. Cost Effectiveness Modelling for Health Technology Assessment：A Practical Course. Adis，2015.

[26] 刘新义，谭重庆，曾小慧，等. 分区生存模型在药物经济学评价中的应用简介及实例解析. 中国现代应用药学，2019，36(24)：3090-3093.

[27] 母立峰，苏亚霞，宋金春. 基于 R 语言的药物经济学研究方法综述. 药物流行病学

杂志，2019，28（7）：472-476.

［28］桂裕亮，韩晟，翁鸿，等. 应用 TreeAge Pro 软件实现基于 Markov 模型的成本-效果分析. 中国循证医学杂志，2018，18（1）：116-120.

［29］龚时薇，许燚，张亮. 药品可及性评价指标体系研究. 中国卫生经济，2011，30（5）：72-74.

［30］孔凡心，马爱霞，李洪超，等. 公共决策视野下药品临床综合价值的界定、测量与评价. 中国药房，2020，31（5）：539-544.

［31］Moreno-Calderón A，Tong T S，Thokala P. Multi-criteria decision analysis software in healthcare priority setting：a systematic review. Pharmacoeconomics，2020，38（3）：269-283.

［32］Adunlin G，Diaby V，Montero A J，et al. Multicriteria decision analysis in oncology. Health Expect，2015，18（6）：1812-1826.

［33］Miloslavsky E M，Naden R P，Bijlsma J W J，et al. Development of a glucocorticoid toxicity index（GTI）using multicriteria decision analysis. Annals of the Rheumatic Diseases，2017，76（3）：543-546.

［34］Nutt D J，King L A，Phillips L D. Drug harms in the UK：a multicriteria decision analysis. Lancet，2010，376（9752）：1558-1565.

［35］Botwright S，Giersing B K，Meltzer M I，et al. The CAPACITI decision-support tool for national immunization programs. Value Health，2021，24（8）：1150-1157.

［36］Witteman H O，Ndjaboue R，Vaisson G，et al. Clarifying values：an updated and expanded systematic review and meta-analysis. Med Decis Making，2021，41（7）：801-820.

［37］Iskrov G，Miteva-Katrandzhieva T，Stefanov R. Health technology assessment and appraisal of therapies for rare diseases. Adv Exp Med Biol，2017，1031：221-231.

［38］Chapple C R，Mironska E，Wagg A，et al. Multicriteria decision analysis applied to the clinical use of pharmacotherapy for overactive bladder symptom complex. Eur Urol Focus，2020，6（3）：522-530.

［39］Fabjanowicz M，Płotka-Wasylka J，Tobiszewski M. Multicriteria decision analysis and grouping of analytical procedures for phthalates determination in disposable baby diapers. Molecules，2021，26（22）：7009.

［40］Németh B，Molnár A，Bozóki S，et al. Comparison of weighting methods used in multicriteria decision analysis frameworks in healthcare with focus on low-and middle-income countries. J Comp Eff Res，2019，8（4）：195-204.

[41] 杨萍，鲁松，董宪喆，等. 药品综合评价方法研究进展. 中国药物警戒，2022，19 (7)：803-806.

[42] 熊玮仪，董铎. 基于多准则决策分析模型的药品获益风险评价方法. 中国药物警戒，2017，14(12)：752-754.

[43] 北京协和医院罕见病多学科协作组，中国罕见病联盟. 多准则决策分析应用于罕见病药品临床综合评价的专家共识(2022). 协和医学杂志，2022，13(2)：235-254.

第三章 药品临床综合评价的实施

药品临床综合评价的流程包括主题遴选、评价实施和结果应用转化三个基本环节。如果对各评价维度进行量化评分，一般采用多准则决策分析法（MCDA）的流程；如果对每个维度进行定性比较分析，就需要依照所选择的评价方法来确定开展评价的流程。一般流程是在确定拟解决的决策问题（评价背景和评价目的）后，选择合适的评价角度、研究人群、药物治疗干预和对照措施、评价维度和测量指标、评价方法和数据来源来开展评价工作。药品临床综合评价主要聚焦药品临床使用实践中的重大技术问题和政策问题，围绕技术评价与政策评价两条主线，从安全性、有效性、经济性、创新性、适宜性、可及性以及其他属性等维度，开展科学、规范的定性定量相结合的数据整合分析与综合研判，提出国家、区域和医疗卫生机构等疾病防治基本用药供应与使用的政策建议。

第一节 评价流程

一、评价流程概述

（一）评价流程各环节

药品临床综合评价的流程包括主题遴选、评价实施和结果应用转化三个基本环节。其中，评价实施阶段包括项目委托、结果递交及结果验收，质量控制贯穿于评价实施的全过程（图 3-1-1）。

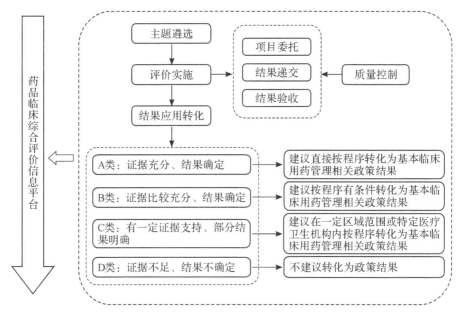

图 3-1-1　药品临床综合评价流程简图

(二)药品临床综合评价各阶段的注意事项

1. 加强统筹协调

药品临床综合评价是一项系统的工程,既要有组织管理机构,也要有技术实施机构。组织管理机构和技术实施机构应协同加强工作统筹、信息沟通和技术交流,推动主题遴选、质量控制、专家咨询和结果转化等工作制度的建立,因地制宜组织开展所承担药品临床综合评价的具体任务。

2. 充分挖掘专业优势

充分发挥各级各类医疗卫生技术机构、科研院所和行业协会等的专业优势,制定评估技术规范,加强业务培训,探索建立多省份、多中心真实世界数据规范采集和平行技术评估机制。

3. 注重评价主题遴选

评价主题主要包括国家重大疾病防治基本用药、区域重要疾病防治基本用药和医疗卫生机构用药等,兼顾特殊用药等其他主题。国家重大疾病防治基本用药的主题由国家卫生健康委药具管理中心联合国家药物和卫生技术综合评估中心遴选,区域重要疾病防治基本用药的主题由省级卫生健康部门遴选。

4.鼓励开展合作研究

鼓励医疗卫生机构自主或牵头搭建工作团队,建立技术咨询和专题培训制度,组织开展药品临床综合评价工作。牵头单位依托评价协作网络,结合基础积累和技术特长,汇总疾病负担、基本用药需求、药品费用、分级诊疗服务体系影响等综合信息,并与国家、区域主题相衔接,确定主要选题及其相应参比对象,经参与医疗卫生机构同意后,按程序启动评价主题立项及评价工作。

二、MCDA

药品临床综合评价可采用 MCDA 来开展。MCDA 通过一系列方法,对待评价药品的综合价值进行排序,帮助决策者在多种准则中做出取舍,从而确定最佳选择。

在确定维度和指标框架的基础上,参考药品多维度价值判断操作流程,对待评价药品进行综合价值评判,其主要环节包括成立专家组、检索并归纳信息、维度和指标审阅、维度和指标赋权、指标赋分、分值计算、综合评判、形成推荐意见(图 3-1-2)。

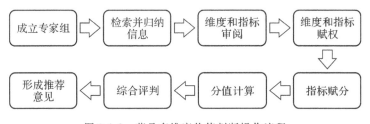

图 3-1-2　药品多维度价值判断操作流程

(一)成立专家组

1.专家组人数

根据目标药品,从已建立的专家库中随机抽取一定数量的适宜专家形成专家组,专家人数原则上为奇数。

2.专家入选标准

(1)具备高级专业技术职称或在所从事的领域有一定知名度。

(2)专家本人或其家属与待评价药品无利益关系。

(3)专家组构成需突出多学科特点,主要包含卫生政策、医疗保险、卫生经济学、卫生技术评估、卫生统计学、临床医学、临床药学、行政管理等专业技术人员。

3.专家组组长

推举一名权威且富有经验的专家作为组长,承担后续环节的组织与监督职责,但不参与后期赋权评分工作,以备出现不同意见时行使最终决策权。

(二)检索并归纳信息

药品临床综合评价实施者需要检索并归纳待评价药品的相关信息,待组建专家组后,就上述步骤整合的待评价药品多维度价值进行汇报,以便专家组了解待评价药品的具体信息,并接受与待评价药品相关问题的问询。

(三)维度和指标审阅

《药品临床综合评价管理指南(2021年版 试行)》建议从安全性、有效性、经济性、创新性、适宜性、可及性6个维度进行药品临床综合评价。对于不同类别的药品,临床综合评价所选择的评价维度和指标的侧重点不同,需要根据该类药品的特点审阅评价维度和指标。例如,同样是开展心血管病药品的临床综合评价,若待评价心血管病药品在国内外上市较长,临床实践经验较为丰富,则可弱化其在创新性维度上的证据整合;反之,若待评价心血管病药品治疗疾病目前存在临床空白,则该药品创新性维度的证据是必须纳入的。

综合价值判断是多学科、多利益相关者融合的环节,专家组组长需解释评审维度和评审指标的内涵;专家组可以采取讨论的方式,以完整性、独立性、可操作性为原则,对维度和指标做出研判,达成共识,为下一步权重评分提供基础。

(四)维度和指标赋权

在评价维度和具体评价指标选定后,专家组依据自身专业判断和评估报告证据对维度与指标赋权,指标赋权方法有层次分析法、德尔菲法、摇摆赋权法、离散选择实验法等。其中，层次分析法、德尔菲法和摇摆赋权法属于主观赋权法，反映决策者的主观偏好；离散选择实验法属于客观赋权法，具有一定的客观性。通过统计分析汇总整理专家意见，排除异常值后，最终获得较一致、可靠的维度及指标的平均权重。

（五）指标赋分

在确定维度和指标权重的基础上，每位专家根据综合评价报告中的待评价药品相关信息及主观判断，对每个指标进行赋分。可参考李克特量表，例如：经济性维度下的增量成本-效果比指标，可依据如下等级给出分值：□1 很差；□2 较差；□3 相同；□4 较好；□5 很好。通过对指标评分结果均值和异常值的判定，运用统计分析方法汇总整理专家意见，从而获取每一指标对应的分值。

（六）分值计算

根据维度和指标权重及指标分值，去除异常值后的各指标评分的算术平均数乘以相应的指标权重和维度权重，即得到指标的加权分值。每一指标都将获得一个分值，将其相加即为待评价药品综合评判得分，并形成推荐意见。

（七）综合评判

建议药品临床综合评价实施者根据药品治疗疾病领域的特点、目前该疾病领域治疗药品在我国上市的情况及医疗保障现状，基于多准则决策分析法，对药品进行有侧重点及针对性的综合评判。可根据药品及疾病特点，对某一类药品临床综合评价内容及维度的侧重点进行调整，但需要阐明调整的依据。

（八）形成推荐意见

根据药品的作用机制、靶点、适应证及对照药品选择等不同，由专家组确定评判标准，依据最后的评审分值，参考《药品临床综合评价管理指南（2021年版 试行）》形成不同强度的推荐意见。推荐意见一般分为 A、B、C、D 四类：①证据充分、结果确定的为 A 类，建议直接按程序转化为基本临床用药管理相关政策结果；②证据比较充分、结果明确的为 B 类，建议按程序有条件转化为基本临床用药管理相关政策结果；③有一定证据支持、部分结果明确的为 C 类，建议在一定区域范围或特定医疗卫生机构内按程序转化为基本临床用药管理相关政策结果;④证据不足、结果不确定的为 D 类,不建议转化为政策结果。

三、评价的实施流程

(一)评价的实施流程概述

评价的实施流程是为解决待评问题而开展的具体评价步骤,包括确定拟解决的决策问题(评价背景和评价目的)、评价角度、研究人群、药物治疗的干预措施和对照措施、评价维度和测量指标、评价方法和数据来源,以及评价计划和时间安排(图 3-1-3)。

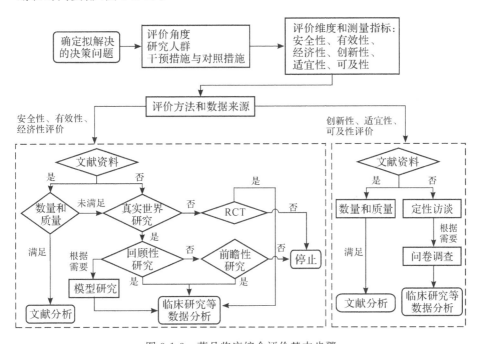

图 3-1-3　药品临床综合评价基本步骤

(二)评价的研究设计

临床综合评价的研究设计通常包含文献分析、临床研究、定性访谈和模型研究四个方面。建议根据流行病学、卫生统计学、卫生技术评估的标准评价流程及方法,进行临床综合评价研究设计。必要时,采用多中心临床研究方法,在更大范围内收集病例资料,以提升待评药品临床综合评价结果的代表性和可信度,保证研究质量。

针对安全性和有效性的评价,建议采取文献分析与临床研究和定性访谈分析相结合的方式开展。基于文献分析结果,确定临床研究、定性访谈证据评价需求,定义评价问题及关键指标,制定基于临床研究和定性访谈数据分析的评价方案。针对经济性的评价,建议结合临床现实数据进行成本和(或)费用分析,必要时可根据文献参数等建立远期成本-效果分析模型或预算影响分析模型。

遵循 PICO-S 原则,即通过明确目标人群(P),明确干预措施(I)和对照措施(C),确定结局指标(O)和总体设计(S)等基本内容,对评价主题进行合理设计。

(三)评价背景

评价背景的核心是阐述立题依据。需提供的信息主要包括待评价药品相关适应证的疾病流行病学概况、医疗服务利用情况、经济负担情况、主要干预措施(如国内外临床诊疗指南对治疗方案的推荐,包括药物治疗与非药物治疗),全球范围内相关干预措施的有效性、安全性和经济性等的评价现状,临床或政策上存在的主要问题,待评价药品的优点以及本研究的价值(必要性和重要性)等。

(四)评价目的

明确提出本次药品临床综合评价的主要目的和待解决的问题。评价目的中要简明扼要地阐述"运用何种理论和方法,解决何种主要问题,达到何种主要目的"。评价目的与评价背景所阐述的问题要相互呼应。

(五)评价角度

建议研究者根据研究目的和报告对象明确评价角度。评价角度主要包括全社会角度、卫生体系角度、医疗保障支付方角度、医疗卫生机构角度以及患者角度。

当研究目标服务于卫生政策决策时,推荐采用卫生体系角度进行评价;当研究属于纯理论或方法学研究时,可考虑采用全社会角度进行评价;对于其他情形,研究者可根据评价目的选择合适的评价角度。

(六)目标人群

评价需要明确待评价药品的目标人群以及纳入标准与排除标准。一般情况下,待评价药品临床综合评价的目标人群与药物的适用人群应一致;当临床研究人群与真实世界用药人群有差异时,建议进一步探索不同人群的差异对评价结果的影响,并采用流行病学特征描述目标人群的患者类型,如年龄、性别、疾病类型与严重程度、有无其他合并症或危险因素、社会经济特征等。

建议采用国内通用的疾病分类编码界定适应证。当目标人群存在较大异质性时,可以根据研究需要开展亚组分析,如根据人口特征、疾病亚型、严重程度和合并症进行分层分析。

(七)待评价药品与对照药品

待评价药品和对照药品的描述信息包括剂型、规格、用法用量、给药方式、合并用药和治疗史等。待评价药品和对照药品以通用名表示,同时列出商品名。

建议对照药品尽可能选择相同适应证或药理机制等的标准治疗方案(如指南推荐的治疗方案)推荐的药品。如果没有标准治疗方案,那么可以考虑临床常规治疗方案推荐的药品(如临床用量最大的药品)。如果某些疾病目前仍无有效医疗措施或不建议干预,那么可与安慰剂(即无干预)进行比较,但须说明无干预的临床合理性。建议评价单位组织相关领域专家进行论证,以尽量反映临床真实的用药状态和用药需求。

如果待评价药品属于现存的治疗药物分类,那么原则上选择同一治疗分类中的标准治疗方案或临床常用药物作为对照;如果待评价药品属于一个新的治疗药物分类,且适应证或药理机制等与其他药物相同或相近,那么选择适应证或药理机制等相同或最相近的药物作为对照;如果采用单臂临床研究设计,那么可考虑使用真实世界的标准治疗方案作为对照。标准治疗或最常用治疗方案的选择可参考国内外循证诊治指南所提供的标准治疗或常规治疗方案,同时充分征求权威临床专家的专业意见。

根据评价目的,可选择一种或若干种对照药品。

(八)评价维度及指标选择

评价维度是评价设计的核心内容,常用的评价维度包括安全性、有效性、经济性、创新性、适宜性和可及性。建议针对决策问题,选择确定具体纳入评价的维度。如针对超说明书用药,建议重点针对安全性和有效性进行评价。

纳入或不纳入某个具体维度,建议在综合评价的设计方案中给出明确说明。在各维度中确定相应的测量和评价指标,具体要求参见本章第二节的相关内容。

(九)研究方法选择

在实施药品临床综合评价时,应采取定性与定量结合的方法,收集相关证据进行分析。在对安全性、有效性和经济性进行评价时,首先基于系统文献综述进行证据分析,若仍未满足评价的需求,则建议增加临床研究等实证证据的收集。在进行临床研究等证据收集时,建议首选基于医院病例数据的RWD研究,尤其是回顾性研究等 RWS 设计。历史数据若未能满足需求,则可开展前瞻的观察性或干预性研究(如临床试验研究)。

第二节　评价内容与维度

国家卫生健康委发布的《药品临床综合评价管理指南(2021 年版 试行)》指出,药品临床综合评价是评价主体应用多种评价方法和工具开展的多维度、多层次证据的综合评判。评价主要聚焦药品临床使用实践中的重大技术问题和政策问题,围绕技术评价与政策评价两条主线,从安全性、有效性、经济性、创新性、适宜性、可及性6个维度开展科学、规范的定性、定量相结合的数据整合分析与综合研判,提出国家、区域和医疗卫生机构等疾病防治基本用药供应与使用的政策建议。除此之外,根据药品临床综合评价工作实践,编者认为还有其他属性的评价维度可供参考,主要包括药学特性、药品政策相关属性、药品其他相关属性。评价主体的主要工作内容包括:开展相关药品临床使用证据、药物政策信息收集和综合分析,组织实施技术评价、药物政策评估和撰写评价报告等。本节将详细解释 7 个评价维度(安全性、有效性、经济性、创新性、适宜性、可及性及其他属性)的内涵和要求,并基于药品临床综合评价实例进行详细阐述。

一、安全性评价

(一)定　义

药品安全性评价指报告上市前、后药品安全性信息综合评价结果。纳入评价的信息包括：①上市前药品安全性（药品说明书内容）及相对安全性（与同类产品比较）信息；②上市后药品安全性（不良事件及不良反应）及相对安全性（与同类产品比较）信息；③药品质量、药品疗效稳定性。

安全性评价维度用于评价药品的使用风险。药品安全是决定其投入临床使用的关键前提和先决条件，因此建立全面、可操作的针对药品安全性的评价指标体系是至关重要的。安全性评价是药品临床综合评价的核心维度之一。除特殊情况外，建议所有药品的临床综合评价均要开展药品临床使用的安全性评价。

（二）评价方法概述

药品安全性评价包括药品不良反应的种类、发生率、严重程度及应对措施等。从资料来源区分，可以分为药品说明书不良反应信息、上市前安全性研究信息及上市后不良反应信息。如果有相关研究证据，那么还应通过系统评价，对同类药品的不良反应进行比较。

（三）药品安全性评价内容

1. 药品概况

（1）药学部分

包括药品的名称、成分（含特殊剂型描述、特殊赋形剂等）、剂型及规格等。

（2）企业部分

包括药品生产厂家及产地等。

（3）上市信息

包括药品上市时间和注册国家等。

资料来源：药品说明书、政府网站、企业网站或申报的注册资料等。

2. 药品安全性信息

（1）药品上市前的安全性信息

包括药品的毒理学、致癌、致畸和生殖毒性、不良反应、禁忌证、注意事项、特殊人群（妊娠期妇女、哺乳期妇女、儿童、老年人、肝肾功能异常患者等）用药、药物相互作用、药物过量及人种间安全性差异等。

资料来源：药品说明书。

（2）临床研究及接受治疗的人数

资料来源：企业资料或文献。

（3）上市后出现的不良事件及不良反应

资料来源：①国外资料，如 PubMed 检索文献，包括药品的临床研究（含上市前及上市后）及上市后安全性研究。②国内资料，如中国知网、万方及维普等数据库检索文献，包括药品的临床研究（含上市前及上市后）及上市后安全性研究；药源性疾病信息网（www. cdidin. com）及合理用药国际网络（International Network for the Rational Use of Drugs，INRUD）中国中心组临床安全用药监测网（http://inrud. cdidin. com/）。③官方通报信息，如 FDA 及国家药品监督管理局（National Medical Products Administration，NMPA）网站发布的信息。

（4）用药差错及事故

给出出现用药差错的案例，分析发生原因及预防方法。用药差错包括技术环节用药差错、管理环节用药差错等。

资料来源：美国用药安全研究所（Institute for Safe Medication Practices，ISMP）（http://www. ismp. org）、FDA、中国知网、万方、维普等网站及数据库等；药源性疾病信息网（www. cdidin. com）及 INRUD 中国中心组临床安全用药监测网（http://inrud. cdidin. com/）。

（5）政府管理采取的措施

包括撤市、产品召回、安全性警告和修改药品说明书等。

资料来源：FDA 及 NMPA 网站。

（6）与同类药物的安全性比较

给出同类药物的安全性差异，也可涉及同一适应证的不同类别药物的比较，即不良反应发生率和（或）严重程度的差异。重点是采取真实世界研究、系统性文献评价等方法，关注严重不良反应的比较。针对真实世界研究，建议参考相关指南规范，综合利用医疗卫生机构、疾病登记系统等的数据所开展的研究，全面考察真实世界中药品安全性差异、远期安全性差异、不同人群中安全性差异等。

资料来源：PubMed、FDA、新版 Drug Facts and Comparisons、Drugs in Pregnancyand Lactation、中国知网、万方、维普等网站及数据库；药源性疾病信息网（www. cdidin. com）及 INRUD 中国中心组临床安全用药监测网

(http://inrud.cdidin.com/)。

针对不同的研究类型,采用不同的评价工具/标准对安全性相关文献进行文献质量评价:RCT 研究采用 Cochrance 推荐的"偏倚风险评估"工具,从随机序列的生成、分配方案隐藏、盲法、随机完整性、选择性报告结局、基线可比性和试验提前终止 7 个维度进行评价,真实世界研究采用 NOS(Newcastle-Ottawa Scale)文献质量评价量表进行评价;病例系列研究参考英国国家卫生与临床优化研究所(National Institute for Healthand Care Excellence,NICE)对病例系列质量评价的相关推荐进行评价;系统综述采用 AMSTAR-2 评价系统进行评价。安全性文献筛选流程见图 3-2-1。

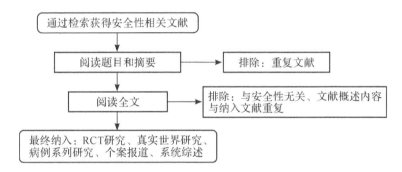

图 3-2-1 安全性文献筛选流程

(四)药品安全性评价指标选择

安全性评价重点考察待遴选药品在临床应用中的安全属性。为了便于安全性评价研究的开展,主要从药品的不良反应分级或不良事件通用术语评价标准分级、特殊人群、药物相互作用及其他四个方面进行考察。综合上述指标可全方位、全流程评价药品的安全性。

1.不良反应

指标定义:药品不良反应(adverse drug reaction,ADR)是指合格药品在正常用法用量下出现的与用药目的无关的有害反应。药品不良反应是由药品固有特性引起的,任何药品都有可能引起不良反应。

评价目的:通过考察待遴选药品不良反应的种类、发生率、严重程度及应对措施等,评价药品在不良反应方面的安全性。

资料来源:药品说明书,药品注册资料,PubMed、Cochrane Library、

Embase 等英文文献数据库,中国生物医学文献数据库、中国知网、维普、万方等中文文献数据库,DRUGS 数据库,Micromedex 数据库,UpToDate 数据库,FDA、NMPA 等政府网站。

评价内容:通过查阅药品说明书中不良反应、注意事项等相关信息,或检索国内外数据库,选择高质量的系统性文献综述、官方通报信息(如 FDA 和 NMPA 网站发布的信息)等相关资料,综合参考文献的系统评价/Meta 分析证据等,收集临床药品使用相关的安全性数据及信息,包括药品的临床研究(含上市前及上市后)及上市后安全性研究,汇总待遴选药品的不良反应严重程度、发生频率等。首选国内药品监督管理部门提供的药品质量及不良反应监测结果,其次为获取的临床药品使用安全数据,可综合参考文献的系统评价/Meta 分析证据。

药品的不良反应分级是指不良事件的严重程度,一般参照通用的不良事件评价标准进行分级。目前,国内外最常用的不良事件评价标准是美国国家癌症研究所(National Cancer Institute,NCI)定期更新的不良事件通用术语评价标准(Common Terminology Criteria for Adverse Events,CTCAE),最新版是 CTCAE V5.0。根据 CTCAE V5.0 分级,判断待遴选药品不良反应的严重程度。国际医学科学组织委员会(Council for International Organizations of Medical Sciences,CIOMS)推荐,不良反应的发生表示为十分常见(发生率≥10%)、常见(1%≤发生率<10%)、罕见(0.1%≤发生率<1%)、十分罕见(发生率<0.1%)四级。对于重度(症状严重,危及生命)或 CTC 4—5 级的严重不良反应,统计其发生率。在安全性评价阶段,药品评价项目实施者在获得药品安全性信息后,需要根据严重程度对所有药品的不良反应进行分级评价,然后根据分级评价进行定量打分,合理判断药品的安全性。

CTCAE 将药品不良事件(adverse drug event,ADE)按不同系统和不同级别分为五级,安全性评价需考虑总体不良事件发生率和 3 级及以上不良事件发生率两类指标。CTCAE 基于下述基础准则,对每个不良事件的严重程度(1—5 级)做出特定的临床描述。

1 级:轻度;无症状或症状轻微;仅为临床或诊断所见;无须治疗。

2 级:中度;需要较小、局部或非侵入性治疗;与年龄相当的工具性日常生活活动受限(工具性日常生活活动指做饭、购物、使用电话、理财等)。

3 级:严重或者具有重要医学意义但不会立即危及生命;导致住院或者住院时间延长;致残;自理性日常生活活动受限(自理性日常生活活动指洗澡、穿脱衣、进食、盥洗、服药等,并未卧床不起)。

4 级:危及生命;需要紧急治疗。

5 级:与不良事件相关的死亡。

2.特殊人群

指标定义:特殊人群是指儿童、老年人、妊娠期妇女、哺乳期妇女、肝肾功能异常患者等。与一般人群相比,此类人群在药效学、药动学及临床用药方面存在特殊性,制定用药方案时应予以重视。

评价目的:通过考察待遴选药品在特殊人群中的使用情况,评价药品在特殊人群方面的安全性。

资料来源:药品说明书,药品注册资料,PubMed、Cochrane Library、Embase 等英文文献数据库,中国生物医学文献数据库、中国知网、维普、万方等中文文献数据库,DRUGS 数据库,Micromedex 数据库,UpToDate 数据库,FDA、NMPA 等政府网站。

评价内容:此项为多选项,重点考察儿童、老年人、妊娠期妇女、哺乳期妇女、肝功能异常患者和肾功能异常患者 6 类特殊人群。考虑到儿童的特殊性,故儿童的使用情况得分权重更高。评分时,需参考药品说明书中不良反应、禁忌证、特殊人群用药及注意事项等相关内容。若说明书中表达未明确或查无此项,则可参考药品临床应用指导原则、临床诊疗指南规范、临床研究等相关权威专业资料,综合利用医疗卫生机构、疾病登记系统等的数据所开展的研究,判断是否可用于相关特殊人群。综合检索资料,根据待遴选药品可用于相应特殊人群进行评分,无相关资料不得分。

3.药物相互作用

指标定义:药物相互作用即药物与药物之间的相互作用,是指一种药物改变了同时服用的另一种药物的药理效应,结果是一种药物的效应加强或减弱,也可能两种药物的效应同时加强或减弱。

评价目的:通过考察待遴选药品与其他药品在临床应用中是否存在由药物相互作用而导致的风险事件,评价药品在相互作用方面的安全性。

资料来源:药品说明书,药品注册资料,权威出版物(如《马丁代尔药物大

典》《新编药物学》），PubMed、Embase 等英文文献数据库，中国生物医学文献数据库、中国知网、维普、万方等中文文献数据库，DRUGS 数据库，Micromedex 数据库，UpToDate 数据库。

评价内容：药物相互作用是评价药物安全性的重要指标之一。药物相互作用所致不良反应对临床应用的影响程度可分为轻中度、重度和禁忌三级。轻中度为造成的影响临床意义不大，一般无须调整用药剂量。如对乙酰氨基酚能减弱呋塞米的利尿作用，但不会显著影响其临床疗效，无须改变治疗方案。重度为药物联用会造成严重的毒性作用，需要调整用药剂量。如维拉帕米不宜与β受体拮抗剂合用，否则易引起心动过缓、低血压、房室传导阻滞等不良反应；如两者同时使用，必须调整剂量。禁忌为禁止在同一时段使用。如强心苷不宜与钙盐合用，特别禁忌注射钙盐，这是因为血钙水平升高可使心脏对强心苷的敏感性增加，易发生心律失常。参考药品说明书、文献及循证资料，总结待遴选药品药物相互作用和药物禁忌等相关内容，综合考虑待遴选药品自身的代谢特点（如是否为肝药酶诱导剂或抑制剂，是否经 CYP450 代谢酶系代谢，是否为 P 糖蛋白底物等），汇总待遴选药品与其他药品相互作用所致的不良反应及临床应用建议。综合药品说明书和检索资料，根据待遴选药品与其他药品相互作用的等级进行评分。

4. 其他

指标定义：致畸性是指某种环境因素（化学因素、物理因素及生物因素）使动物和人产生畸形胚胎的能力，作用对象亦包括精子和卵细胞。致癌性是指毒性化学物质或其他化学药剂能致使生物体因摄入此化学物质而导致癌细胞产生的特性。药品警戒是指发现、评估、理解和预防药物不良反应及其他任何与药品相关问题的科学和活动。药品警戒包括对药物不良反应，但不局限于药物不良反应的监测和报告，它贯穿于药品前期研发和上市后的全生命周期。

评价目的：通过考察待遴选药品其他方面内容（不良反应可逆性、致畸性、致癌性、药品警戒），评价药品在其他方面的安全性。

资料来源：药品说明书，药品注册资料，权威出版物（如《马丁代尔药物大典》《新编药物学》），PubMed、Embase 等英文文献数据库，中国生物医学文献数据库、中国知网、维普、万方等中文文献数据库。DRUGS 数据库，

Micromedex 数据库，UpToDate 数据库，FDA、NMPA 等政府网站。

评价内容：此项为多选项。参考药品说明书、文献及循证资料，汇总待遴选药品不良反应可逆性、致畸性、致癌性、特别用药警示等方面的相关安全性信息，如沙利度胺具有严重的致畸性、环磷酰胺具有致癌性等。根据待遴选药品不良反应是否可逆、有无致畸性和致癌性、有无特别用药警示进行评分。药物警戒信息可在表 3-2-1 所列相关网站查询。

表 3-2-1 药物警戒信息相关网站

药物警戒信息来源	网址
美国食品药品监督管理局（FDA）	https://www.fda.gov/
WHO 乌普萨拉监测中心（UMC）	https://www.who-umc.org/
加拿大卫生部（Health Canada）	https://www.canada.ca/en/health-canada.html
欧洲药品管理局（EMA）	https://www.ema.europa.eu/en
澳大利亚药品管理局（TGA）	https://www.tga.gov.au/
国际药物警戒学会（ISoP）	https://isoponline.org/
国际医学科学组织委员会（CIOMS）	https://cioms.ch
国家药品不良反应监测中心	http://www.cdr-adr.org.cn/
中国知网药物警戒服务平台	http://adr.cnki.net/
UpToDate 数据库	https://www.uptodate.cn/home
《中国药物警戒》	http://www.zgywjj.com/CN/1672-8629/home.shtml

（五）安全性评价举例：心血管病药品

1. 概 述

心血管病药品安全性评价指对心血管病药品质量及上市后出现的（或可能出现的）用药风险进行科学评估的过程。用药风险包括 ADR 与 ADE 的发生风险。安全性评价是心血管病药品临床综合评价的核心维度之一。除特殊情况外，建议所有心血管病药品的临床综合评价均开展药品临床使用的安全性评价。

2. 心血管病药品安全性评价开展流程

考虑到心血管病药品上市前存在实验对象、样本量、随访时间等限制，以及部分罕见不良反应、迟发不良反应和发生于某些特殊人群的不良反应难以被发现等情况,心血管病药品安全性评价主要结合上市前后药品安全性信息进行全面评价,重点包括药品安全性信息收集和同类药品安全性比较两个方面。

(1)获取待评价药品与对照药品的安全性基础信息并进行比较,主要包括药品安全信息(用药警示/黑框警告、禁忌证、药物相互作用、ADR、药物过量等)、用药差错信息(技术环节用药差错、管理环节用药差错等)、政府管理措施(撤市、产品召回、安全性警告、修改药品说明书等)等。关于药品安全信息相关内容的表述,建议引用药品说明书或选择高质量的系统性文献综述。

(2)开展心血管病药品安全性评价,需重点比较待评价药品与对照药品在 ADR/ADE 发生率及严重程度方面的差异,着重关注新发、严重和长期 ADR/ADE 的发生风险,全面考察近/远期安全性差异和不同患者群体的安全性差异等。

(3)对于影响药物安全性的药品质量及药品疗效稳定性指标,建议纳入心血管病药品安全性评价,有关指标参考国家药品监督管理局的相关指导原则。

建议按照可用性、可靠性、相关性等,针对具体药品建立安全性评价的核心维度和指标,并定义数据来源及收集方式。表 3-2-2 列举了心血管病药品安全性评价部分参考指标。

表 3-2-2　心血管病药品安全性评价参考指标

安全性信息	具体内容	数据来源
安全性基础信息	禁忌证	药品说明书、文献数据等
	药物相互作用	
	ADR	
	药物过量	
	用药警示/黑框警告	
用药差错信息	用药差错数据	文献数据、专家/患者咨询等

安全性信息	具体内容	数据来源
政府管理措施	产品召回	国内外药品监督管理部门网站、文献数据等
	安全性警告	
	修改药品说明书	
	撤市	
ADR/ADE 发生情况	严重 ADR/ADE 及发生率	文献数据、ADR/ADE 监测数据、临床研究、专家/患者咨询等
	长期 ADR/ADE 及发生率	
	新发 ADR/ADE 及发生率	

3. 心血管病药品安全性评价的注意要点

对于心血管病药品安全性测量 ADR/ADE 的判断标准及严重程度,建议参考相关疾病诊断标准、CTCAE V5.0 等,并结合专家意见,合理判断药品安全性。

心血管病药品安全性评价可采用真实世界研究、系统性文献综述等方法。在数据可获得的情况下,应充分利用国家药品监督管理局、国家和地方卫生健康行政部门已有的药品信息系统数据,包括药品上市许可持有人、生产企业、经营企业及医疗卫生机构提供的信息及数据。

二、有效性评价

(一)定　义

药品有效性评价是指通过定量分析,对拟评价药品及参比药品的临床效果进行大人群测量,判断是否获得重要的健康收益。核心指标主要包括生存率、控制率、疾病进展,以及用于计算质量调整生命年(QALY)的生活质量指标,还可使用疾病其他的效果指标或结合临床药品实际使用的数据(真实世界数据)定义其他可测量的效果指标。

开展临床效果分析的数据应来源于所有当前可获得的质量最佳的相关研究证据和真实世界数据,必要时应分析亚组患者效果数据,同时重视参比药品的选择及效果比较分析。综合利用现有国家大型数据库等真实世界数据资源,规范开展基于真实世界数据研究的分析测量,利用规范、严谨的方法,在可接受的不确定性范围内进行临床实际用药效果的测量及判断。

(二)评价方法概述

药品有效性评价主要遵循循证医学的方法(系统评价和 Meta 分析、随机对照研究、队列研究、病例对照研究等),对药品有效性相关数据进行分析整合,形成评价成果,汇总成卫生技术评估的有效性评价部分,将其作为制定药物政策、医疗保险政策、购入新药、药品选择、药品研发和上市的依据之一。常见的证据收集方法包括文献分析和真实世界数据分析。

(三)证据收集开展流程

1. 文献分析

(1)检索途径

对于药品有效性相关数据,可通过公共数据库或咨询药品生产厂家获取相应的信息(表 3-2-3)。

表 3-2-3 需检索的文献数据库

数据库分类	数据库
英文数据库	INAHTA
	Embase
	PubMed
	Cochrane Library
中文数据库	中国期刊全文数据库(中国知网)
	中文科技期刊全文数据库(维普)
	万方数字化期刊全文库
	中国生物医学文献数据库
其他	咨询药品生产厂家

(2)文献纳入/分类标准

文献纳入标准采用 PICO-S 原则,该药物所主要治疗的每个病种或适应证一个 PICO-S。

研究人群(P):描述评价人群的特征,包括年龄范围、诊断标准、病程、严重程度、关键特征因素等。

干预措施(I)：描述待评价的药物治疗，如具体的药物剂型、剂量、给药频次、给药时长、操作方法及是否联合给药等。

对照措施(C)：描述与待评价药物对照的治疗措施或安慰剂。

结局指标(O)：相应的结局指标。

研究类型(S)：①卫生技术评估(HTA)、循证指南、系统评价、Meta分析；②随机对照试验(RCT)；③若数据不够，必要时可纳入观察性研究(如队列研究或病例对照研究)。

(3)检索式

根据PICO-S原则确立相应范围，设立具体的检索式。如为全面获取所有关于"＊＊＊"的文摘，只用"＊＊＊"一个关键词进行全文检索或者主题检索。相关内容之间采用"AND""OR"连接，中文采用"和""或"连接。

(4)数据提取

按照预先设计的数据提取表(表3-2-4至表3-2-7)，由一名评价者独立提取数据，另外一名评价者核对所提取的数据。有任何争议通过讨论解决，必要时咨询第三名评价者。所提取的数据包括研究的基本特征、质量、主要结果和不良反应。

表 3-2-4　纳入 HTA 的基本特征

研究	疾病	干预措施	有效性	安全性	适用性	经济性
研究 1						
研究 2						
研究 3						
...						

表 3-2-5　纳入指南的基本特征

指南	时间	国家(地区)或机构	是否推荐待评价药品	所推荐的适应证	证据级别	推荐强度	是否为首选
指南 1							
指南 2							
指南 3							
...							

表 3-2-6　纳入系统评价/Meta 分析的基本特征

研究	时间	检索时间	疾病	研究数	干预措施	结局指标	结论
研究 1							
研究 2							
研究 3							
...							

表 3-2-7　纳入 RCT 研究的基本特征

研究	患者基本特征			干预措施		疗程（月）	失访（n）	结局指标
	疾病	男/女	年龄	试验组	对照组			
研究 1								
研究 2								
研究 3								
...								

（5）数据质量评价

由 2 名评价者独立评价所纳入研究的质量，若存在争议，则通过讨论解决或咨询第三名评价者。数据质量评价工具汇总见表 3-2-8。由于目前尚无全球共识的 HTA 质量评价工具，参考 2011 年澳大利亚发布的 HTA 中所采用的 NHMRC（2000a）及 CRD（2009）更新条目进行评价。采用《临床指南研究与评价系统》（第二版）（Appraisal of Guidelines for Research and Evaluation Ⅱ，AGREE Ⅱ）评价指南的质量（表 3-2-9）。采用 AMSTAR 的评价标准评价系统评价/Meta 分析的质量（表 3-2-10 和表 3-2-11）。按照 Cochrane 手册的要求评价 RCT 研究的质量（表 3-2-12）。

表 3-2-8　数据质量评价工具汇总

文献类型	质量评估工具
HTA	NHMRC（2000a）/CRD（2009）
指南	AGREE Ⅱ
系统评价/Meta 分析	ROBIS/AMSTAR-2
RCT 研究	Cochrane ROB 2
病例对照研究/队列研究	Newcastle-Ottawa Scale（NOS）

表 3-2-9　采用 AGREE Ⅱ 评价指南的质量

评价领域	评价内容	条目数	理论最小分值	理论最大分值
范围和目的	指南总体目标,涵盖健康相关问题、目标人群	3	6	42
指南制定参与人员	指南制定小组包括相关领域专业人员;考虑到目标人群的观点及个人选择,明确界定指南的目标用户或使用者	3	6	42
制定的严谨性	全面、系统检索证据,明确描述证据选择的标准,详细描述证据强度及局限性,详细描述形成推荐建议的方法,形成推荐建议时已全面考虑推荐建议所带来的健康获益、不良反应及应用风险,推荐建议与相关证据间有明确联系,指南发布前经过专家外部评议,提供指南更新步骤	8	16	112
明确陈述与表达	推荐建议明确,不引起歧义,明确陈述管理不同病症或健康问题的不同选择,主要推荐建议易于识别和确认	3	6	42
适用性	介绍了促进和阻碍指南应用的因素,提供了将指南用于实践的建议或工具,考虑了应用推荐建议时需要的潜在资源,提供了监查或评定指南应用情况的标准	4	8	56
编撰的独立性	资助机构的观点不影响指南的内容,记录和陈述了指南制定小组成员的利益冲突	2	4	28
合计		23	46	332

表 3-2-10　AMSTAR 清单及说明

描述及说明
1.是否提供了前期设计方案?
·在开展系统评价前,应该确定研究问题及纳入/排除标准
2.纳入研究的选择和数据提取是否具有可重复性?
·至少要有 2 名独立的数据提取员,而且采用合理的不同意见达成一致的方法过程
3.是否进行了广泛、全面的文献检索?

续表

描述及说明

- 至少检索 2 种电子数据库。检索报告必须包括年份以及数据库,如 Central、Embase 和 MEDLINE。必须说明采用的关键词/主题词,如果可能,应提供检索策略

- 应检索最新信息的目录、综述、教科书、专业注册库,或咨询特定领域的专家,进行额外检索,同时还可检索文献后的参考文献

4.发表情况是否已考虑在纳入标准中,如灰色文献?

- 应该说明评价者的检索不受发表类型的限制

- 应该说明评价者是否根据文献的发表情况排除文献,如语言

5.是否提供了纳入和排除的研究文献清单?

- 应该提供纳入和排除的研究文献清单

6.是否描述了所纳入研究的特征?

- 原始研究提取的数据应包括受试者、干预措施和结局指标等信息,并以诸如表格的形式进行总结

- 应该报告了所纳入研究的一系列特征,如年龄、种族、性别、相关社会经济学数据、疾病情况、病程、严重程度等

7.是否评价和报道了所纳入研究的科学性?

- 应提供预先设计的评价方法,如对于治疗性研究,评价者是否将随机、双盲、安慰剂对照、分配隐藏作为评价标准,其他类型研究的相关标准条目一样要阐明

8.所纳入研究的科学性是否恰当地运用在结论的推导上?

- 在分析结果和推导结论时,应考虑方法学的严格性和科学性。在形成推荐意见时,同样需要明确说明

9.合成纳入研究结果的方法是否恰当?

- 对于合成结果,应采用一定的统计检验方法确定所纳入研究是可合并的,以及评估它们的异质性(如卡方检验)。如果存在异质性,那么应采用随机效应模型,和(或)考虑合成结果的临床适宜程度,如合并结果是否敏感?

10.是否评估了发表偏倚的可能性?

表 3-2-11　AMSTAR 评价纳入系统评价的质量

研究	检索时间	纳入研究	质量评价条目(是、否或不清楚)										
			1	2	3	4	5	6	7	8	9	10	11
研究 1													

续表

研究	检索时间	纳入研究	质量评价条目(是、否或不清楚)										
			1	2	3	4	5	6	7	8	9	10	11
研究 2													
研究 3													
…													

1.是否提供了前期设计? 2.研究的选择和数据提取是否具有重复性? 3.是否进行了全面的文献检索? 4.发表情况是否已考虑在纳入标准中? 5.是否提供纳入/排除文献清单? 6.是否描述了所纳入文献的基本特征? 7.是否评价和报道了所纳入研究的科学性? 8.纳入研究的科学性是否恰当地运用在结论的推导上? 9.合成纳入研究结果的方法是否恰当? 10.是否评估了发表偏倚的可能性? 11.是否说明了相关利益冲突?

表 3-2-12 RCT 研究的质量评价

研究	质量评价条目(高、低或不清楚)					
	1	2	3	4	5	6
研究 1						
研究 2						
研究 3						
…						

1.随机系列产生;2.分配隐藏;3.盲法(特别是结局评价);4.不完整结局的报告;5.选择性报道;6.其他潜在偏倚。

(6)数据合并——评价结果

对纳入的 HTA 和循证指南进行描述性评价与分析。

对纳入的系统评价/Meta 分析和 RCT 研究进行描述性评价和分析,必要时对纳入的 RCT 研究进行 Meta 分析。用表格来总结纳入研究的数据(表 3-2-13)。利用 GRADE 评价标准对获得的证据进行评价。其中,RCT 研究初步列为高质量证据,观察性研究列为低质量证据,根据影响证据质量的因素对证据进行升降级。其中,GRADE 证据质量分级见表 3-2-14。

表 3-2-13　临床研究证据总结

研究	指标	亚组	纳入研究	样本量	效应值	异质性	GRADE 证据质量分级
研究 1							
研究 2							
研究 3							
...							

表 3-2-14　临床研究证据的 GRADE 分级

证据级别	具体描述	研究类型	总分	表达字母
高级证据	非常确信真实的效应值接近效应估计值	• RCT 研究 • 质量升高两级的观察性研究	≥0	A
中级证据	对效应估计值有中等程度的信心：真实值有可能接近估计值，但两者仍存在大不相同的可能性	• 质量降低一级的 RCT 研究 • 质量升高一级的观察性研究	−1	B
低级证据	对效应估计值的确信程度有限：真实值可能与估计值大不相同	• 质量降低两级的 RCT 研究 • 观察性研究	−2	C
极低级证据	对效应估计值几乎没有信心：真实值很可能与估计值大不相同	• 质量降低三级的 RCT 研究 • 质量降低一级的观察性研究 • 系列病例观察 • 个案报道	−3	D

2.真实世界数据分析

真实世界数据是指真实世界环境中患者群体的健康信息以及诊断、治疗、保健等相关数据，一般通过常规性、非监管目的下收集获得。通过对真实世界数据的分析可以形成真实世界证据，值得注意的是，并非所有的真实世界数据经分析后都能成为真实世界证据。

基于真实世界数据分析的药品有效性评价可以根据研究人员能否控制治疗成本或干预措施开展不同种类的研究：当研究人员能控制治疗成本或干预措施时，可以进行试验性研究（如随机对照试验研究或非随机对照试验研究）；当研究人员不能控制治疗成本或干预措施时，可以进行观察性研究（如横断面研究、队列研究或病例对照研究）。观察性研究设计常见类型和常用的临床场景见表 3-2-15。

表 3-2-15　观察性研究设计常见类型和常用的临床场景

研究设计	拟解决的研究问题	常用的临床场景
病例对照研究	疾病相关影响因素	影响疾病发生/预后因素分析/预测的研究
横断面研究	疾病流行率/影响因素	疾病的发生率或病死率相关调查/疾病（或并发症）和影响因素的关联分析
回顾性队列研究	病因/患者预后/治疗效果	预测研究/临床治疗效果的生存分析
前瞻性队列研究	病因/患者预后/治疗效果	检验病因假设/临床治疗效果的生存分析

真实世界数据分析在有效性评价中的应用比较广泛,且由于真实世界数据是在患者住院期间产生的,因此使用真实世界数据分析可增加研究评价的普适性和真实性。但真实世界数据也存在数据指标不全、不良反应遗漏或随访信息不完整等不足,因此真实世界数据分析常被用作评价时辅助和补充的一种方法。

（四）有效性评价举例:抗肿瘤药品

1.概　述

抗肿瘤药品有效性评价是药品使用后,对患者疾病状况改善程度进行科学评估的过程,包括疾病的预防、诊断和治疗。有效性是抗肿瘤药品临床综合评价的核心内容之一。除特定情况外,建议所有抗肿瘤药品的临床综合评价均开展药品临床使用的有效性评价。

鉴于目前在用的多种抗肿瘤药品存在超说明书使用、长期临床疗效研究证据匮乏等问题,建议综合运用文献证据、临床试验数据及 RWD 开展临床用药有效性评价。

2.抗肿瘤药品有效性评价开展流程（以文献分析为例）

根据 PICO-S 原则设立文献证据的纳入人群(P,包括年龄范围、诊断标准、病程、严重程度、关键特征因素等)、干预措施(I,如药物剂型、剂量、给药频次、给药时长、操作方法,是否联合给药等)、对照措施(C,描述和待评价药物对照的治疗措施或安慰剂)、结局指标(O)和研究类型(S)。

（1）抗肿瘤药品有效性评价结局指标选择

在选择抗肿瘤药品有效性评价指标时，应依据国家卫生健康行政部门及专业学（协）会发布的疾病治疗指导原则、指南、规范等，按照简明性、可操作性和可比性等原则，根据主要临床治疗效果、次要临床治疗效果，选择相应结局或中间指标，构建核心指标体系，定义数据来源及收集方式。

抗肿瘤药品有效性评价的指标主要以患者用药后的实际疗效为依据，设立主要临床结局指标、次要临床结局指标和患者报告结局指标。优先选取能够反映患者长期获益及用药后整个生命进程疾病转归等相关指标为主要临床结局指标，其他可准确测量的临床指标为次要临床结局指标。表 3-2-16 列举了抗肿瘤药品有效性评价部分参考指标。

表 3-2-16　抗肿瘤药品有效性评价部分参考指标

有效性评价参考指标	具体内容
主要临床结局指标	总生存期
	无进展生存期
次要临床结局指标	疾病控制率
	至疾病进展时间
	无病生存期
	无远处转移生存期
	客观缓解率
患者报告结局指标	患者对自身健康相关生活质量的报告

1）主要临床结局指标

主要临床结局指标包括总生存期（overall survival，OS）和无进展生存期（progression-free survival，PFS）。

①总生存期：从界定的开始时间（如随机分组）至由各种因素导致患者死亡的时间。

②无进展生存期：从界定的开始时间（如随机分组）至出现肿瘤客观进展或患者死亡的时间。

若同时有总生存期和无进展生存期，则推荐将总生存期作为主要临床结局指标。若将无进展生存期作为主要临床结局指标，则需详细阐述原因。

2)次要临床结局指标

次要临床结局指标包括疾病控制率(disease control rate,DCR)、至疾病进展时间(time to progression,TTP)、无病生存期(disease-free survival,DFS)、无远处转移生存期(distance disease-free survival,DDFS)和客观缓解率(objective response rate,ORR)。

①疾病控制率:指肿瘤缩小或稳定且保持一定时间的患者比例(主要针对实体瘤),含完全缓解(complete response,CR)、部分缓解(partial response,PR)和稳定(stable disease,SD)的病例。

②至疾病进展时间:从界定的开始时间(如随机分组)至肿瘤出现客观进展的时间,不包括患者死亡。

③无病生存期:从界定的开始时间(如随机分组)至出现肿瘤复发或由任何因素引起患者死亡的时间。

④无远处转移生存期:经过治疗后,除原发病灶外,未发现全身其他地方有转移病灶的时间。

⑤客观缓解率:肿瘤体积缩小达到预先规定值并能维持最低时限要求的患者比例。对肿瘤负荷进行评估是判断肿瘤治疗效果的重要手段之一,评价标准可以以实体瘤疗效评价标准指南(Response Evaluation Criteria in Solid Tumors, RECIST)为依据。

随着介入治疗、靶向治疗以及免疫治疗药物在临床中的实际应用,新评价标准将肿瘤大小与密度结合,用于满足传统实体瘤放射、化学治疗的效果评价。但新评价标准无法准确而全面地评价介入治疗、靶向治疗及免疫治疗药物的抗肿瘤效果,故在实际抗肿瘤药品临床综合评价中,应结合被评价药物的实际应用特点,酌情选择适宜的评价标准。

血液肿瘤主要包括白血病、淋巴瘤和骨髓瘤三大类。依据《中国淋巴瘤治疗指南(2021年版)》,目前淋巴瘤的治疗效果评价主要采用 Lugano 2014评价标准,并将治疗效果分为基于 CT 和(或)MRI 评价的影像学缓解和基于 PET/CT 评价的代谢缓解;其中,PET/CT 评价代谢缓解的依据是 PET 5 分法(Deauville 标准)。白血病和骨髓瘤可分为多种临床类型,不同类型的疗效评价标准也不完全相同,具体评价时可参考相关病种指南或诊疗规范,例如国家卫生健康行政部门发布的指导原则、诊疗规范,专业学(协)会发布的诊疗指南,以及国外相关权威指南等。

3)患者报告结局指标

患者报告结局(patient-reported outcome,PRO)是患者对自身健康相关生活质量的直接报告,主要包括患者对自身健康状况、功能状态以及治疗感受的报告。肿瘤患者报告的结局关注抗肿瘤药品治疗对患者健康相关生活质量的影响,包括疾病相关的症状、症状相关的不良事件、生理功能、心理功能及社会角色。患者报告结局的测量方式包括患者自填量表或者问卷、面对面定性访谈以及电话访谈等。患者报告结局量表推荐使用针对中国人群设计的通用量表和肿瘤疾病特异性量表等,或使用依据中国人群测定的效用值积分体系来计算相关效用值。

抗肿瘤药物种类繁多,并非所有的指标均需要纳入,而是根据药物特点有针对性地纳入/排除,以免疫检查点抑制剂为例,指标纳入/排除可参考表 3-2-17。

表 3-2-17　免疫检查点抑制剂有效性评价部分参考指标

二级指标	三级指标	是否纳入	排除原因
主要疗效指标	总生存期	是	—
	无进展生存期	是	—
次要疗效指标	疾病控制率	视情况纳入	可行性不高
	至疾病进展时间	视情况纳入	可行性不高
	无病生存期	视情况纳入	可行性不高
	无远处转移生存期	视情况纳入	可行性不高
	客观缓解率	视情况纳入	可行性不高
患者报告结局指标	患者对自身健康相关生活质量的报告	视情况纳入	可行性不高

(2)抗肿瘤药物有效性评价流程

遵循文献分析流程,根据已确立的 PICO-S 原则进行文献检索及数据提取,并对系统评价数据进行质量评价,综合汇总评价结果,整合出符合要求的有效性评价报告。

(3)抗肿瘤药物有效性评价注意要点

抗肿瘤药品有效性评价指标的测量应基于可获得的最佳证据,并从临床疗效或实际效果指标中选优。对于新药,当随机对照试验(randomized controlled trial，RCT）的疗效数据/证据可获得并适用时，优先选择 RCT 疗效数据/证据作为临床疗效数据/证据；对于已上市多年的药品，建议考虑使用 RWS 中的实际效果数据/证据。推荐优先考虑基于中国人群的大样本、多中心数据/证据或含有中国人群的国际多中心数据/证据。如选择含有中国人群的国际多中心 RCT 疗效数据/证据，建议尽可能地对中国亚组人群的特征进行描述和分析；当无法获得含有中国人群的数据/证据时，可以使用基于其他国家或地区人群的数据/证据，但需要清晰地解释使用这些数据/证据的合理性，强调人群之间潜在的差异，并针对关键参数进行不确定性分析。

推荐优先选择待评价药品与对照药品头对头直接比较的实效性临床试验（pragmatic clinical trial，PCT）和 RCT 疗效数据/证据。当缺少直接比较数据/证据时，可选择间接比较或网状 Meta 分析的数据/证据。同时，重视对现有可获得的长期队列数据的分析，以反映患者长期生存情况与药品的远期疗效，鼓励开展前瞻性研究，以收集患者长期用药情况和生存状态数据。

三、经济性评价

（一）定　义

经济性评价是药品临床综合评价的重要内容之一，其通过应用卫生经济学或药物经济学的基本方法，比较分析不同药品用于预防或治疗疾病的成本和健康产出（包括效益、效果和效用等），综合判断药品临床投入产出比，其目的是获得政策或临床决策所需的优选方案。

经济性评价的实施建议参考国家规划教材及国际经济学评价权威指南。截至 2019 年，全球已有 44 个国家和地区制定了适合本国和本地区的药物经济学评价指南，并将其用于指导和规范药物经济学研究。2020 年，《中国药物经济学评价指南（2020 版）》发布，该指南在《中国药物经济学评价指南（2011版）的基础上进行了修订和更新，为指导国内开展药品经济性评价提供了重要参考。

（二）健康产出

经济性评价中的健康产出是指药品治疗方案给社会或患者带来的收益，通常用效益、疗效/效果和效用等指标进行衡量。评价者应能够识别并选择合适的健康产出指标，同时予以正确测量。

1. 疗效/效果

经济性评价中的效果指标应选择可获得的最佳证据,即从疗效指标和实际效果指标中择优。原则上,经济性评价选择的效果与疗效指标,应和有效性评价选择的效果与疗效指标保持一致。

疗效是指药品在严格控制的环境下(通常为 RCT)对患者产生的治疗效果;效果是指药品在真实世界的临床环境下(即自然状态下)所表现出的治疗结果。对于新药,当 RCT 的疗效数据可获得时,建议优先选择临床疗效数据;对于已上市多年的老药,临床疗效数据可能为早期数据而缺乏更新时,可以考虑使用真实世界研究中的实际效果数据。

疗效/效果指标有中间指标和终点指标之分。其中,中间指标主要反映干预措施的短期疗效/效果,如血糖、血压、血脂等实验室检验结果;终点指标主要反映干预措施的长期疗效/效果,如病死率、主要心血管不良事件发生情况等。经济性评价应优先选择终点指标结果。当缺少终点指标时,也可以采用比较关键的中间指标进行分析。以心血管病药品为例,建议优先选择心血管病患者生存质量的相关疾病特异性量表评分、生存时间的延长、心血管事件的减少等终点指标,其次是血压的降幅、血脂的降幅、各类生化指标的改变等替代指标。

在经济性评价中,疗效/效果的选择还应该注意以下三点:

(1)药品临床综合评价主要服务于我国的药物政策制定以及医疗卫生机构临床决策,因此经济性评价的数据来源应优先选择基于中国人群的临床试验结果或含有中国人群数据的国际多中心临床试验结果。当缺少含有中国人群数据的临床试验结果时,可以使用其他国家或地区人群的临床试验结果,但需说明其合理性,同时应强调人群之间潜在的差异,并需要对关键参数进行敏感性分析。

(2)经济性评价的疗效/效果数据应来自待评价药品与对照药品之间头对头比较的临床试验数据。当缺少待评价药品与对照药品之间直接对比的临床试验数据时,可采用间接比较或网状 Meta 分析数据。

(3)可能存在多项临床研究报道某药品临床疗效数据,并已对这些临床研究进行系统评价或 Meta 分析的情况。当存在多个来源的临床疗效数据时,建议优先采用循证医学证据等级较高的数据来源,例如优先考虑系统评价或 Meta 分析,再考虑单个临床试验数据。

对于疗效/效果数据,还需要注意在外推过程中可能存在以下问题:一是在严格的随机对照条件下获得的疗效是否能够反映真实世界情况;二是真实世界下获得的效果是否能够直接运用到不同的医疗保障制度背景之中。评价者需分析纳入的目标人群的特征(人口特征、疾病病情特征、所属地区医疗保障体系特征、文化特点等)与外推人群特征的异同,判断外推的合理性和可行性。

2.效用

建议在实施经济性评价时尽量将效用值作为健康产出结果测量值,以提高不同研究间的可比性。

效用是基于个人或群体对某种干预方案所带来的健康结果的偏好程度。常用的效用指标有质量调整生命年(quality adjusted life year,QALY)、伤残调整生命年(disability adjusted life year,DALY)、挽救年轻生命当量(save young life equivalent,SAVE)、健康当量年(healthy years equivalent,HYE)和质量调整期望寿命(quality-adjusted life expectancy,QALE)等,详见表 3-2-18。在这些效用指标中,QALY 临床应用最为广泛。因此,推荐将 QALY 作为药品效用指标来开展经济性评价。

表 3-2-18 常用效用指标及其定义

效用指标	定义
QALY	用特定健康状态下的生命质量权重对该健康状态对应的生存年数进行调整,从而将该健康状态下的实际生存年数折算为与之相当的在完全健康状态下的生存年数
DALY	从发病到死亡所损失的全部健康年,包括由早亡所致的寿命损失年和疾病所致伤残而引起的寿命损失年两部分
SAVE	挽救一条年轻生命,并使其恢复到完全健康这一过程的价值
HYE	将一系列已确定的非完全健康状态下的实际生存年数转化为完全健康状态下的生存年数
QALE	将健康效用值作为生命质量权重调整后的期望寿命,由期望寿命与期望寿命年间不同健康状态的健康效用值相乘所得

QALY 综合考虑了生存时间和生命质量,等于患者处于某种健康状态的生存时间乘以这段时间内的健康效用值。生存时间数据通常容易获得,因此获得 QALY 的关键是健康效用值的测量。效用的测量方法主要包括直接测

量法和间接测量法。直接测量法可以直观地测量出受访者对某种健康状态的效用值,主要有刻度法(rating scale,RS)、标准博弈法(standard gamble,SG)、时间权衡法(time trade-off,TTO)、离散选择实验法(DCE)和优劣标度法(best-worst scaling,BWS)等。间接测量法主要利用多维效用量表测得受访者目前所处的健康状态,再根据量表配套的效用积分体系计算该健康状态的效用值,该方法具有操作简便的优点。《中国药物经济学评价指南(2020版)》推荐优先使用间接测量法测量健康效用值,当没有适用的间接测量工具获得某些疾病或症状的健康效用值时,可以采用直接测量法。

对于间接测量法,根据量表是否针对特定疾病设计,可分为普适性量表和疾病特异性量表,优先推荐使用普适性量表。在过去几十年里,已有许多普适性量表被开发出来,其中应用较为广泛的有五维健康量表(EuroQol 5 Dimensions 5,EQ-5D)、六维健康调查简表(Short form 6 Dimensions,SF-6D)。在针对儿童的普适性量表中,应用较为广泛的有九维儿童健康效用量表(Child Health Utility 9 Dimensions,CHU-9D)和五维健康量表(儿童版)〔EuroQol 5 Dimensional(Youth),EQ-5D-Y〕。

经济性评价应优先选择基于中国人群建立的健康效用积分体系来计算效用值。当待评价药品相关疾病的中国人群效用值的文献报道缺乏时,推荐开展调查,测量相关疾病效用值。目前已有汉化版的 EQ-5D(包括三水平和五水平两个版本),并已分别构建基于中国一般人群的效用积分体系。SF-6D包括 V1 和 V2 两个版本,其中 V1 版本只有中国香港量表及其对应的效用积分体系,目前尚无中国内地版量表和效用积分体系;V2 版本已有中国内地版量表,但相应的效用积分体系仍在建立中。

3. 效益

效益是指用货币单位形式对健康产出结果的量化测量,即干预措施带来的有用健康产出结果的货币表现。

疾病治疗方案的效益可以分为直接效益、间接效益和无形效益。直接效益计量的是在实施某项干预措施后所产生的由货币交换带来的货币化的卫生收益。在测量直接效益时,应注意防止重复计算,即应避免将所改变的卫生资源同时计入成本和健康产出。间接效益指实施某项干预措施后所增加的患者健康时间或劳动生产力恢复所带来的收益,建议采用人力资本法计算;无形效益指实施某项干预措施后减轻或者避免患者身体和精神上的痛苦,以及康复后所带来的舒适和愉快等,建议采用意愿支付法计算。

4.健康产出的贴现

干预措施的健康产出通常发生在不同时间,为了能够在同一时间点对健康产出进行比较,需要对其贴现。贴现概念的产生是因为多数人存在时间偏好,即当前发生的健康产出的价值会高于未来发生的健康产出。目前,国际上对非货币形式衡量的健康产出进行贴现仍存在争议,但国内外药物经济学评价指南大多主张对健康产出进行贴现,并采用与成本相同的贴现率,使得能够在同一时间点对发生在不同时间的健康产出进行比较。通常,当研究周期超过1年时,应对未来发生的健康产出进行贴现。

由于不同国家/地区在社会经济发展速度、价格、消费者的时间偏好等方面存在较大差异,所以所推荐的贴现率不尽相同(表 3-2-19)。《中国药物经济学评价指南(2020 版)》推荐采用每年 5% 的贴现率。2022 年 6 月 29 日,国家药物和卫生技术综合评估中心发布心血管病药品、抗肿瘤药品、儿童药品临床综合评价技术指南,其中抗肿瘤药品临床综合评价技术指南同样推荐 5% 的贴现率,但心血管病药品和儿童药品临床综合评价技术指南则建议参考研究当年的一年期国债收益率。

当研究周期内出现明显的通货膨胀,或医疗服务价格上涨明显高于其他商品时,需要对贴现率进行必要的调整。

表 3-2-19 不同国家/地区药物经济学评价指南关于贴现率的推荐

国家/地区	健康产出(%)	成本(%)	敏感性分析(%)
中国*	5	5	0～8
加拿大	1.5	1.5	0,3
德国	3	3	0,5,7,10
法国	5	5	0,3
英国	3.5	3.5	1.5
韩国	5	5	0,3,7.5
日本	2	2	0～4
中国台湾	3	3	0～5

续表

国家/地区	健康产出(%)	成本(%)	敏感性分析(%)
澳大利亚	5	5	0,3.5
巴西	0~10	5	0~10

＊统计数据不含港澳台地区。

(三)成　本

成本是经济性评价的核心要素之一。成本识别和计量的科学与否,直接关系着药物经济学评价结果的合理性。在药物经济学领域,成本通常指实施预防、诊断或治疗等干预措施所耗费的资源或所付出的代价,具体包括所消耗的人力、财力、物力、时间等资源,因实施干预措施而产生的恐惧、不安、痛苦,以及行动不便等。为了便于研究和计算,评价者需要对各类成本进行正确分类。

1.成本的分类

(1)直接成本与间接成本

目前,药物经济学评价中对直接成本和间接成本的划分尚无统一标准,其中应用相对广泛的是按照成本发生时是否伴随货币转移进行划分。基于该划分标准,直接成本是指伴随货币转移的资源耗费所构成的成本,如护理费、检查费、药费以及因病就诊的交通费等;间接成本则不伴随货币转移,如家庭成员对患者的无偿护理、因病而致的误工损失等。

(2)医疗成本与非医疗成本

医疗成本是指实施预防、诊断或治疗等干预措施所消耗的医疗产品或服务所构成的成本,通常包括门诊和住院费用,具体包括医疗过程中产生的药品、耗材、检验、检查、注射、手术等成本;非医疗成本是指干预措施所消耗的医疗资源以外的其他资源所构成的成本,如因病就诊的交通费、陪护费、因病而致的误工损失等。

(3)有形成本与隐性成本

有形成本是指在实施或接受干预措施过程中所消耗的医疗产品或服务所构成的成本,其特点是伴随着资源的耗费而发生。一般而言,直接成本和间接成本都属于有形成本。隐性成本是指因疾病或因实施医疗干预而引起的患者及其照护者的行动或行为不便,身体或精神上的痛苦、忧虑或紧张等。隐性成本的特点是其发生并不伴随资源的耗费,通常不单独测量,主要原因是：①隐性成本难以被准确测量，更难以转化为货币单位；②在测量效用时，隐性成本常常已被包含在产出的测量中，无须重复测算。

2. 成本的识别

正确识别成本是成本计量的基础和前提。药物经济学评价的评价主体可以是政府部门、医疗卫生机构、保险公司或患者等，不同主体追求的目标往往不同，由此导致构成成本的范围也不同。常用的研究角度有全社会角度、医疗卫生体系角度、医疗保障支付方角度、医疗卫生机构角度和患者角度等。不同测算角度的成本构成不同。

全社会角度下，应纳入所有直接医疗成本、直接非医疗成本和间接成本。理论上，所有应用于公共决策的经济性评价都应该提供全社会视角的研究结果；但是在实践中，全社会视角的研究结果较难获得。

医疗卫生体系角度下，应纳入医疗卫生系统内的所有直接医疗成本。医疗保障支付方角度下，应纳入医保支付范围内的所有直接医疗成本。医疗卫生机构角度下，应纳入在本医疗卫生机构承担的直接医疗成本和非医疗成本（如果适用）。患者角度下，应纳入患者相关的所有直接医疗成本、直接非医疗成本和间接成本。

不同药物治疗方案的成本构成可能存在较大差异，评价者应结合不同药品的特点，对成本构成中占比较大的部分予以重点关注。例如，抗肿瘤药品一般价格昂贵，是构成直接医疗成本的主要部分，应准确收集药品价格、用法用量、疗程等数据对药品费用进行测算。此外，某些抗肿瘤药品还有患者援助计划，应根据研究角度加以考虑。另外，抗肿瘤药品一般不良事件较多、涉及范围较广，应关注不良事件产生的治疗费用，将其干预和监测成本纳入直接医疗成本。

3. 成本的计量

在完成成本识别后，就需要对各部分成本进行计量。考虑数据的可获得性，可通过费用的测算进行成本计量。具体步骤包括：①列出与实施干预措施相关的资源项目；②明确资源项目的计量单位；③根据该计量单位测算消耗的资源数量。计量单位主要包括两类：一是医疗资源消耗的自然单位，二是根据国家相关部门制定的项目标准。在数据可获得的情况下，尽可能使用微观的计量单位。

成本计量的范围应与所确定的研究时限一致,纳入研究时限内与实施干预措施相关的所有当前的和未来的成本。应坚持与临床效果对等原则,将产生"该类临床效果"对应的所有诊疗活动所产生的成本纳入成本计量范围。

对于基于临床试验的药品临床综合评价,还应注意根据研究目的,识别并排除为了进行临床试验而发生的,但在实际临床治疗中不会发生的"试验成本"。

如果待评价药品发生了不良反应或不良事件,那么需计入待评价药品成本。与不良反应或不良事件相关的成本主要有两类:一是为避免或监测不良反应或不良事件而产生的成本,二是不良反应或不良事件发生后进行医疗干预而产生的成本。特别需要关注中度和重度不良反应或不良事件对成本产生的影响。

对于因疾病治疗所付出的间接成本,建议采用人力资本法进行计算,即假定所有损失的时间用于生产,用劳动力市场平均工资水平来估算因疾病或过早死亡造成的劳动力损失。

4. 药品价格

药品价格是成本测算的基础数据,因此应系统、全面地收集药品价格信息。对于待评价药品和对照药品,均需要获得两类价格数据:原研药价格和通过一致性评价的仿制药的最低价格。药品单价建议优先使用官方或权威机构发布的最新价格信息(如省级招标采购的中标价等),其次可选用医疗卫生机构或正规经营药店的销售价格。常用的药品价格查询平台及网址见表 3-2-20。

表 3-2-20 常用的药品价格查询平台及网址

平台名称	网址
上海阳光医药采购网	http://www.smpaa.cn
药智数据	https://db.yaozh.com
阿里健康大药房	https://www.liangxinyao.com
京东大药房	https://mall.jd.com/index-1000015441.html

某些药品在市场上可能存在多个价格。在市场份额分布已知的前提下,可采用市场份额加权的平均价格;在市场份额不可获得时,可采用所有已知价格的中位数。

同一通用名、相同剂型、不同规格药品的价格可以采用限定日剂量

(defined daily dose,DDD)进行校正,再计算加权或中位价格。药品 DDD 值查询可访问 WHO 网站(https://www.whocc.no),当某药品 DDD 值不可获得时,可根据药物的主要适应证、剂量、临床用药习惯和药品说明书确定。

5.成本贴现

多数人有时间偏好,认为当前发生的成本的价值会高于未来发生的成本。这种偏好可以从以下两个方面予以理解:①随着时间的推移,资金伴随着生产与交换的进行而不断运动,给投资者带来利润,表现为资金的增值;②资金一旦用于投资,就不能用于限期消费,资金的时间价值体现为对放弃现期消费的损失所应做的必要补偿,主要表现为利息。因此,当待评价药品治疗时间超过 1 年时,建议对未来要发生的成本进行贴现且成本的贴现率与健康产出相同。

(四)评价类型与增量分析

1.评价类型

药物经济性评价可以理解为多个可以相互替代的干预措施之间的比较,其比较的两大核心要素分别是成本和健康产出,其中成本通常由货币衡量,而健康产出的衡量方式主要包括效益、效果和效用。健康产出衡量方式的不同很大程度上决定了药物经济性评价方法的选择。根据健康产出指标的不同,药物经济性评价方法可以分为成本-效果分析(cost-effectiveness analysis,CEA)、成本-效用分析(cost-utility analysis,CUA)和成本-效益分析(cost-benefit analysis,CBA)。当不同干预方案的健康产出相同或相当时,可以采用最小成本分析(cost minimization analysis,CMA),见表 3-2-21。

表 3-2-21　药物经济性评价方法

评价方法	成本计量单位	健康产出计量单位
CBA	货币	货币
CEA	货币	通常用临床疗效/效果指标表示,包括中间指标(如血压、血糖等生化指标),以及终点指标(如心肌梗死或脑卒中的发生率、病死率)
CUA	货币	通常以 QALY 为指标
CMA	货币	基于相关证据,假设目标干预措施和对照干预措施的健康产出是相等的,不需要计量

CBA 是将干预方案的成本和健康产出均用货币计量,并对货币化的成本和健康产出进行比较,进而判定干预方案经济性的一种评价方法。CBA 的适用范围非常广泛,具体表现在:①既可以对单个干预方案的经济性做出判断,也可以对多个干预方案进行比较;②既可以对同一疾病的不同干预方案进行比较,也可以对不同疾病的干预方案进行比较;③既可以对结果相近的干预方案进行比较,也可以对结果完全不同的干预方案进行比较;④既可以用于医疗领域项目之间的比较,也可以用于医疗领域项目与非医疗领域项目之间的比较。但 CBA 在应用过程中仍面临诸多挑战,尤其是以货币形态计量干预措施的收益较难实现,在情感上也难以被接受。

CEA 是用货币计量干预方案的成本,用临床疗效/效果指标计量收益,并对干预方案的成本和效果进行比较,进而判定干预方案经济性的一种评价方法。与 CBA 不同,CEA 中的收益直接采用干预方案实施后所产生的健康效果或临床结果指标予以描述和计量,无须货币化。CEA 只能用于相同疾病、相同效果指标的两个或两个以上干预方案的比较。此外,阈值也是决定 CEA 能否得到广泛应用的重要条件,但在绝大多数情况下,该值是缺失的,故无法实现对干预方案经济性的比较和判断。

CUA 是用货币计量干预方案的成本,用效用指标计量收益,并对干预方案的成本和效用进行比较,进而判定干预方案经济性的一种评价方法。在 CUA 中,健康产出通常是 QALY,该指标是一个标准化的通用健康产出指标,既考虑治疗方案对患者生存时间的影响,也考虑对患者生存质量的影响,因此对健康产出的测量相对于其他健康产出指标更加全面。不论临床产出指标是否相同,CUA 都可以对不同治疗方案进行比较分析。因此,在条件允许的情况下,药品临床综合评价中的经济性评价建议优先采用 CUA。

CMA 的前提是干预措施和对照干预措施的健康产生是相等的,可以通过直接比较干预措施的成本来评价干预措施的经济性。该方法最大的优点是操作简单,但其应用较为局限,当没有证据证明干预措施之间的健康产出相同时,不能采用该方法。

2.增量分析

CEA 和 CUA 是按照增量分析结果进行决策的,即在不同药品之间比较成本和健康产出两个维度,计算不同方案之间的增量成本-效用比

(incremental cost-utility ratio，ICUR)或增量成本-效用比(ICUR)，即成本之差和效果/效用之差的比值，可以理解为平均每增加一单位的健康产出所需要增加付出的成本。

如图 3-2-2 所示，评价两种药品治疗某疾病的经济性，其中药品 1 为对照药品，药品 2 为待评价药品。药品 1 和 2 治疗疾病的成本分别为 C_1 和 C_2，健康产出分别为 E_1 和 E_2。

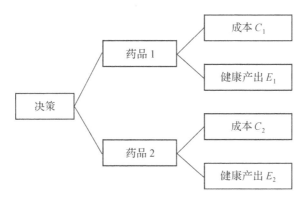

图 3-2-2　药品临床综合评价经济性评价示意

假定健康产出用疗效/效果指标，则可计算出 ICER，计算公式如下：

$$\text{ICER} = \frac{C_2 - C_1}{E_2 - E_1} = \frac{\Delta C}{\Delta E}$$

同理，若健康产出为效用指标，如 QALY，则可计算出 ICUR。

如图 3-2-3 所示，x 轴为待评价药品(药品 2)相比对照药品(药品 1)的增量健康产出，即 $E_2 - E_1$；y 轴为待评价药品(药品 2)相比对照药品(药品 1)的增量成本，即 $C_2 - C_1$。两种药品在成本和健康产出两个维度的比较，可能存在四种不同的评价结果。

(1)第Ⅳ象限：待评价药品相比于对照药品的成本更低，而健康产出更高，则可以判定待评价药品为绝对优势(dominance)方案。

(2)第Ⅱ象限：待评价药品相比于对照药品的成本更高，而健康产出更低，则可以判定待评价药品为绝对劣势(dominated)方案。

(3)第Ⅰ象限：待评价药品相比于对照药品的成本更高，健康产出更高。

(4)第Ⅲ象限：待评价药品相比于对照药品的成本更低，健康产出更低。

对于后两者(落在第Ⅰ象限和第Ⅲ象限)，需要计算 ICUR 或 ICER 并与

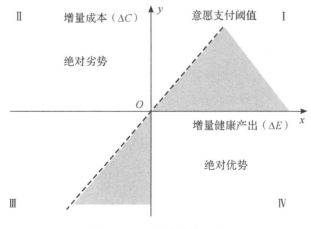

图 3-2-3 经济性评价结果

意愿支付阈值比较,进而判断待评价药品的经济性。若 ICUR 或 ICER 小于或等于意愿支付阈值,则待评价药品相对于对照药品更加经济;若 ICUR 或 ICER 大于意愿支付阈值,则待评价药品相对于对照药品不具有经济性。如图 3-2-3 所示,虚线表示意愿支付阈值,若评价结果落在第 Ⅰ 象限和第 Ⅲ 象限虚线右侧的阴影区域,则表示该待评价药品是经济的。

《中国药物经济学评价指南(2020 版)》建议 QALY 的意愿支付阈值采用人均国内生产总值(gross domestic product,GDP)的 1～3 倍。当然,由于我国地区经济发展存在不平衡性,各地区之间的人均地区生产总值差异较大。若某项药品临床综合评价是为某个具体地区的卫生决策服务的,则可以采用该地区的人均地区生产总值。人均 GDP 和各省份人均地区生产总值数据可通过访问国家统计局网站或查阅《中国统计学年鉴》获得。

当比较多个(三个及以上)药品的经济性时,通常需要在多个药品之间按照成本从小到大的顺序依次进行各药品之间两两比较的增量分析。具体步骤如下:①将所有药品按照平均成本由小到大排序;②剔除绝对劣势方案,即相对于另一个药品成本更高而健康产出更低的方案;③在余下的药品中,按排序依次进行两相邻方案之间的增量分析,每一步增量分析中保留更加经济的方案,并在下一步与排序在后一位的方案进行增量分析;④所有增量分析结束后,保留下来的最后一个方案就是所有方案中最经济的。

（五）不确定分析

在经济性评价过程中，数据估算误差、研究背景变化以及一系列假设都会对评价结果造成一定影响，使得药物经济性评价过程存在不确定性。为了避免错误决策的风险，有必要对可能影响经济性评价结果的不确定因素进行不确定分析。

药物经济性评价的不确定性主要包括方法学不确定性、参数不确定性及模型不确定性。方法学不确定性指药物经济性评价方法在许多方面仍未完全统一，例如研究设计、研究角度、成本与治疗结果的测量和估计、贴现、统计分析和结果表述等。由于存在抽样误差，所以药物经济性评价中的许多参数也存在较大的不确定性，这就是参数不确定性。基于模型的药物经济学研究在模型的分析方法、模型结构、模型假设、数据源及归纳结果外推等方面存在较大的主观性，这就是模型不确定性。

敏感性分析是药物经济性评价过程中处理不确定性的一种方法，可以分为确定型敏感性分析和概率敏感性分析。

1. 确定型敏感性分析

确定型敏感性分析主要包括单因素敏感性分析和多因素敏感性分析。单因素敏感性分析是指在一系列参数中，每次仅改变一个参数的取值，保持其他参数取值不变，评估单个参数对评价结果的影响。该方法操作简单，参数选择具有弹性，是最常用的敏感性分析方法。单因素敏感性分析结果建议采用旋风图（也被称为飓风图或龙卷风图）呈现，通过图形可以发现不同参数影响评价结果的大小。

在药物经济性评价中，影响评价结果的多个因素可能并非是孤立的，其中某个因素会伴随其他因素的变化而变化。多因素敏感性分析是指每次同时改变两个或以上参数，评估多个参数对评价结果的影响。但是随着变动参数数量的增加，多因素敏感性分析会变得非常复杂且难以对结果进行解释，因此实际研究中较少使用多因素敏感性分析。

在确定型敏感性分析中，参数取值变化范围的设定应有充分的依据，取值范围可以来自临床真实世界数据或文献报告中参数估计值的 95％CI、最大值和最小值。一些参数的取值范围可能来自不同地区或医院，如药品的中标价格在全国各地区都有最高和最低的中标价。若难以找到任何参数范围的依据,则可将参数的上下浮动值(如浮动 10%、20% 等)作为取值范围。

2.概率敏感性分析

概率敏感性分析(probabilistic sensitivity analysis,PSA)是一种针对参数不确定性进行分析的方法,主要通过设定参数概率分布形式,利用蒙特卡洛模拟分析模型中所有参数变动对评价结果的影响。在概率敏感性分析中,应纳入尽可能多的参数,每个参数的概率分布形式、分布参数和蒙特卡洛迭代的次数均应该予以说明,并说明其合理性。通常,概率参数可假设为 Beta 分布,相对风险参数可假设为 Lognormal 分布,成本参数可假设为 Gamma 分布或 Lognormal 分布,效用参数可假设为 Beta 分布、Lognormal 分布或 Gamma 分布。

PSA 结果的呈现方式可以为成本-效果平面散点图、成本-效果可接受曲线(cost-effectiveness acceptability curve,CEAC)和成本-效果可接受边界(cost-effectiveness acceptability frontier,CEAF)。

3.情境分析

在药物经济性评价中,情境分析可用于处理与假设和选择有关的不确定性。对于需要结果外推的情况,可根据不同地区的人口特征、医疗水平、单位成本、医疗保障体系之间的差异,调整改变部分参数值进行情境分析。对于药物政策发生变化的情况,建议根据药品政策的实际变化,调整不同政策情境下的参数值(如药品报销比、药品价格等)进行逐一分析。此外,对于某些需要长期使用或疗程较长的药品,如心血管病药物,建议模拟不同时长的药品应用情境(如 5 年、10 年、15 年等),并分别报告不同模拟时长下的经济性评价结果。情境分析的结果通常用表格进行汇总,展示不同情境下的成本、健康产出、成本/健康产出、ICER 等数据情况。

(六)预算影响分析

对于预算持有者,如国家或地区医疗保险基金管理部门、商业保险提供方、医疗卫生机构等,可供使用的资金或资源往往是有限的。即使某些新药在临床疗效与成本-效果方面优于现有药物,也可能无法全部纳入医疗保险报销范围内或被推广使用。因此,需要开展预算影响分析来评估新的医疗干预措施进入某个系统(如医保目录)后对该系统支出的影响。预算影响分析一般通过比较该干预措施是否获得准入的两种可能情境来计算,从而得到结果。

四、创新性评价

(一)定　义

创新性是药品临床综合评价的重要维度之一。药品创新性评价指通过分析判断药品与参比药品满足临床需求的程度、鼓励国产原研创新等情况,进行药品的创新性评价。创新性评价应突出填补临床治疗空白、解决临床未满足的需求、满足患者的诊疗需求和推动国内自主研发等创新价值判断。

(二)创新性评价的意义

药物创新的重要性不言而喻,从宏观层面来看,药物创新可进一步满足广大群众的临床需求,推动经济高速增长;从中观层面来看,药物创新可进一步提升制药行业产能,推动行业高端、创新发展;从微观层面来看,药物创新可助力有实力、有潜力的制药企业做大做强,为企业创造生存和发展的空间。

创新药物研发是我国经济社会发展的重要保障,是建设创新型国家的必然要求。党中央、国务院高度重视新药研发和产业化,2006 年《国家中长期科学和技术发展规划纲要(2006—2020 年)》将"重大新药创制"专项纳入 16 个重大科技专项;2008 年"重大新药创制"重大科技专项正式启动。"十三五"期间,国家相继发布多项支持政策鼓励创新药物研发,《"健康中国 2030"规划纲要》重点部署了创新药物开发、中医药现代化等任务;《医药工业发展规划指南》提出建立符合新药研发特点的投入、收益、风险分担机制,加速研发成果产业化;《"十三五"国家战略性新兴产业发展规划》提出加快开发具有重大临床需求的创新药物和生物制品,加快推广绿色化、智能化制药生产技术。在日趋完善的政策环境下,新药创制迎来快速发展时期,持续推进健康中国建设,提高人民健康水平。

(三)创新药物分类

药物的本质是用来治病救人。创新药物研发的本质是满足未被满足的临床需求,实现患者有药可医、医生有药可用、各种流行疾病可控的目的。未满足的临床需求总体上可以分为以下几类:①临床上发现的疾病无药可治;②现有药物在有效性和安全性方面存在重大不足;③现有药物存在价格过高的情况,医疗保险及患者经济负担过重;④现有药物的使用方式方法给医生、患者造成巨大的不便利。创新药物的核心就是要解决这些问题,因此创新药物需要具有以下特点：①首次发现可用于治疗某种疾病；②与现有药物或疗法相比，具有更高的疗效；③与现有药物或疗法相比，具有更小的副作用；④患者用药的依从性更好、费用更低等。具有以上特点的创新才具有价值，才能为临床患者提供更好的服务。目前，创新药物可简单分为靶点创新、分子实体创新、制剂创新、用途创新和治疗方式创新等。

1. 靶点创新

靶点创新指研究首次发现某个生物靶标与人类特定疾病的因果关系。新的药物作用靶点是一系列新药发现的突破口，寻找药物作用的新靶点已成为当今创新药研究竞争的焦点。作为药物研发极为关键的一环，发现潜在治疗靶点功能及其在疾病治疗中的作用是靶点发现和特征鉴定的开始。靶点发现一般先利用基因水平、蛋白水平、细胞水平的技术获取疾病相关的生物分子信息并进行生物信息学分析，然后对相关的生物分子进行功能研究，确定候选药物的作用靶标，最后靶向药物可通过干扰该靶标的生物学活性、功能达到治疗该疾病的目的，为患者带来益处，如吉非替尼可显著延长 EGFR 基因敏感突变的局部晚期或转移性非小细胞肺癌患者的生存时间。

2. 分子实体创新

分子实体创新指某一靶点在疾病治疗中的作用已经得到验证，且作用于该靶点的药物已经获批，通过改造或筛选得到与之前药物结构有差异的新分子实体，与之前药物相比，可提高临床疗效和（或）减少不良反应发生。2015年以来，随着一系列鼓励新药创制、提升药品质量、促进产业升级的政策出台，我国药物研究迈向原始创新阶段，开始对标同类最优或同类首创品种，向"全球新"方向迈进。

3. 制剂创新

制剂创新指疾病的分子实体与之前开发的分子相比没有差异，但采用了新制剂，从而赋予分子新的治疗效果和安全性。例如，相较于紫杉醇，白蛋白紫杉醇能在癌组织中停留更长时间，抗癌效果大幅提升；同时，由于未使用辅料聚氧乙烯蓖麻油，能显著减少严重过敏反应的发生。又如，升高中性粒细胞的长效制剂聚乙二醇化重组人粒细胞集落刺激因子，是在重组人粒细胞集落刺激因子蛋白的 N-末端定点交联上一个 20kDa 的聚乙二醇分子而成，分子量增加，使肾小球滤过率下降，血浆半衰期明显延长，可以大幅减少患者的注射次数,减轻患者痛苦。

4.用途创新

用途创新是指作用于某一适应证的药物被开发用于治疗另一种新的疾病,扩大其适用范围和用途的一种研发策略,又称老药新用,具有安全性高、成本低的特点。用途创新可以节约大量的时间和资源,大多数临床使用时间较长、患者样本基数大的药品安全性和潜在危险性也被较好地了解,还可以大幅降低研发的失败率,节约研发经费。例如,西地那非是 5-磷酸二酯酶(5-phosphodiesterase,PDE5)抑制剂,其可通过促进生物活性物质一氧化氮(nitric oxide,NO)的释放发挥药理作用,最初研发的目的是用于舒张心血管平滑肌以扩张血管,疗效却不尽人意;但是其对阴茎海绵体平滑肌的舒张作用十分显著。研究发现,西地那非可选择性抑制 PDE5 表达,激活 NO-环磷酸鸟苷(cyclic guanosine monophosphate,cGMP)途径,提高 cGMP 水平,从而使得阴茎海绵体平滑肌松弛,促使勃起功能障碍患者对性刺激产生自然的勃起反应。1998 年,美国 FDA 正式批准西地那非用于勃起功能障碍的治疗。

5.治疗方式创新

治疗方式创新指针对同一生物学靶点,采用不同干预方式实现疾病治疗的目的。例如,使用单一药物治疗艾滋病机体易产生耐药性,后发明"鸡尾酒疗法"的治疗方式创新,即采用 3 种或以上抗病毒药物的联合疗法,每种药物针对人类免疫缺陷病毒(human immunodeficiency virus,HIV)增殖周期的不同环节,从而达到抑制或杀灭 HIV 的效果。又如,程序性死亡受体 1(programmed death-1,PD-1)/程序性死亡受体配体 1(programmed death-ligand 1,PD-L1)联合化疗和靶向治疗等治疗方式创新也可以大幅提高肿瘤治疗效果。

(四)创新性评价

在药品临床综合评价中,药物创新性评价是一个专业性强、多角度、多层级的信息收集和研判过程,不同的评价角度和侧重点会得到不同的结论。创新性评价参与的主体包括行政职能部门、药品企业、医务人员和患者,且各主体对创新的理解和诉求各不相同。

综合国内外文献资料和我国现实情况,建议通过创新性评价更好地判断药品临床价值和产业价值,引导科研机构、创新产品转移转化平台及药品企业以临床需求为导向进行研发、转化、生产,建议国家不断更新完善研发申报药品清单,为国家卫生科技创新投入及立项提供方向。此外,创新性评价还应根据我国制药产业仍落后于发达国家的国情,分析判断药品与参比药品满足临床需求的程度、鼓励国产原研创新等情况。创新性评价应突出填补临床治疗空白、解决临床未满足的需求、满足患者的诊疗需求和推动国内自主研发等创新价值判断。

根据国家药物和卫生技术综合评估中心、国家卫生健康委药具管理中心发布的《药品临床综合评价管理指南(2021年版 试行)》,药品临床综合评价中的药物创新性评价应从临床创新性、服务创新性和产业创新性三个维度进行评价,具体参考指标见表3-2-22。

表 3-2-22　药物创新性评价核心指标

维度	指标	数据来源	方法
临床创新性	填补临床治疗空白	文献、专家咨询	文献研究、访谈
	对比现有药物的显著优越性	文献、专家咨询、患者调查	
	新型作用机制	文献、专家咨询	
	技术创新性	文献、专家咨询	
服务创新性	可优化服务流程	专家咨询、调查	调查、访谈
	可提高机构或地区卫生服务效率	二手数据、调查	
产业创新性	是否为自主研发的原研药或全球首个仿制药	文献;专利信息查找	文献研究、二手数据收集分析、访谈
	是否获得国内专利	专利信息查找	
	是否获得国际专利	专利信息查找	
	是否为儿童或妊娠期妇女等特殊人群专用药品的剂型、规格	药品说明书、文献、专家咨询	

1.临床创新性

临床创新性主要聚焦中国人群病种,满足我国临床急需,是我国创新药企业产品布局的核心方向,也是差异化竞争力的源泉。临床创新性的评价指标包括以下几个方面。

(1)满足临床尚未满足的诊疗需求,指在治愈或改善目标疾病症状方面,填补某一疾病治疗领域的空白,重点考虑对目标疾病的精准治疗,针对新的适应证有突破性的治疗效果,是否是国家特别关注、具有极高社会需求的产品类型,以引导药品创新发展方向等。2020年6月NMPA发布的《药品注册管理办法》将药品注册分为5个类别进行管理,分别是境内外均未上市的创新药、境内外均未上市的改良型新药、境内申请人仿制境外上市但境内未上市原研药品的药品、境内申请人仿制已在境内上市原研药品的药品和境外上市的药品申请在境内上市,需要根据产品特性和创新程度进行评价。

(2)用药创新,主要依据包括在疾病治疗方面有更高的安全性、有效性和实用性,在治疗方案、适用人群、给药间隔、给药周期、药品剂型、给药途径、拆分包装和药品储存条件方面有技术创新(如改善此领域技术短缺现状)等。

(3)在疾病治疗领域是否属于新型作用机制,如作用于新的靶点或基于新的生理学、病理学理论等,而新靶点、新机制、新技术、新药物也是医药工业"十四五"创新发展的关键词。

(4)药品技术特性是否具备优于其他同类可替代药品的显著技术优势,如在制剂的稳定性、生物利用度、药代动力学特性、药效、口味、给药方式和规格等方面有技术创新。

2. 服务创新性

服务创新性关注药品应用对卫生服务体系的影响,评价的关键指标包括:①是否优化疾病诊疗服务流程,提升服务预约、利用、随访等活动的效率,在信息化和智慧医院建设的时代,让药品流通更便捷、医疗机构服务更高效和管理更精细,改善群众就医感受。②是否提高区域或机构疾病诊疗服务资源利用效率,如:鼓励以社区为主提供诊疗服务,减少医疗及社会资源的消耗;简化上下转诊手续;畅通急诊急救绿色通道;推行日间手术服务等。③是否有助于提高患者的服务感受,包括简化服药要求、减少看护时间、优化门诊布局与流程、实施分时段预约诊疗、多端诊疗检查和营造温馨的就诊环境等。

3. 产业创新性

产业创新性关注创新及研发生产能力,评价的核心指标包括:①药品是否为自主研发的原研药或全球首个仿制药。原研药即创新药,是指含有新的结构明确的、具有药理作用的化合物,且国内外首个获准上市的药品;仿制药是仿制原研药的药品。②药品是否获得国内药品结构或制剂工艺方面的专利。③药品是否获得国内外通用药品结构或制剂工艺方面的专利。④是否为儿童或妊娠期妇女等特殊人群专用药品的剂型、规格。

五、适宜性评价

(一)定 义

药品适宜性评价的重点包括药品技术特点适宜性、药品使用适宜性、药品体系适宜性和药品监管适宜性。药品技术特点适宜性可从药品标签标注、药品说明书、储存条件等方面进行评价；药品使用适宜性主要包括患者服药时间间隔是否恰当，用药疗程长短是否符合患者、疾病和药品药理特点，临床使用是否符合用药指南规范等。同时，从分级诊疗等卫生健康服务体系的视角研判上下级医疗机构药品衔接和患者福利及社会价值的影响。

药品适宜性本质上就是用药依从性，即目标人群对药品的适宜或者可接受度。对于慢性疾病人群，用药依从性显得尤为重要。依从性差的原因多种多样，主要分为三种类型。第1种类型是客观因素，如患者的文化水平、对疾病的认知等。第2种类型是患者主观因素，老年人群记忆力差，或者合并其他相关疾病，需要同时服用多种药物而导致用药时容易忘记等。第3种类型是药品本身的因素，主要涉及药品从药房发出到患者使用药品全流程。如给药频率不同导致依从性不同，一日一次的用药依从性就比一日三次的用药依从性高很多。此外，患者自行使用药品的难易度也会大大影响用药依从性，接受过用药教育的患者，其用药依从性会提高。

(二)评价内容

1. 药品技术特点适宜性评价

药品技术特点适宜性评价主要有以下几项指标。

(1)药品标签和说明书的完整性、实用性，包括：药品包装标签标注是否完整，药品说明书的信息是否完整、具体，是否满足临床实际治疗用药的需求（如年龄、体重或体表面积、肝肾功能等不同，是否标注了用药剂量调整等的具体建议）。

(2)药品技术特点，包括药品包装或规格是否合适，药品包装或规格是否会导致患者误服，药品的给药途径或剂型是否适合患者使用，口服液体制剂的口味、片剂形状大小是否适合患者服用,药品是否需要特殊的存储条件(如某些药品需阴凉、避光、冷藏或冷冻保存),药品使用是否需要特殊装置及是否需要患者掌握一定的技巧,用药后或者长期使用是否需要自我监测某些不良反应或长期随访,某些药物使用后是否需要监测血药浓度等。

(3)需要考虑某些药物的特殊性,如心血管病患者属于慢性病患者,通常需要接受长期的药物治疗,其间往往有各种因素导致用药依从性较差,而药品技术特点是影响患者依从性的重要因素,所以患者的用药依从性可以在一定程度上反映药品技术特点的适宜性。

2.药品使用适宜性评价

药品使用适宜性主要指药品在使用过程中的适宜性。药品使用适宜性评价主要考虑以下3项指标。

(1)药品用途适宜性,包括但不限于:临床使用是否存在超药品说明书使用的情况,超药品说明书用药时是否具有充分的理由,药品疗效是否精准针对适应证;超药品说明书使用是否充分考虑了其安全性。

(2)给药适宜性,包括但不限于:药品用量是否适合患者的年龄、体重、体表面积和身体状况(如肝肾功能情况),给药时间点是否有明确规定,给药时间间隔是否合理,给药途径是否适应患者的情况,用药疗程长短是否符合患者疾病情况以及药品特点等。

(3)用药适宜性,包括但不限于:患者使用或者长期使用药物是否易出现不耐受的情况,药物-药物相互作用或药物-食物相互作用是否给处方用药带来限制,用药是否易准确排除禁忌证。此外,儿童药品使用适宜性还需要考虑儿童是特殊人群,用药时特别是超药品说明书用药时患儿家长是否知情并同意。

3.药品体系适宜性评价

药品体系适宜性评价主要基于现阶段我国医疗政策,在医疗、医药、医保"三医"联动的环境下,分级诊疗"基层首诊、双向转诊、急慢分治、上下联动"制度对药品的影响情况,如该药品是否限定所使用医院的级别,限定门诊或住院患者使用,上下级医疗机构衔接情况,医生、护士以及药师获得药品信息程度等进行。

4.药品监管适宜性评价

药品监管的适宜性评价主要基于医疗机构对某些药物临床应用进行特殊的管理，如对抗感染药物、抗肿瘤药物以及激素类药物的管理进行。

以抗肿瘤药物为例，临床上应用的抗肿瘤药物种类日益增多，而肿瘤治疗又分布在医院多个科室，由于抗肿瘤药物不良反应多、价格偏高，特别是部分抗肿瘤新药上市时间短、临床使用经验相对不足，所以作为抗肿瘤药物管理的核心策略，抗肿瘤药物分级管理工作在很大程度上决定了抗肿瘤药物的临床应用是否安全、有效与规范。因此，科学落实《抗肿瘤药物临床应用管理办法(试行)》对分级管理的要求，是目前医疗机构抗肿瘤药物管理工作的重中之重。抗肿瘤药物分级管理的根本原则在于限制使用级药物必须由肿瘤诊疗水平更高、用药经验更丰富的医生开具，这样才能保证抗肿瘤药物"药尽其用、药尽其效、安全使用"，同时避免过度用药。药品监管适宜性评价可通过抗肿瘤药品在医院合理应用管理指标进行，如：抗肿瘤药物分级管理制度执行情况；限制使用级和普通使用级抗肿瘤药品的使用率；抗肿瘤药品使用金额占比；抗肿瘤药品处方合理率与干预率；抗肿瘤药品不良反应报告数量及上报率；抗肿瘤药品临床应用监测及相关数据上报情况等。

(三)药品适宜性评价方法概述

问卷调研是药品适宜性评价的主要方法，其优点在于效率较高、操作简单且分析成本较低，同时也具有一定的客观性、统一性和广泛性。

在对药品适宜性进行具体评价，大多数指标为定性的证据资料，在对药品不同角度的适宜性指标进行不同程度的划分后，根据可获得相关适宜性材料对该系列指标适宜性优劣进行选择，但在报告中必须详细阐明划分的标准及依据。此外，也可对适宜性指标定性资料的完整性、证据来源的质量进行描述性分析。

资料来源主要包括：药品相关政府网站信息，如国家药品监督管理局(NMPA)网站、美国食品药品监督管理局(FDA)网站等；药品相关材料，如药品说明书、药品注册资料、药品临床试验相关资料、媒体广告、市场调查资料(供应情况)等；文献资料数据库，如中国医院知识总库(China Hospital Knowledge Database, CHKD)和药品上市相关的申报资料等。此外，也可通过医务人员调查问卷(内容包括药物的起效快慢、药品使用方法的难易程度)收集信息。适宜性指标的测量可以通过专家问卷的形式实现量化,具体问卷设计、调查流程、计算方法可参见《问卷设计手册:市场研究、民意调查、社会调查、健康调查指南》。药品适宜性评价的指标、数据来源以及方法具体见表 3-2-23。

表 3-2-23　药品适宜性评价的指标、数据来源以及方法

分类	指标	数据来源	方法
药品技术特点适宜性	药品包装及标签标识的完整性	药品内外包装、药品说明书、药品监管部门网站、生产企业提供信息	核查药品内外包装、查阅药品监管部门网站说明书、访谈
	药品说明书是否满足临床处方需求	药品说明书、临床指南、药品监管部门网站	根据药典或药品监管部门相关规定核查药品说明书
	药品说明书是否明确标注剂量标准	药品说明书、临床指南、药品监管部门网站	查阅药品说明书、临床指南,药品监管部门网站信息,访谈
	药品包装是否合适且不会出现误服的情况	患者或监护人、医生、护士、药师	查阅文献、调查
	给药途径或剂型是否适合使用	患者或监护人、医生、护士、药师	查阅文献、调查
	口服制剂的口味、形状大小是否适合患者服用	患者或监护人、医生、护士、药师	查阅文献、调查
	用药依从性	患者或监护人、医生、护士、药师	查阅文献、调查
	药品是否需要特殊的储存条件	药品说明书、生产企业提供信息	查阅药品说明书、临床指南,药品监管部门网站信息,访谈
	药品是否需要特殊装置	药品说明书、生产企业提供信息、调查问卷	查阅药品说明书、临床指南,药品监管部门网站信息,访谈
	用药后是否监测不良反应	药品说明书、生产企业提供信息、调查问卷	查阅药品说明书、临床指南,药品监管部门网站信息,访谈
	药品起效快慢	药品说明书、调查问卷	查阅药品说明书、临床指南,药品监管部门网站信息,访谈

续表

分类	指标	数据来源	方法
药品使用适宜性	临床使用是否存在超药品说明书适应证的情况	临床处方、医生、护士、药师	进行处方分析、咨询专家意见
	超药品说明书用药是否有充分理由	临床指南、医生、药师	咨询专家意见
	药品疗效是否精准针对适应证	临床指南、医生、药师	咨询专家意见
	给药途径是否根据患者情况和药物特点选择	调查问卷、专家咨询	文献分析、访谈
	药品使用疗程长短情况	调查问卷、专家咨询	文献分析、访谈
	给药方法难易程度	调查问卷、药品说明书	文献分析、访谈
	患者服药时间间隔长短情况	调查问卷、专家咨询	文献分析、访谈
	药品剂型是否方便医生、药师、患者使用	调查问卷、专家咨询	文献分析、访谈
	患者用药是否易出现不耐受的情况	医生、护士、药师	查阅文献、咨询专家意见
	药物-药物相互作用或药物-食物相互作用是否给处方带来限制	医生、护士、药师	查阅药品说明书、咨询专家意见
	用药是否易准确排除禁忌证	医生	查阅药品说明书、咨询专家意见
药品体系适宜性	是否限定使用医院级别	药品监管部门网站	查阅药品监管部门网站信息
	是否限定门诊或住院用药	药品监管部门网站	查阅药品监管部门网站信息
	该药在上下级医疗机构衔接情况	调查问卷、专家咨询	文献分析、访谈
	药师、医生获得药品信息的程度	调查问卷、文献数据库	文献分析、访谈
药品监管适宜性	合理用药情况	调查问卷、专家咨询	文献分析、访谈
	医保报销适应证	调查问卷、药品监管部门网站	文献分析、访谈、查阅药品监管部门网站信息

(四)药品适宜性评价举例

以"酒石酸美托洛尔片治疗成年原发性高血压"为例进行药品适宜性评价,以下是针对临床医生的问卷调查的问题设计:

1.药品技术特点的适宜性(1～5分,为"不同意→同意"的程度递增)

(1)药品的标签或说明书信息标注实用、完整。

(2)药品是口服制剂,服药时无须使用特殊装置,给药方便。

(3)药品口服时,口味容易接受。

(4)药品未出现过误服药品包装的情况。

(5)药品需要特殊存储条件,即对药品存储的温湿度、光线、封闭性有特殊要求。

(6)药品说明书明确标注了高血压患者在不同情况下(如年龄、性别、体重、体表面积、适应证等)的"使用剂量"。

(7)用药后需要监测不良反应或随访等。

2.药品使用的适宜性(1～5分,为"从来没有→几乎总是"的程度递增)

2.1　适应证

(8)处方中,有超说明书"适应证"部分。

(9)相较于其他类型的抗高血压药物,该药品在患者中的接受程度更高。

2.2　用法用量

(10)处方中,该药品的"剂量"与药品说明书保持一致。

(11)处方中,该药品的"给药时间间隔"符合药品说明书。

(12)药品说明书中未标注针对高血压的"用药疗程",因此您在开具处方时,根据其他同类常用降压药的用药周期、自身临床经验确定的用药疗程,同样适用于该药品(符合患者、疾病、药理特点)。

(13)药品说明书中未标注针对高血压的"用药时间"(如早晨、睡前等描述),因此您在开具处方时,根据其他同类常用降压药的用药时间、自身临床经验确定的用药时间,同样适用于该药品(符合患者、疾病、药理特点)。

(14)您认为药品的"给药途径"方便患者使用。

2.3　药物不良反应

(15)遇到过使用药品后出现不耐受的患者。

2.4　药物相互作用与禁忌证

(16)该药品与同一处方的其他药品有不必要的重复。

(17)该药品与同一处方的其他药品存在药物-药物相互作用。

(18)患者在日常服用药品时,出现过不良的食-药反应或此药有特殊的食物禁忌。

(19)药品的禁忌证种类对您开具或审核处方造成困扰(如禁忌证较为罕见或禁忌证数量繁多)。

3.用药总体适宜性(1~5分,为"不同意→同意"的程度递增)

(20)就您的了解,患者在使用此药控制高血压时,能顺应处方及医嘱完成用药。

(21)针对高血压的治疗,药品的临床使用与相关指南推荐一致。

(22)请您对药品用于高血压治疗时的使用适宜性做出总体评价。

六、可及性评价

(一)定　义

药品可及性评价是指参考 WHO/HAI 药物可及性标准化方法,主要涉及药品价格水平、可获得性和可负担性三个方面。药品价格水平可由国内药品采购价格与最近一年国际同类型药品价格比较获得,必要时应了解医保报销情况以判断患者实际支付水平。可获得性可由医疗机构药品配备使用情况或有无短缺情况等反映。可负担性可由年人均用药治疗费用占城(乡)居民家庭年人均可支配收入的比重(%)体现。根据评价需要,可从不同渠道获得相关支持信息,如药品生产、供应相关信息,医疗机构药品使用数据,居民和患者代表意见等。

(二)开展可及性评价的意义

药品临床可及性是卫生体系可及性的重要内容之一,保障药品临床可及性是各国药品相关政策实施的一项重要目标。早在 1977 年,WHO 在基本药物政策项目中就提出"药物可及性"的概念,即人人享有可负担价格的药物,能安全地、切实地获得适当、高质量以及文化上可接受的药品,并有方便地获得合理使用药物相关信息的机会。《"十四五"国民健康规划》和《"健康中国2030"规划纲要》指出,巩固完善国家基本药物制度是我国未来医药卫生的一项重要工作;实施的国家基本药物制度旨在提高药品可及性,保障人民基本用药需求,减轻用药负担;基本药物的可及性水平是评价基本药物制度实施情况的重要标准。

(三)药品可及性评价的内容和方法

WHO/HAI药物可及性标准调查法在世界范围内应用较为广泛,其制定了调查药品和机构的选择方法,并建议从药品价格水平、可获得性和可负担性三个角度评价公立和私立机构的药品可及性。近年来,我国学者逐步开展药品可及性相关研究,分析影响药品可及性的因素。为突破该标准调查法在我国应用的局限,我国学者从各方面对其进行改进并加以应用,以使应用该标准调查法获得的数据能够真实反映我国药品可及性的现状。

1.调查药品的选择

根据调查目的,明确调查药品,如高血压基本药物、高值肺癌靶向代表药物、儿童基本药品等。以我国标准治疗指南和临床专家意见为指导,选取治疗药品作为调查药品。WHO/HAI标准调查法严格限定了调查药品的剂型与规格,在我国,同种药物往往有多个批准文号,涉及多个规格,如果在我国调查时限定药品剂型与规格,必然会导致药品可及性研究结果与实际不符。因此,调查机构应按药品通用名采集每种药品各种品规的配备情况,并记录药品的剂型、规格、生产企业和价格等信息。

2.调查范围的选择

根据WHO/HAI标准调查法,要确定调查的范围,即确定是全国范围的调查还是地区内的调查。对于国土面积很大或人口众多的国家,可以选择以地区为单位进行调查。

3.药品价格水平评价

许多国家将药品价格谈判作为控制药费的一个重要手段。在我国,近年来,由国家卫生健康委牵头联合多个相关部门与药企进行药品价格谈判。药品价格设定一般需要药物经济学依据作支撑,通过采取量价协议、折扣或回补等措施扩大采购量进而保证企业利润,这是谈判方尤其药企关注的重点。同时,国家也通过仿制药政策避免医保费用支出过高、控制药价、降低成本等。

药品价格水平可通过比较国内药品采购价格与最近一年国际同类型药品价格而获得,通常采用中位价格比值(median price ratio,MPR),必要时应了解医保报销情况以判断患者实际支付水平。MPR 是指某一药品单位价格的中位数与国际参考价格(international reference price,IRP)的比值,用于衡量调查地区的药品价格水平与国际药品价格水平的差异,具体计算公式为:

$$MPR=某一药品单位价格的中位数/IRP$$

药品的 IRP 可采用标准调查法推荐的健康管理科学(Management Sciences for Health,MSH)中的国际药品价格指南(Drug Price Indicator Guide,DPIG,现行 2015 年版)数据(参考网站链接 http://mshpriceguide. org/en/download-files),MPR>1,表示药品的价格高于 IRP;MPR=1,表示药品的价格等于 IRP;MPR<1,表示药品的价格低于 IRP。参考 WHO/HAI 标准,以下 MPR 被认为是合理的。

公立医院采购价格:MPR≤1;

公立医院零售价格:MPR≤1.5;

私营药店零售价格:MPR≤2.5。

从 2017 年起,我国全国范围内公立医院均执行"药品零加成"政策,故公立医院药品采购价格与零售价格相同。在我国公立医院无"配药费"的情况下,患者用药价格与医院药品零售价一致。

4.可获得性评价

可获得性可界定为患者在有效运作的卫生系统内获得目标药品并保证适当的数量和剂型的潜在机会的大小,由医疗机构药品配备使用情况或有无短缺情况等反映。可获得性强调物理上可及,因此可作为判断药品可获得性的主要指标包括上市药品的种类和数量、药品生产与流通企业数量、药品生产厂家生产能力、配送企业配送能力、医院和药店的分布、医疗机构/药品零售端的药品配备能力、医疗机构/药品零售端的药品短缺率及其原因、医生处方等。在分析时,尽量从不同维度、在多因素情况下进行可获得性评价,以便更客观地反映实际情况。

（1）药品可获得率　医疗机构/药品零售端药品可获得率可通过针对专科医院、综合医院、基层医疗卫生机构、药品零售端的分层抽样调查获得，计算公式如下：

药品可获得率＝配备该药品的机构数/调查机构总数×100％

应根据不同的调查药品选择合适的调查机构，例如心血管病患病率高、用药需求大且多数为慢性疾病，需要长期用药，对医疗资源消耗极大，因此建议重点测算药品在二、三级公立医院，民营医院，基层医疗卫生机构的可获得率，能更好地反映上下级医疗机构用药衔接情况。

参考 WHO/HAI 标准，按以下范围来描述可获得率高低。

药品可获得率＜30％：非常低；

药品可获得率在 30％～49％：低；

药品可获得率在 50％～80％：较高；

药品可获得率＞80％：高。

（2）药品短缺情况　通过各级各类机构分层抽样调查，获得医疗机构/药品零售端基本药品的短缺情况并分析原因，如药品企业原因、药品配送企业原因、医院/药品零售端计划原因等。

（3）药品配送效力　通过对行业协会、医疗机构的抽样调查，获得药品配送企业数量、配送渠道及能力、配送质量及效率等。

5.可负担性评价

可负担性指城乡患者家庭对药品治疗费用的负担能力情况，可通过对药品的价格在不同年份和地区之间进行横纵向比较，以及在医疗机构与药品零售端之间进行比较来衡量。WHO/HAI 标准调查法采用家庭灾难性支出概念判断可负担性。结合我国实际，建议将研究对象所在地区的年人均用药治疗费用占城（乡）居民家庭年人均可支配收入的比重作为核心指标进行判断，计算公式如下：

可负担性＝年人均用药治疗费用/城（乡）居民家庭年人均可支配收入×100％

根据评价需要，可通过调查和文献检索等不同渠道获得相关支持信息，如药品生产、供应相关信息，医疗机构药品使用数据，居民和患者代表意见等。由于我国城乡居民生活水平差异明显，所以应针对城镇和农村居民分别进行疾病可负担性评价。此外，截至 2022 年年底，我国基本医疗保险参保率在 95％以上,建议分别测量完全自费和不同类型(职工和居民)基本医疗保险报销情况下的药品可负担性。

对于可负担性评价,WHO/HAI 标准调查法采用政府部门中非技术类工作人员的最低日薪标准(lowest paid unskilled government worker,LPGW)作为参考,在慢性病 30 天或急性病 7 天的治疗周期内,将药品标准剂量下所需的总费用与 LPGW 进行对比。目前我国没有 LPGW 的相关公开数据或明确规定,LPGW 可参考人力资源社会保障部公布的全国各地区最低工资标准。

(四)药品可及性评价小结

国家基本药物制度已在我国所有政府办基层医疗卫生机构全面实施,并进一步扩大到非政府办基层医疗卫生机构、村卫生室以及综合医院。保证基本药物可及性是国家基本药物制度的重要目标。可及性指标是结果维度,可用于国家药品政策目标的完成性评价,并为完善药品政策提供决策性依据。

本部分内容在 WHO/HAI 标准调查法的基础上,结合我国国情,参考已有的可及性评价成果,完善评价方法,期望该方法能够促进我国药品可及性评价工作的科学化、同质化和规范化,真实地反映药品可及性水平,为加强我国基本用药保障、完善基本药物政策提供科学依据。

七、其他属性评价

(一)概　述

《药品临床综合评价管理指南(2021 年版 试行)》指出,评价维度是评价设计的核心内容,常用的评价维度一般包括安全性、有效性、经济性、创新性、适宜性和可及性。除此之外,根据药品临床综合评价工作实践,还可增设其他属性的评价维度作为补充,包括药学特性、药品政策相关属性及药品其他相关属性等。其他属性评价维度的二级指标和评价细则详见表 3-2-24。

表 3-2-24　其他属性评价维度的二级指标和评价细则

其他属性分类	二级指标	评价细则	数据来源
药学特性	药理作用	临床疗效是否确切，作用机制是否明确	药品说明书、临床指南
	药物代谢动力学	药物代谢动力学研究是否详细、参数是否完整、是否是治疗窗窄的药品	药品说明书、临床指南
药品政策相关属性	国家医保药品	是否纳入国家医保药品目录，甲类/乙类，是否有支付限制条件	《国家基本医疗保险、工伤保险和生育保险药品目录》（最新版）
	国家基本药物	是否纳入《国家基本药物目录》	《国家基本药物目录》（最新版）
	国家集采药品	是否是集中带量采购中标药品	上海阳光医药采购网、各集中带量采购联盟官方网站
	国家重点监控药品	是否纳入国家重点监控合理用药药品目录	《国家重点监控合理用药药品目录》和各省（区、市）重点监控合理用药药品目录
	一致性评价	是否是原研药品/参比制剂/通过一致性评价的仿制药品	NMPA 官网、CDE 官网
	抗菌药物级别	是针对抗菌药物的专项评价指标，待评价的抗菌药物在各省（区、市）《抗菌药物临床应用分级管理目录》中所属的级别，分为非限制使用级、限制使用级和特殊使用级 3 个级别	各省（区、市）《抗菌药物临床应用分级管理目录》
药品其他相关属性	药品全球使用情况	国内外上市情况（NMPA/FDA/EMA/PMDA 等）	各国药监机构官方网站，如中国的 NMPA、美国的 FDA、欧盟的 EMA、日本的 PMDA 网站
	药品生产企业状况	生产企业是否入选全球制药企业 TOP50 榜单，是否在工业和信息化部医药工业百强榜上	全球制药企业 TOP50 榜单（最新版）、工业和信息化部医药工业百强榜（最新版）
	药品有效期	≥36 个月、24～<36 个月、<24 个月	药品说明书

（二）其他属性的评价内容和方法

1. 药学特性

药学特性主要聚焦药品自身的特性，评价指标包括以下几个方面。

（1）药品的临床疗效是否确切、作用机制是否明确等。药品是一种特殊的商品，只有具有预防、诊断、治疗疾病作用的药品，才能在临床上被广泛应用，所以药品的临床疗效是药品最重要的属性，正是由于有效性对药品是如此重要，所以一般单独作为一个大的评价维度；药理作用机制是说明药物为什么起作用或如何起作用的理论，是药效学研究的重要内容。药理作用机制明确，有助于理解和掌握药物效应，以便更好地指导临床合理用药。

（2）药物代谢动力学主要研究机体对药物处置的动态变化，包括药物在机体内吸收、分布、代谢及排泄的过程，特别是血药浓度随时间变化而变化的规律。药物代谢动力学数据有助于确定药物的给药剂量和间隔时间，也有助于明确药物在机体作用部位能否达到安全、有效的浓度，这对临床合理用药是非常关键的。因此，药物代谢动力学研究是否详细、参数是否完整也是药品临床综合评价需要包含的指标之一。治疗窗窄指药物的最小有效浓度与最低中毒浓度比较接近，血药浓度出现微小的变化，即可能导致治疗失败或发生毒性反应。因此，待评价药品是否是治疗窗窄的药品也是药物代谢动力学的相关指标之一。

2. 药品政策相关属性

药品政策相关属性是医疗机构药品评价与遴选过程中需要参考的重要依据之一。药品政策相关属性项下设 6 个二级指标，分别为"国家医保药品""国家基本药物""国家集采药品""国家重点监控药品""一致性评价""抗菌药物级别"，以全面评价药品的政策属性。

（1）国家医保药品

评价目的：考察待评价药品的《国家基本医疗保险、工伤保险和生育保险药品目录》收录情况及支付限制条件。

资料来源：最新版《国家基本医疗保险、工伤保险和生育保险药品目录》。

评价内容：查询待评价药品是否被纳入最新版《国家基本医疗保险、工伤保险和生育保险药品目录》以及国家谈判药品目录。根据待遴选药品纳入与否、纳入类别及其是否有支付限制条件进行评价；国家谈判药品视同医保乙类。

（2）国家基本药物

评价目的：考察待评价药品是否为国家基本药物。

资料来源：最新版《国家基本药物目录》。

评价内容：由于国家基本药物多由指南推荐且多属于医保甲类，对基本药物目录的药品属于额外的加分项。根据待评价药品是否纳入最新版《国家基本药物目录》、有无"△"等限制条件进行评分。《国家基本药物目录》说明中提到，标注"△"号表示药品应在具备相应处方资质的医师或在专科医师指导下使用，并加强使用监测和评价。

（3）国家集采药品

评价目的：考察待评价药品是否为国家集中带量采购中标药品。

资料来源：上海阳光医药采购网、各集中带量采购联盟官方网站。

评价内容：国家集采中标药品不仅有临床疗效的质量保障，还能大幅降低药品价格，是开展药品临床综合评价一个很重要的政策性评价内容。在开展是否为"国家集采药品"评价时，不仅要查阅上海阳光医药采购网上国家组织集中带量采购中标药品目录，还要查阅各省际、市际集采联盟官网上的集中带量采购中标药品目录，如长三角（沪浙皖）联盟、十三省（区、市、兵团）省际联盟、广东联盟等。

（4）国家重点监控药品

评价目的：考察待评价药品是否为国家重点监控合理用药药品。

资料来源：最新版《国家重点监控合理用药药品目录》。

评价内容：纳入《国家重点监控合理用药药品目录》管理的药品是临床使用不合理问题较多、使用金额异常偏高、对用药合理性影响较大的化学药品和生物制品，重点包括辅助用药、抗肿瘤药物、抗微生物药物、质子泵抑制剂、糖皮质激素、肠外营养药物等。国家卫生健康委规定：对纳入目录的全部药品需开展处方审核和处方点评，加强处方点评结果的公示、反馈及利用；对用药不合理问题突出的品种，采取排名通报、限期整改、清除出本机构药品供应目录等措施，保证合理用药。因此，如果一种药品被纳入《国家重点监控合理用药药品目录》管理，就需要重点考察其临床合理使用情况。

（5）一致性评价

评价目的：考察待评价药品是否为原研药或通过一致性评价的仿制药。

资料来源:查询国家药品监督管理局(NMPA)官网、国家药品监督管理局药品审评中心(Center for Drug Evaluation,NMPA,CDE)官网子栏目《中国上市药品目录集》。

评价内容:看药品是否为原研药或通过一致性评价的仿制药,如果一种药品为原研药,那么 CDE 官网子栏目《中国上市药品目录集》的收录类别会显示为"进口原研药品";如果一种药品通过了一致性评价,那么 CDE 官网子栏目《中国上市药品目录集》的收录类别会显示为"通过质量和疗效一致性评价的药品"。

(6)抗菌药物级别

评价目的:考察待评价药品是否为抗菌药物以及临床使用级别。

资料来源:各省(区、市)《抗菌药物临床应用分级管理目录》。

评价内容:本项是针对抗菌药物的专项评价指标,抗菌药物是指治疗细菌、支原体、衣原体、立克次体、螺旋体、真菌等病原微生物所致感染性疾病的药物,不包括治疗结核病、寄生虫病和各种病毒所致感染性疾病的药物以及具有抗菌作用的中药制剂。根据国家卫生健康委的要求,抗菌药物临床应用实行分级管理。根据安全性、疗效、细菌耐药性、价格等因素,将抗菌药物分为三级,即非限制使用级、限制使用级与特殊使用级。抗菌药物所属级别可以参照各省(区、市)最新发布的《抗菌药物临床应用分级管理目录》版本。

3.药品其他相关属性

药品其他相关属性主要指不包含在上述所有评价维度和二级指标内的、与药品生产相关等的属性,包括但不限于药品全球使用情况、药品生产企业状况、上市后临床研究情况、药品有效期等。

(1)药品全球使用情况

评价目的:考察待评价药品的全球(以中国、美国、欧洲、日本为代表)使用情况,评价药品应用范围。

资料来源:NMPA、FDA、EMA、PMDA 官方网站的药品审评审批、上市信息。

评价内容:根据待评价药品在中国、美国、欧洲、日本的上市情况进行评价。药品在全球主要国家上市,表明其在全球被广泛认可、应用广泛。

（2）药品生产企业状况

评价目的：考察待评价药品所属生产企业在全球及国内排名，评价药品生产企业状况。

资料来源：全球制药企业 TOP50 榜单（最新版）、工业和信息化部医药工业百强榜（最新版）。

评价内容：生产企业的品牌是衡量药品质量一个重要的指标，生产企业评价能够揭示企业开展经济活动与产生经济效益的关系，能够直观地反映每个企业的发展状态和各企业之间的差距。药品生产企业可分为三个层次：全球制药企业前 50、生产企业在工业和信息化部医药工业百强榜上、其他企业。

（3）药品有效期

评价目的：考察待评价药品有效期，评价药品稳定性及药品管理的便利性。

资料来源：药品说明书。

评价内容：药品有效期根据时间长短分为三个层次，即≥36 个月、24～＜36 个月、＜24 个月，根据待评价药品的有效期进行评价。

第三节　证据评价与信息安全

药品临床综合评价需要建立国家药品临床综合评价基础信息平台，促进行业内药品临床综合评价相关数据信息资源的共享；充分利用真实世界数据，开展以临床需求为导向的真实世界研究；与此同时，还需要加强网络信息安全及隐私保护。

一、基础信息平台

评估中心充分利用已有国家、区域及省级数据库的数据资源，包括人口健康数据、卫生信息系统数据、采购流通等市场数据、国家及地方药品临床监测数据、临床诊疗服务规范指南数据，建立完善国家药品临床综合评价基础信息平台（简称信息平台）。

信息平台覆盖主题遴选、评价研究设计、数据收集、数据分析和评估、结果评价等全业务流程的重点环节，具备为数据交互管理等重点工作提供信息化支撑的功能。在自愿前提下,鼓励医疗卫生机构及第三方评估机构将开展的自主选题评价项目在信息平台上进行成果交流发布,促进行业范围内药品临床综合评价相关数据信息资源共享。

对于涉及跨省份、多中心真实世界数据采集的国家及省级临床综合评价项目,相关省级组织管理机构应根据采集规范和数据安全保密要求,研究制定统筹本辖区居民健康数据、医疗机构诊疗相关数据的数据收集方案,为评价工作的顺利开展提供数据信息支持。同时,加强网络信息安全及隐私保护。

二、真实世界数据

药品临床综合评价应充分利用真实世界数据。真实世界数据是来源于医疗卫生机构日常所产生的各种与患者健康状况和(或)诊疗及保健有关的数据。

当前,我国药品临床应用相关的现有真实世界数据来源主要包括但不仅限于:医疗卫生机构 HIS、EMR、患者病历、个人健康档案、费用结算等卫生信息系统数据;出生死亡及疾病登记系统数据;药品不良反应监测数据;医学研究队列数据;社会药品服务机构数据;患者自报或自评的健康相关数据。真实世界数据的获取主要通过数据交换共享的方式实现。

在使用真实世界数据开展药品临床综合评价前,应对数据的适用性进行充分评估,围绕真实世界证据可以回答的临床与卫生健康政策问题进行科学的研究设计和严谨的组织实施,获取相关、可靠、适宜的真实世界数据进行恰当、充分、准确的分析后,以形成药品临床应用安全性、有效性、经济性等相关证据。

应围绕基本用药决策需求,结合临床实际,规范、科学、合理地设计并实施临床研究,推动真实世界数据在临床综合评价中的使用并发挥其优势。参照药品审评真实世界研究相关实效性试验研究设计、观察性研究设计和其他非试验设计的推荐意见,定义疾病组别与药品特性密切相关的真实世界数据来源及分类标准,编制规范的药品临床综合评价数据集,定义采集范围、采集变量、采集方式等。充分依靠医院 HIS 等现有电子信息系统采集现有数据,确保数据采集的准确性、真实性和完整性。

鼓励医疗机构等药品临床综合评价主体建立相关审查监督制度,对数据获取、数据质量、分析过程、结果阐释等关键环节进行质控评估,强化科研伦理管理及患者隐私保护,尽量避免数据收集及分析偏倚,有效支持药品临床应用安全性、有效性及经济性评价工作的开展。

三、数据方法模型

根据药品技术评价和政策评价目标形成数据模块,充分发挥大数据、区块链等技术优势,确保数据在各个来源层面之间流转的标准化、完整性、可追溯性和一致性,对数据进行质量校验,为实现科学评价及决策分析提供数据与证据保障。依托评估中心、其他技术指导单位及重点医疗机构,分类规范和标准化数据元,整合多来源、多类型、多中心的数据与证据,建设国家药品临床综合评价标准与方法,逐步形成全国药物临床综合评价模型、指标体系和标准化决策框架。

四、数据信息安全

坚持"谁主管谁负责、谁授权谁负责、谁使用谁负责",加强评价过程中的数据采集、存储、挖掘、应用、运营、传输等环节的安全和管理。各评价任务承担机构应建立健全相关信息网络安全管理制度、操作规程和技术规范,严格执行患者隐私保护和国家保密规定,构建可信的网络安全环境。任何单位和个人不得非法获取或泄露数据,未经国家及省级组织管理部门授权,不得擅自使用或发布国家及省级药品临床综合评价相关数据信息。各评价实施机构和人员对其组织实施评价工作任务范围内的信息数据、网络安全、隐私保护和证据质量承担主体责任。

【参考文献】

[1] 国家卫生健康委办公厅. 关于规范开展药品临床综合评价工作的通知. 国卫办药政发〔2021〕16 号. (2021-07-28). http://wsjkw.hebei.gov.cn/zcfg2/380991.jhtml.

[2] 赵锐,胡若飞,石秀园,等. 我国药品临床综合评价全面质量管理体系的构建. 中国药房,2022,33(12):1409-1414+1429.

[3] 中国药品综合评价指南项目组. 中国药品综合评价指南参考大纲(第二版). 药品评价,2015(8):6-25.

[4] 刘国恩. 中国药物经济学评价指南 2020(中英双语版). 北京:中国市场出版社,2020.

[5] 国家药物和卫生技术综合评估中心. 关于发布心血管病、抗肿瘤、儿童药品临床综合评价技术指南的通知.（2022-06-29）. http://www. nhei. cn/nhei/znfb/202206/c01d87a290664b01bf42a9dad769d69f. shtml.

[6] 吴颖其，张圣雨，王猛，等. 安徽省高值肺癌靶向代表药物可及性分析及实证研究. 安徽医药，2022，26(4)：836-840.

[7] 张瑜，李歆. 基于 WHO/HAI 标准调查方法的南京市基本药物可获得性及可负担性调查分析. 中国药房，2015，26(30)：4188-4192.

[8] 戴仪，李智平，徐虹，等. 中国儿童基本药品可及性多中心研究. 中华儿科杂志，2020，58(4)：301-307.

第四章 药品临床综合评价质量控制与结果应用

药品临床综合评价质量控制(quality control,QC)的重点包括但不限于相关主体资质、组织流程合规性、方法学严谨性、数据可靠性及报告质量的核查等,也是对项目过程管理、技术应用及评价报告三部分的质量评价;质量控制的中心环节是技术应用。药品临床综合评价组织实施机构负责对评价结果进行转化应用,其中区域和医疗卫生机构药品临床综合评价结果主要用于医疗卫生机构药品采购与供应保障、推动医疗卫生机构用药目录遴选和上下级医疗卫生机构用药目录衔接、优化药品使用结构;第三方评价机构评价结果可用于丰富行业药品临床综合评价的实践、推动科研领域对药品临床综合评价理论及方法的深入探索。

第一节 评价质量控制

一、药品临床综合评价质量控制概述

(一)药品临床综合评价质量控制的内涵

质量控制是指为达到质量要求所采取的作业技术和活动。药品临床综合评价质量控制就是指为达到药品临床综合评价工作标准化、规范化、科学化、同质化,采用一系列质量管理方法和工具,所构建的贯穿药品临床综合评价全过程的质量控制措施和体系规范。

(二)药品临床综合评价质量控制的意义

国家卫生健康委办公厅发布的《关于规范开展药品临床综合评价工作的通知》明确提出:"药品临床综合评价工作的质量控制重点包括但不限于相关主体资质、组织流程合规性、方法学严谨性、数据可靠性及报告质量的核查等。推动建立健全质量控制结果反馈机制和全行业药品评价证据共建共享共用机制,综合利用已有药品评价数据和政策信息,开展证据质量分级和校验。充分发挥医疗卫生机构及其临床医师、药师等专业技术人员的质控主体作用。鼓励医疗卫生机构和第三方评价机构等根据药品临床综合评价需求,对评价关键环节实施严谨、规范的质量控制,建立数据质量评估及结果质控制度。"因此,构建我国药品临床综合评价质量控制体系,对促进药品临床综合评价各主体开展具体评价工作的科学化、同质化,推动评价结果转移转化具有重要的理论和现实意义。

二、药品临床综合评价质量控制组织体系

(一)省级层面

1. 各省级卫生健康行政部门指导省级药品临床综合评价技术中心(或评价项目的牵头机构)建立质量控制与持续改进联席会议制度,由评价工作相关的省级卫生健康行政部门、技术中心、医疗机构、质量控制专家组成员等定期研究临床综合评价质控相关问题,组织制订临床综合评价质量控制目标和计划。省级药政管理部门对临床综合评价质量控制工作进行指导和监督,对省级临床综合评价质量控制工作负总责。

2. 省级药品临床综合评价技术中心下设省级药品临床综合评价质量控制组,并分设质量控制专家组和质量控制办公室。其中,质量控制专家组可分为数据监察组、评价关键环节评估组、评价指标终点判定组等;质量控制办公室则主要承担行政事务性工作,并为质量控制专家组服务。评价项目牵头机构成立项目质量控制组,在省级药品临床综合评价质量控制组的指导下,要求各合作评价机构履行质量控制职责,并定期向省级药品临床综合评价质量控制办公室提交质量报告。省级药品临床综合评价技术中心根据省级药品临床综合评价质量控制的总体目标,制订并实施相应评价机构质量与安全管理工作计划,定期对重点和薄弱环节进行质量控制和评估,定期分析质量

评估结果，负责评价项目的组织、管理、培训、指导和考核等工作。

(二)项目单位层面

医疗机构等评价主体可成立内部质量控制工作组，主要负责落实各项药品临床综合评价规章制度，规范药品临床综合评价工作的开展，加强评价人员的质量教育和培训，定期组织开展质量控制活动，查找质量缺陷和隐患，制订和落实整改措施，促进医疗机构药品临床综合评价工作质量的持续改进。特别是对数据的采集、整理和使用等环节，医疗机构应遵循真实世界数据管理和使用的有关指南，确保评估方案设计合理，流程严谨、科学，数据真实、可靠、有代表性，评估结果规范、可用。医疗机构需指定专人为药品临床综合评价质量控制责任人，负责医疗机构内部的质量控制、监督和整改工作。

三、药品临床综合评价质量控制内容与流程

药品临床综合评价质量控制是指对项目过程管理、技术应用及评价报告三个部分的质量评价。项目过程管理质量控制是指对评价主体资质、组织流程合规性等进行质量控制。技术应用质量控制是指对研究设计的合理性、研究方法的严谨性、数据的可靠性、数据管理的规范性等内容进行质量控制。评价报告质量控制是指对项目评价报告的完整性、规范性、科学性等内容进行质量控制。项目过程管理、技术应用及评价报告等有关资料应详细记录、留存备查。

(一)项目过程管理质量控制

1. 评价主体资质的质控

(1)评价项目承担单位　应具备组织开展药品临床综合评价的能力，并能给予评价团队人力、物力等方面的支持。其中，评价团队应具备独立或协作开展药品临床综合评价的能力。评价团队成员的专业方向应包括但不限于临床医学、药学、循证医学、卫生经济学、流行病学、统计学与管理学等。

(2)评价项目负责人　应取得医学或药学相关高级专业技术职称，并具备3年及以上的药物评价工作经验，同时应有国家或省级组织的药品临床综合评价相关培训经历。其中，多中心项目负责人应取得医学或者药学相关高级专业技术职称，并具备5年及以上药物评价工作经验，且有组织多中心研究的影响力。

(3)评价项目质控员　应取得中级及以上专业技术职称,专业方向包括但不限于管理学、临床医学、药学、循证医学、卫生经济学、流行病学与统计学等,同时应有国家或省级组织的药品临床综合评价质量控制相关培训经历。

所有参与药品临床综合评价的研究人员以及评审专家均应签署利益冲突声明相关材料。

2.组织流程合规性的质控

药品临床综合评价的组织流程质量控制要点包括主题遴选、评价实施(方案论证、方案实施、方案修改、中期报告与结题评审)等。

(1)主题遴选　药品临床综合评价主题遴选应基于临床需求,聚焦解决临床实践中的重点与难点问题。为保证主题遴选的合理性,省级药品临床综合评价技术中心应根据国家和省级卫生健康委确定的评价领域,组织召开多方代表的专家论证会,围绕必要性、重要性、相关性及可评估性等方面进行论证,以确定评价主题,并提出项目单位建议。必要性是指在现实的卫生、医保等相关决策中,因迫切需要临床综合评价证据的支持而有必要开展评价工作的程度;重要性是指药品所涉及的疾病负担和用药需求大小、健康改善程度、对医疗费用和卫生服务体系影响程度等;相关性是指与当前卫生决策需求的相关程度,与媒体舆论和社会公众关注度的符合程度;可评估性是指评估所需证据的可获得性和充分性,以及评估所需资源和时间等的要求。论证专家应包括临床医学、药学、循证医学、流行病学、卫生经济学、卫生决策等领域的专业人员,必要时可邀请厂商代表、患者及家属参与。主题遴选的相关文档资料应有详细记录。

(2)评价实施

1)方案论证　评价主题及项目单位经审核确定后,评价项目承担单位应在项目正式启动前制定《项目实施方案》。省级药品临床综合评价技术中心组织相关领域的专家对项目单位《项目实施方案》进行论证。论证会应明确开展本次评价的目的与意义,评估研究方案的合理性与可行性,重点论证目标人群选择、评价维度选择、对照药品选择、评价指标选择、评价方法选择与相关伦理学问题等,并提出修改建议。项目单位应根据专家论证会的修改建议优化《项目实施方案》,修改的实施方案应当记录为不同版本。《项目实施方案》经专家论证会通过后方可执行。

2)方案实施 评价项目承担单位应严格按照《项目实施方案》开展药品临床综合评价工作,评价实施过程中应保留相应的文件资料与记录。项目质控员应规范执行各环节的质量控制工作,相关质量控制检查记录留存备查。

3)方案修改 在评价实施过程中,若评价项目承担单位发现《项目实施方案》无法实施或存在重要缺陷,或因决策目的改变而需修改,应当及时向省级药品临床综合评价技术中心提出调整申请,在咨询相关领域专家或召开专家咨询会的基础上对《项目实施方案》进行修改。《项目实施方案》修改应有书面记录,内容包括但不限于修改日期、修改理由、修改内容、专家咨询结果等相关信息,原版及更新后的《项目实施方案》应标记为不同版本,留存备查。

4)中期报告 评价项目承担单位应当按照《项目实施方案》要求,组织相关领域的专家召开中期报告会,对项目进展、实施情况、下一步计划等内容进行讨论,相关会议记录留存备查。

5)结题评审 项目评价完成后,评价项目承担单位应汇总形成完整的评价报告。组织独立的评审专家组对评价报告等结果进行结题评审。评审专家应为来自国内外相关研究领域的外部专家,包括临床医学、药学、循证医学、流行病学、卫生经济学、卫生决策等领域的专业人员,必要时可邀请厂商代表、患者及家属参与。结题评审的相关文档资料应有详细记录,留存备查。项目单位应根据评审专家的建议修改完善评价报告。

(二)技术应用质量控制

开展药品临床综合评价应以临床需求为导向,根据评价目的选择合适的评价类型与设计、评价内容和评价方法。

1.评价类型与设计

项目单位应基于拟解决的临床问题、可获取的研究资源、研究任务紧迫性等因素选择合适的研究类型,并参照相关的技术指南制定研究设计方案。评价类型与设计包括但不限于:基于文献研究法、专家咨询或问卷调查法的快速评价;基于开展 RCT 或真实世界原始研究的完整综合评价,有条件的可开展多中心研究。此部分应重点核查评价类型与设计的合理性、规范性。

2.评价内容

药品临床综合评价内容包括但不限于安全性、有效性、经济性、创新性、适宜性、可及性等维度,项目单位应基于评价目的,通过专家论证的方式确定合适的评价维度。不同评价维度应优选公认的最佳评价指标,采用合适的研究方法实施评价,并对评价结果进行质量评估。此部分应重点核查评价维度、评价指标、研究方案及质量评价工具选择的合理性。

3.评价方法

(1)文献研究法　项目单位应参照 Cochrane 系统评价员手册,制定检索策略,对国内外数据库以及英国、加拿大等国家的卫生技术评估网站进行系统全面的文献检索与梳理,并选择合适的质量评价工具评估文献质量。

1)若现有文献资料能够满足决策需求,如已有最近完成的卫生技术评估(HTA)报告、系统评价/Meta 分析文献及临床治疗指南等,且经评估认为质量较高且通用性较强,则可直接用于开展快速评价。

2)若缺乏高质量的 HTA 报告、系统评价/Meta 分析等文献证据,或者完成时间较早,则建议参照 Cochrane 系统评价员手册开展新的系统评价/Meta分析。文献研究法的质量控制应重点关注:研究者是否按照 HTA、系统评价/Meta 分析等相关标准流程执行;文献质量评价工具选择及评价实施的准确性;文献证据通用性评价的合理性等。

针对不同的文献资料,国内外已有较为成熟的质量评价工具:临床指南,如 AGREE II;HTA,如国际卫生技术评估机构网络(INAHTA)发布的 HTA报告清单;系统评价/Meta 分析,如 AMSTAR 量表;药物经济学,如CHEERS 量表;RCT,如 Cochrane 风险偏倚评估工具;病例对照研究/队列研究,如 NOS(Newcastle-Ottawa Scale)文献质量评价量表等。

(2)原始研究法　当文献资料无法满足卫生决策目的时,应积极开展原始研究,包括 RCT、RWS、专家咨询/问卷调查等方法。鼓励项目单位充分利用真实世界数据,遵循相关的管理与技术指南开展真实世界研究,有条件的可采用多中心的数据。

此部分主要阐述基于真实世界数据分析方法的质量控制要点及规范,主要包括数据管理流程的规范性、统计分析的严谨性、偏倚与混杂因素识别和控制的科学性等。

1)数据管理　数据管理质量控制是保障研究结果真实、准确、可靠的关键。应参照真实世界研究的相关指南,对数据的收集、处理、统计分析等各环节进行质量控制,重点核查为保证数据的可追溯性、完整性、一致性及准确性等所采取的措施。同时,应强化科研伦理管理及患者隐私保护等。

2)统计分析　应对统计方法的科学性、统计模型的合理性以及统计分析实施过程进行质量控制。应在评价报告中清晰阐述数据分析方法、统计检验、数据离群和缺失处理等内容。

3)偏倚与混杂因素的识别和控制　应选择合适的方法对真实世界研究的偏倚及混杂因素进行识别与控制,相关内容应在评价报告中清晰阐述,质量控制应重点核查偏倚与混杂因素识别和控制方法及实施过程的科学性。

(三)评价报告质量控制

1.评价报告的内容

评价报告应围绕项目基本信息、研究背景与目的、评价内容、评价方法、评价结果、结论和讨论等方面展开阐述。

2.质量控制的重点

质量控制主要针对评价报告的完整性、规范性以及科学性。其中,基本信息应具有完整的全文摘要,并对项目的潜在利益冲突、资金/资助来源、委托情况、人员分工及职责、外部评审情况等进行说明;研究背景应包括疾病概况,干预措施基本信息,开展本次项目评价的原因、目的及拟解决的临床或政策问题,评价项目的受众范围、评价维度、实施时间与规划等;评价报告应清晰阐明各评价维度的评价方法、评价过程及评价结果,并明确交代各维度的评价结果质量;应对研究结论进行全面地描述和讨论。评价报告的附录中应将数据库检索策略、文献检索及筛选流程图、文献质量评价表等相关内容列出。评价报告验收会议召开前,专家应接受相关培训;在评审过程中,专家应遵守信息保密、利益澄清、廉洁公正等合同协议,违反协定者应被追究相关责任。

四、药品临床综合评价质量控制方法

药品临床综合评价质量控制包括评价项目的内部质量控制及省级药品临床综合评价质量控制组的外部质量控制,可通过查阅资料、台账、现场查看、现场访谈等方式开展。

(一)内部质量控制

项目单位应建立内部质量控制小组,并有计划地对药品临床综合评价全过程开展质量控制,相关质控检查资料应留存备查。

(二)外部质量控制

对于政府主导的药品临床综合评价项目,省级药品临床综合评价质量控制组应重点开展项目过程管理、技术应用及评价报告的督导与外部评审,以保证药品临床综合评价项目的总体质量。

五、药品临床综合评价质量控制结果认定

药品临床综合评价的结果和报告是否符合质量要求,还需要省级药品临床综合评价技术中心组织专家委员会审核认定,可参考江苏省卫生健康委办公室制定的《江苏省药品临床综合评价项目质量评价(表 4-1-1)评估药品评价项目质量。项目质量得分在 80 分以上为优秀,得分 60~80 分为合格,得分在60 分以下为不合格。

对于存在评价方法选择不合理、研究方案设计严重违反相关技术规范、数据不真实及统计造假等情况的临床综合评价项目,应予以一票否决,不得进行评价结果的应用转化。

表 4-1-1 江苏省药品临床综合评价项目质量评价表

质控指标	赋分	评价内容	核查重点
一、项目过程管理(10 分)	3	评价主体资质	核查项目单位、项目负责人、项目质控员的资质
	7	组织流程的合规性	核查主题遴选、方案论证、方案实施、方案修改、中期报告、结题评审等过程中的管理文档与记录是否齐全
二、技术应用(60 分)	10	评价类型与设计的合理性	基于拟解决的临床问题,可获取的研究资源、研究任务的紧迫性等因素,判断评价类型选择与设计的合理性(评价方法选择不合理、研究方案设计严重违反相关技术规范的,一票否决)
	30	评价内容的合理性	核查评价维度(5)、评价指标(7)、研究方案(10)、质量评价工具(8)等选择的合理性
	20	评价方法的严谨性	对于文献研究法,重点核查:研究者是否按照 HTA、系统评价/Meta 分析等相关标准流程执行(10);文献质量评价工具选择及评价实施的准确性(5);文献证据通用性评价的合理性(5)。对于真实世界研究法,重点核查:数据管理流程的规范性(8)、统计分析的科学性(8);是否进行偏倚与混杂因素的控制(4)等(存在数据不真实、统计造假的,一票否决)

续表

质控指标	赋分	评价内容	核查重点
三、评价报告（30分）	3	基本信息的完整性	核查基本信息的完整性，如全文摘要，对潜在利益冲突、资金/资助来源、委托情况、人员分工及职责、外部评审等做出的情况说明
	3	研究背景与目的的合理性	核查报告是否对疾病概况、干预措施基本信息，开展本次项目评价的原因、目的及拟解决的临床或政策问题，评价项目的受众范围、评价维度、实施时间与规划等内容进行了阐述
	8	评价内容与方法的合理性	核查报告是否清晰阐述了各维度的评价指标、评价方法、评价过程等内容
	8	评价结果的科学性	核查报告是否针对各维度的评价结果进行了阐述，是否对评价结果进行了质量评价
	8	评价结论和讨论的严谨性	核查报告是否清晰阐述了评价结论，明确评价结论是否解决了拟解决的问题；阐述本次评价和以往相关研究的异同及可能的原因；阐述本次评价在流行病学、人群特征、地域特征、临床实践或资源适用模式等方面的适用程度、差异性；指出本次评价可能存在的主要问题和局限；阐述评价结论对医疗服务资源可能产生的影响及对未来医疗决策的意义

第二节　评价结果应用

一、评价结果的应用推广

《国家卫生健康委办公厅关于规范开展药品临床综合评价工作的通知》鼓励推动评价结果的应用："药品临床综合评价组织实施机构依照评价方案按流程对评价结果进行转化应用。"该通知建议如下。

（1）区域和医疗卫生机构药品临床综合评价结果主要用于：①医疗卫生机构药品采购与供应保障等；②推动医疗卫生机构用药目录遴选和上下级医疗卫生机构用药目录衔接，提高药学服务和安全合理用药水平；③控制不合理药品费用支出，提升卫生健康资源配置效率，优化药品使用结构。

（2）第三方评价机构药品临床综合评价结果可用于：①丰富行业药品临

床综合评价的实践,扩大文献证据储备;②推动科研领域对药品临床综合评价理论及方法的深入探索。

二、评价结果优化完善

针对药品临床综合评价结果的优化完善,《国家卫生健康委办公厅关于规范开展药品临床综合评价工作的通知》指出,药品临床综合评价实施机构应持续跟踪已完成评价药品的实际供应与应用情况,不断累积相关数据验证评价结果。长期用药持续跟踪时间通常不少于 3 年。针对有调整需求的国家及省级药品临床综合评价结果,应委托项目主要承担机构结合特定领域政策需要及国内外评估机构证据更新情况,适时开展证据优化和结果更新。

国家及省级药品临床综合评价的证据优化及结果更新,应由有关部门及医疗卫生机构结合药品临床应用监测等相关评价研究数据,提出证据核查或更新的书面请示,经牵头组织机构委托开展咨询论证后,确定是否启动有关工作。

【参考文献】

[1] 江苏省卫生健康委办公室.关于印发江苏省药品临床综合评价项目质量控制指南(试行)的通知:苏卫办药政〔2021〕13 号. (2021-12-29). http://jspchfp.jiangsu.gov.cn/art/2022/4/27/art_7335_10432743.html.

[2] 张晶晶,李洪超,朱建国,等.江苏省药品临床综合评价项目质量控制指南.中国药学杂志,2022,57(10):862-866.

[3] 赵锐,胡若飞,石秀园,等.我国药品临床综合评价全面质量管理体系的构建.中国药房,2022,33(12):1409-1414+1429.

第五章 药品临床综合评价实践案例

本章主要介绍了药品临床综合评价的 4 个实践案例,既包括"小评价",即政府倡导推进的基于优化用药目录的药品遴选与临床应用评价,如钙通道阻滞剂(calcium channel blockers,CCB)类降压药品临床综合评价和他汀类调节血脂药品临床综合评价;也包括"大评价",即政府主导开展的基于药品临床价值的多维度药品临床综合评价,如 TKI 类分子靶向药物临床综合评价和PARP 抑制剂临床综合评价。这 4 个案例囊括临床应用广泛的心血管病药和创新的抗肿瘤药,既有原研药之间的临床应用综合评价,也有原研药和仿制药之间的临床应用综合评价,能满足大多数应用场景下的需求。

第一节 钙通道阻滞剂类降压药品临床综合评价

一、摘 要

心血管慢病防治领域药品品类繁多,但目前缺乏科学、规范的药品临床综合评价体系。为引导和推动相关医疗机构规范开展心血管慢病相关药品的临床综合评价,由浙江大学医学院附属杭州市第一人民医院牵头,联合杭州市药事管理质控中心及杭州市 15 家市属医疗机构共同参与,通过广泛征求临床专家建议,制定了《心血管慢病药品临床综合评价杭州专家共识》,并以CCB 类降压药品为例进行了试点评价。

该专家共识的评价体系采用百分制量化评估,从药学特性、安全性、有效性、经济性、创新性、可及性、其他属性共 7 个维度进行系统评价,评价维度更加细化,增强了药品评价体系的可操作性,旨在为医疗机构心血管慢病药品的评价和遴选工作提供决策依据，促进合理用药，进而更高质量地满足人民群众的用药需求。

二、评价背景

近年来，我国不断加强对药品临床综合评价工作的重点部署。2019年4月，国家卫生健康委发布《关于开展药品使用监测和临床综合评价工作的通知》，指出"药品使用监测和临床综合评价是促进药品回归临床价值的基础性工作，是巩固完善基本药物制度的重要措施，是健全药品供应保障制度的具体要求"。2021年7月，国家卫生健康委发布《药品临床综合评价管理指南（2021年版 试行）》，旨在引导和推动相关主体规范开展药品临床综合评价，持续推动药品临床综合评价工作标准化、规范化、科学化、同质化，更好地服务国家药品政策决策需求，助力提高药事服务质量，保障临床基本用药的供应与规范使用，控制不合理药品费用支出，更高质量地满足人民群众用药需求。2021年12月，国家药物和卫生技术综合评估中心发布的《心血管病药品临床综合评价技术指南（2021年版）》（简称《技术指南》）指出，我国心血管病防治领域缺乏基于诊疗质量和患者预后的药品临床综合评价和药物政策研究，《技术指南》发布后用于指导和规范卫生健康系统开展心血管病药品临床综合评价。

目前，心血管慢病已成为威胁我国人民生命和健康的重大公共卫生问题之一。为应对不断增长的心血管慢病负担，我国已颁布针对高血压、血脂异常等心血管慢病危险因素的各项防治指南。而心血管慢病相关药品的品类繁多，各医疗机构心血管慢病相关药品的合理配备和临床综合评价对临床合理用药产生重要影响。因此，急需对心血管慢病药品开展科学、规范的药品临床综合评价。

三、评价方法和评价细则

《心血管慢病药品临床综合评价杭州专家共识》主要参考依据包括：①国家卫生健康委发布的《药品临床综合评价管理指南（2021年版 试行）》；②健康中国研究中心药品与健康产品专家委员会制定的《中国医疗机构药品评价与遴选快速指南（2020年版）》；③国家药物和卫生技术综合评估中心的《心血管病药品临床综合评价技术指南（2021年版）》。本专家共识运用文献综述法和德尔菲法等评价方法,通过 3 轮讨论广泛收集临床和药学专家意见,针对心血管慢病领域化学药品评价体系,达成专家一致推荐的共识意见。

该专家共识评价的体系采用百分制量化评估,从药学特性、安全性、有效性、经济性、创新性、可及性、其他属性共 7 个维度进行系统评价。其中,药学特性评价维度的"药剂学和使用方法"和安全性评价维度的"特殊人群"部分细化了评价规则,增强了评价的可操作性;有效性评价维度新增了"区域临床诊疗路径推荐",且在其二级维度增加了"临床有效性"的细则;经济性评价维度新增了"集中带量采购"和"国家重点监控合理用药药品"。从适用范围来说,本专家共识评价体系建议用于评价同类或作用机制相似的心血管慢病化学药品。考虑到生物制剂与化学药品作用机制完全不同,而中成药在药理作用、循证医学证据方面不充分,故暂时未对生物制剂和中成药进行统一评价。

国家卫生健康委提出,区域和医疗卫生机构药品临床综合评价结果主要用于以下几个方面:①医疗卫生机构药品采购与供应保障等;②推动医疗卫生机构用药目录遴选和上下级医疗卫生机构用药目录衔接,提高药学服务和安全合理用药水平;③控制不合理药品费用支出,提升卫生健康资源配置效率,优化药品使用结构。因此,针对药品临床综合评价的评分结果,该专家共识建议:在新药引进时,可将得分排名在前 30% 的药品作为强推荐;在调整药品时,如医疗机构同类药品较多(≥3 种),建议可将得分排名在后 30% 的药品暂时保留或调出。CCB 类降压药品临床综合评价细则见表 5-1-1。

表 5-1-1　CCB 类降压药品临床综合评价细则

指标体系	评分细则	得分
一、药学特性评价(20 分)		
适应证 (3 分)	在同类药品中适应证有优势(优于同类药品)	3
	在同类药品中适应证优势一般	2
	在同类药品中适应证无优势	1
药理作用 (3 分)	临床疗效确切,作用机制明确	3
	临床疗效确切,作用机制尚不十分明确	2
	临床疗效一般,作用机制尚不明确	1

续表

指标体系	评分细则	得分
体内过程 （2分）	吸收、分布、代谢、排泄 4 个参数完整	2
	吸收、分布、代谢、排泄 4 个参数中 3 个完整	1.5
	吸收、分布、代谢、排泄 4 个参数中 2 个完整	1
	吸收、分布、代谢、排泄 4 个参数中 1 个完整	0.5
	吸收、分布、代谢、排泄 4 个参数均无	0
药剂学和 使用方法 （9分，多选）	说明书有明确的辅料成分	1
	给药途径(外用或口服,2分;注射或其他途径给药,1分)	2
	药品剂型有创新性(缓控释制剂或其他创新制剂,2分;普通制剂,1分)	2
	药品使用方便(时间/地点/工具无限制,2分;限定时间/地点/工具,1分)	2
	药品使用依从性(给药频次较少,1分;给药频次较多,0.5分)	1
	药品使用剂量易掌握(整片/使用剂量易掌握,1分;非整片/使用剂量不易掌握,0.5分)	1
一致性评价 （3分）	原研药品/参比制剂或通过一致性评价的仿制药品	3
	未通过一致性评价的仿制药品	0
二、安全性评价(20 分)		
不良反应 分级[a]（7分）	症状轻微,无需治疗或 CTC 1 级	7
	症状较轻,需要干预或 CTC 2 级	6
	症状明显,需要干预或 CTC 3 级	5
	症状严重,危及生命或 CTC 4—5 级,且发生率小于 0.1%	4
	症状严重,危及生命或 CTC 4—5 级,且发生率为 0.1%～1%	3
	症状严重,危及生命或 CTC 4—5 级,且发生率为＞1%～10%	2
	症状严重,危及生命或 CTC 4—5 级,且发生率大于 10%	1
特殊人群[b] （9分）	儿童可用(非限制性使用,2分;限制性使用,1分;禁用,0分)	2
	妊娠期妇女可用(非限制性使用,2分;限制性使用,1分;禁用,0分)	2
	哺乳期妇女可用(非限制性使用,2分;限制性使用,1分;禁用,0分)	2
	老年人可用(非限制性使用,1分;限制性使用,0.5分;禁用,0分)	1
	肝功能异常可用(非限制性使用,1分;限制性使用,0.5分;禁用,0分)	1
	肾功能异常者可用(非限制性使用,1分;限制性使用,0.5分;禁用,0分)	1

续表

指标体系	评分细则	得分
药品相互作用导致的不良反应（2分）	轻中度：一般无须调整用药剂量	2
	重度：需要调整剂量	1
	禁忌：禁止在同一时段使用	0
其他安全属性（2分，多选，扣分项）	无致畸/致癌性	1
	无特别用药警示^c（说明书中无黑框警示）	1
	有药品警戒公告，每条扣0.5分，2分封顶	

三、有效性评价（20分）

指标体系	评分细则	得分
区域临床诊疗路径推荐（15分）	国家级诊疗规范推荐/临床诊疗路径推荐（国家卫生行政部门）	15
	近5年（或最新）指南Ⅰ级推荐（A级证据，13分；B级证据，12分；C级证据，11分）	13
	近5年（或最新）指南Ⅱ级及以下推荐（A级证据，10分；B级证据，9分；C级证据，8分）	10
	区域临床诊疗路径推荐（省级卫生行政部门）	7
	近5年（或最新）专家共识优先推荐	3
临床有效性（5分）	与同类药品相比，临床疗效有优势	5
	与同类药品相比，临床疗效不具明显优势	3

四、经济性评价（20分）

指标体系	评分细则	得分
国家医保药品目录（5分）	国家医保甲类，且没有支付限制条件	5
	国家医保甲类，有支付限制条件	4
	国家医保乙类/国家谈判药品，且没有支付限制条件	3
	国家医保乙类/国家谈判药品，有支付限制条件	2
	不在国家医保药品目录中	1
国家基本药物目录（5分）	在《国家基本药物目录》中，没有"△"要求^d	5
	在《国家基本药物目录》中，有"△"要求^d	3
	不在《国家基本药物目录》中	1
集中带量采购（5分）	国家集采中标药品	5
	省集采（包括各联盟集采）中标药品	3
	国家/省集采（包括各联盟集采）均未中标药品	1

续表

指标体系	评分细则	得分
国家重点监控合理用药药品（扣分项）	在重点监控药品目录中,扣2分	
药品日均治疗费用（百分位数）（5分）	日均治疗费用百分位数≤20%	5
	日均治疗费用百分位数在>20%～40%	4
	日均治疗费用百分位数在>40%～60%	3
	日均治疗费用百分位数在>60%～80%	2
	日均治疗费用百分位数在>80%～100%	1

五、创新性评价(5分)

创新性级别（5分）	1类新药(在CDE审批前境内外均未上市的创新药)	5
	2类新药(在CDE审批前境内外均未上市的改良型新药)	3
	其他创新药	2
	仿制药	1

六、可及性评价(5分)

药品可及性（5分）	已在浙江省药械采购平台挂网,供货稳定(3个月内无缺货现象)	5
	已在浙江省药械采购平台挂网,供货不稳定(3个月内有缺货现象)	2
	未在浙江省药械采购平台挂网	0

七、其他属性评价(10分)

贮藏条件（2分）	常温贮藏	2
	常温贮藏,避光或遮光或其他要求	1.5
	阴凉贮藏	1
	阴凉贮藏,避光或遮光	0.5
	冷藏/冷冻贮藏	0
药品有效期（2分）	≥36个月	2
	24～<36个月	1
	<24个月	0.5

续表

指标体系	评分细则	得分
全球使用情况 （2分）	国内外均已上市（如经 FDA/EMA 等审批上市）	2
	国内已上市，国外未上市（如经 FDA/EMA 等审批上市）	1
生产企业状况 （2分）	生产企业入选全球制药企业 TOP50 榜单	2
	生产企业在工业和信息化部医药工业百强榜上	1
	其他	0
上市后临床 研究开展情况 （2分）	药品上市后在国内医疗机构开展临床研究	2
	药品上市后未在国内医疗机构开展临床研究	0

a. 相同通用名的药品，参考原研药药品说明书；b. 参考各自药品说明书，若无相关研究数据，则计 0 分；c. 相同通用名药品的说明书中均没有黑框警告才得分；d. 标注"△"号表示药品应在具备相应处方资质的医师或专科医师指导下使用，并加强使用监测和评价；e. 药品日均治疗费用百分位数计算，是将日均治疗费用最高药品的价格作为 100%，依次计算 80%、60%、40% 与 20% 的值，然后根据各药品价格，将其匹配到相应百分位数区间。

CDE：国家药品监督管理局药品审评中心（Center for Drug Evaluation，NMPA）；CTC：常见毒性评价标准（Common Toxicity Criteria），目前按照 CTCAE V5.0 进行评价；FDA：美国食品药品监督管理局（U. S. Food and Drug Administration）；EMA：欧洲药品管理局（European Medicines Agency）。

四、CCB 类降压药品试点评价结果

（一）遴选范围

该项目遴选评价的降压类药品是 CCB 类药品。目前，在国内广泛上市的药品有氨氯地平、非洛地平、硝苯地平、贝尼地平和左旋氨氯地平，以上 5 种药品在杭州市级医疗机构为常见的心血管慢病药品（表 5-1-2），对其进行评价具有指导意义。

表 5-1-2　杭州市级医疗机构现有 CCB 类降压药品品种

中文商品名	中文通用名	英文通用名	生产厂家
络活喜	苯磺酸氨氯地平片	Amlodipine Besylate Tablets	辉瑞制药
安内真	苯磺酸氨氯地平片	Amlodipine Besylate Tablets	东瑞制药
波依定	非洛地平缓释片	Felodipine Sustained Release Tablets	阿斯利康药业
拜新同	硝苯地平控释片	Nifedipine Controlled Release Tablets	拜耳药业

续表

中文商品名	中文通用名	英文通用名	生产厂家
圣通平	硝苯地平缓释片	Nifedipine Sustained Release Tablets	国药集团广东环球制药
可力洛	盐酸贝尼地平片	Benidipine Hydrochloride Tablets	麒麟鲲鹏（中国）生物药业
玄宁	马来酸左旋氨氯地平片	Levoamlodipine Maleate Tablets	石药集团欧意药业
施慧达	苯磺酸左旋氨氯地平片	Levamlodipine Besylate Tablets	施慧达药业

（二）CCB 类降压药品评价情况

CCB 类降压药品评价结果显示，络活喜、安内真的得分相同，排在前 2 位，为优先推荐药品；其余参评药品得分由高到低依次为拜新同、波依定、施慧达、玄宁、圣通平、可力洛。具体得分情况详见表 5-1-3。

表 5-1-3 CCB 类降压药品评分总表（分）

评价维度	分值	氨氯地平（络活喜）	氨氯地平（安内真）	非洛地平（波依定）	硝苯地平（拜新同）	硝苯地平（圣通平）	贝尼地平（可力洛）	左旋氨氯地平（玄宁）	左旋氨氯地平（施慧达）
药学特性	20	19	18	17	19	17.5	17	14	17
安全性	20	13.5	13.5	9	10.5	9.5	10	12.5	12.5
有效性	20	20	20	20	20	18	18	18	18
经济性	20	14	20	13	14	12	6	13	13
创新性	5	2	1	2	2	1	2	1	2
可及性	5	5	5	5	5	5	5	5	5
其他属性	10	9.5	5.5	8	7.5	5.5	6	8.5	6.5
总分	100	83	83	74	78	68.5	64	72	74

1. 药学特性评分

（1）适应证：资料参考药品说明书。络活喜与安内真有高血压、冠心病、慢性稳定型心绞痛、血管痉挛性心绞痛等多种适应证，拜新同有高血压、冠心病和慢性稳定型心绞痛的适应证，这 3 种降压药品的适应证范围广，得 3 分；其他药品仅有高血压和慢性稳定型心绞痛 2 种适应证，得 2 分。

（2）药理作用：所有参评降压药品均为 CCB 类药品，临床疗效明确，且作用机制明确，均得 3 分。

（3）体内过程：资料参考药品说明书。所有参评降压药品的说明书中吸收、分布、代谢、排泄 4 个参数都完整，均得 2 分。

（4）药剂学和使用方法：资料参考药品说明书。络活喜作为唯一明确辅料的药品，得 1 分。所有参评降压药品均为口服制剂，均得 2 分。在波依定与圣通平为缓释片，拜新同为控释片，剂型有创新性，得 2 分；其他药品均为普通剂型，得 1 分。波依定要求清晨服药，给药时间受限，得 1 分；其他药品的给药时间/地点均不受限制，得 2 分。在依从性方面，圣通平每日服药 2 次，得 0.5 分；其他参评药品每日服药 1 次，得 1 分。所有参评降压药品的使用剂量均易于掌握，均得 1 分。

（5）一致性评价：除玄宁外，所有参评降压药品均为原研药或通过一致性评价的仿制药品，均得 3 分；玄宁暂未通过一致性评价，得 0 分。

2. 安全性评分

（1）不良反应分级：CCB 类药品最常见的不良反应表现为外周性水肿、头痛等症状，所有参评降压药品的不良反应症状均较轻，根据 CTCAE V5.0，属于 CTC 2 级，均得 6 分。

（2）特殊人群：资料参考药品说明书。根据参评药品在儿童、妊娠期妇女、哺乳期妇女、老年人和肝肾功能异常者中的应用描述进行评分。如络活喜和安内真可以非限制地在儿童中使用，得 2 分；其他药品均禁用于儿童，得 0 分。所有药品在肝功能障碍患者中代谢清除会变慢，所以应限制性使用，均得 0.5 分。对于肾功能异常者，只有拜新同和圣通平需要调整使用剂量，使用受到限制，得 0.5 分；其他药品在这类患者中的使用不受影响，均得 1 分。

（3）药品相互作用导致的不良反应：根据药品说明书，左旋氨氯地平（玄宁和施慧达）与其他药品联用安全性高，得 2 分；氨氯地平（络活喜、安内真）为细胞色素 P_{450} 3A4 酶（CYP3A4 酶）弱抑制剂，与其他药品联用时一般无须调整使用剂量，故络活喜、安内真得 1 分；其他参评降压药品由于通过 CYP3A4 酶代谢，某些抑制或诱导 CYP3A4 酶的药品对其血药浓度会产生明显影响，应避免在同一时段使用，均得 0 分。

（4）其他安全属性：参考药品说明书，波依定在动物实验中有致畸、致癌作用,得 0 分;玄宁和施慧达缺失致畸、致癌数据,得 0 分;其他参评降压药品均有致畸作用,但无致癌作用,得 0.5 分。所有参评降压药品都没有黑框警示,均得 1 分。参考国家药品监督管理局药品评价中心(国家药品不良反应监测中心)公示的信息,CCB 类药品有 1 条药品警示,故所有参评的 CCB 类药品均扣 0.5 分;此外,氨氯地平、左旋氨氯地平类药品还有 1 条额外的药品警示,故络活喜、安内真、玄宁和施慧达均再扣 0.5 分。

3. 有效性评分

(1)临床推荐级别:在国家卫生健康委发布的《肾血管性高血压临床路径》中,CCB 类药品作为优先推荐药品,所有参评药品均得 15 分。

(2)临床有效性:络活喜、安内真、波依定、拜新同降压平稳,临床疗效有优势,得 5 分;其他参评降压药品与同类药品相比,临床疗效不具明显优势,得 3 分。

4. 经济性评分

(1)国家医保药品目录:依据药品在《国家基本医疗保险、工伤保险和生育保险药品目录(2021 年)》中的地位,氨氯地平口服常释剂型(络活喜、安内真)、硝苯地平缓控释剂型(拜新同、圣通平)均为国家医保甲类,且没有支付限制条件,得 5 分;非洛地平缓释剂型(波依定)、贝尼地平口服常释剂型(可力洛)、左旋氨氯地平口服常释剂型(玄宁、施慧达)为国家医保乙类,且没有支付限制条件,得 3 分。

(2)国家基本药物目录:氨氯地平片剂(络活喜、安内真)、非洛地平缓释片(波依定)、硝苯地平缓释片(含控释)30mg(拜新同)、左旋氨氯地平片剂(玄宁、施慧达)均在《国家基本药物目录(2018 年版)》中,且没有“△”要求,均得 5 分;硝苯地平缓释片 10mg(圣通平)和贝尼地平片剂(可力洛)不在《国家基本药物目录(2018 年版)》中,得 1 分。

(3)集中带量采购:只有安内真是国家集中采购中标药品,得 5 分;其他参评药品在国家/浙江省集中带量采购中均未中标,得 1 分。

(4)国家重点监控合理用药药品:所有参评药品都不是国家重点监控合理用药药品,均减 0 分。

(5)药品日均治疗费用:以说明书常用日均治疗剂量为参考,价格由低到高排列,取百分位数≤20%、>20%～40%、>40%～60%、>60%～80%和

＞80％～100％分别评分 5 分、4 分、3 分、2 分、1 分。安内真、圣通平日均治疗费用在所有药品中排在百分位数最低 20％以内，得 5 分；波依定、玄宁和施慧达日均治疗费用在所有药品中排在百分位数 20％～40％，得 4 分；络活喜和拜新同日均治疗费用在所有药品中排在百分位数 40％～60％，得 3 分；可力洛日均治疗费用在所有药品中排在百分位数 80％～100％，得 1 分。

5. 创新性评分

按创新性级别，所有药品均不是 1 类新药（在 CDE 审批前境内外均未上市的创新药）或 2 类新药（在 CDE 审批前境内外均未上市的改良型新药），络活喜、波依定、拜新同、可力洛、施慧达均为原研药，属于其他类创新药，得 2 分；其他参评药品为仿制药，均得 1 分。

6. 可及性评分

按药品可及性，所有参评药品已在浙江省药械采购平台挂网，供货稳定（3 个月内无缺货现象），均得 5 分。

7. 其他属性评分

（1）贮藏条件：波依定和可力洛常温贮藏即可，得 2 分；络活喜、安内真、拜新同、圣通平和玄宁需要常温条件下避光保存，得 1.5 分；施慧达需在阴凉处避光保存，得 0.5 分。

（2）药品有效期：除安内真和圣通平外的所有参评药品的保质期均为 36 个月，均得 2 分；而安内真和圣通平的保质期为 24 个月，得 1 分。

（3）全球使用情况：安内真、圣通平和施慧达仅在国内上市，得 1 分；其他参评药品在国内外均已上市，得 2 分。

（4）生产企业状况：络活喜、波依定和拜新同的生产企业均入选全球制药企业 TOP50 榜单，得 2 分；玄宁和施慧达的生产企业在工业和信息化部医药工业百强榜上，得 1 分；安内真、圣通平和可力洛的生产企业为其他类型企业，得 0 分。

（5）上市后临床研究开展情况：络活喜、安内真、圣通平、施慧达上市后在国内医疗机构开展了临床研究，得 2 分；其余参评药品上市后未在国内医疗机构开展临床研究，得 0 分。

五、CCB 类降压药品临床综合评价总结

药品临床综合评价是促使药品回归临床价值的基础性工作,是巩固完善基本药物制度的重要措施,是健全药品供应保障制度的具体要求。心血管慢病药品的评价在药品临床综合评价中占据了非常重要的部分。在制定本专家共识的过程中,本专家组也借鉴了广东省药学会发布的《广东省他汀类药物评价与遴选专家共识》的优秀经验。值得一提的是,在本专家共识的评价体系中,因大部分心血管慢病药品在国内外的上市时间较长,临床实践经验较为丰富,故本专家组弱化了其在创新性维度上的权重,并适当引入了临床和药学专家关于临床有效性维度的咨询建议。此外,随着循证医学证据的变化、新的药物警戒公告的发布、药品价位的调整等,药品的有效性、安全性、经济性等评分都会发生相应变化。因此,药品临床综合评价应进行动态调整和阶段性更新,才能反映实时医药信息,助力决策者做出最佳选择。

因参与药品临床综合评价的专家工作繁忙、知识水平有限,以及各维度权重分值设置考虑不周等,本专家共识难免有疏漏或错误之处,敬请大家指出或反馈,本专家组会及时加以补充纠正。

【参考文献】

[1] 国家卫生健康委. 国家卫生健康委关于开展药品使用监测和临床综合评价工作的通知. 国卫药政函〔2019〕80 号. (2019-04-03)[2019-04-09]. http://www.nhc.gov.cn/yaozs/pqt/201904/31149bb1845e4c019a04f30c0d69c2c9.shtml.

[2] 国家卫生健康委办公厅. 国家卫生健康委办公厅关于规范开展药品临床综合评价工作的通知. 国卫办药政发〔2021〕16 号. (2021-07-21)[2021-07-28]. http://www.nhc.gov.cn/yaozs/s2908/202107/532e20800a47415d84adf3797b0f4869.shtml.

[3] 国家卫生健康委卫生发展研究中心. 心血管病药品临床综合评价技术指南(2021 年版). (2021-12-31). http://www.nhei.cn/nhei/znfb/202112/9e350a54d2ea4c3ab9a0237ee4eab9f0/files/0ac56e4cd1e848da859d623212dd0171.pdf.

[4] 国家卫生计生委合理用药专家委员会, 中国医师协会高血压专业委员会. 高血压合理用药指南(第 2 版). 中国医学前沿杂志(电子版), 2017, 9(7): 28-126.

[5] 中国成人血脂异常防治指南修订联合委员会. 中国成人血脂异常防治指南(2016 年修订版). 中国循环杂志, 2016, 31(10): 937-953.

[6] 赵志刚, 董占军, 刘建平. 中国医疗机构药品评价与遴选快速指南. 医药导报, 2020,

39(11)：1457-1465.

［7］国家药品监督管理局. 药物警戒快讯第 3 期（总第 131 期）：JAMA 报道钙通道阻滞剂
　　与克拉霉素可能发生药物相互作用引起急性肾损伤.（2014-02-24）. https：//www.
　　nmpa. gov. cn/xxgk/yjjsh/ywjjkx/20140224120001807. html.

［8］国家药品监督管理局. 药物警戒快讯 2016 年第 4 期（总第 156 期）：日本更新氨氯地
　　平的安全性信息.（2016-04-20）. https：//www. nmpa. gov. cn/xxgk/yjjsh/ywjjkx/
　　20160420163801199. html.

［9］国家卫生健康委办公厅. 国家卫生健康委办公厅关于印发有关病种临床路径（2019 年
　　版）的通知. 国卫办医函〔2019〕933 号.（2019-12-29）［2020-01-02］. http：//www. nhc.
　　gov. cn/yzygj/s7659/202001/b3c9e097b0c1471a969d7a63be471759. shtml.

［10］国家医保局，人力资源社会保障部. 国家医保局 人力资源社会保障部关于印发《国
　　家基本医疗保险、工伤保险和生育保险药品目录（2021 年）》的通知. 医保发〔2021〕50
　　号.（2021-12-24）. https：//www. gov. cn/zhengce/zhengceku/2021-12/03/content_
　　5655651. htm.

［11］国家卫生健康委员会，国家中医药管理局. 关于印发国家基本药物目录（2018 年版）
　　的通知. 国卫药政发〔2018〕31 号.（2018-09-30）［2018-10-25］. http：//www. nhc.
　　gov. cn/yaozs/s7656/201810/c18533e22a3940d08d996b588d941631. shtml.

［12］国务院办公厅. 国务院办公厅关于推动药品集中带量采购工作常态化制度化开展的
　　意见. 国办发〔2021〕2 号.（2021-01-22）. https：//www. gov. cn/gongbao/content/
　　2021/content_5585228. htm.

［13］国家卫生健康委办公厅，国家中医药局办公室. 关于印发第一批国家重点监控合理用
　　药药品目录（化药及生物制品）的通知. 国卫办医函〔2019〕558 号.（2019-06-11）［2019-07-
　　01］. http：//www. nhc. gov. cn/yzygj/s7659/201907/d356ce8a4ba1461ca66c544724dffc5e.
　　shtml.

［14］李亦蕾，刘世霆，宾建平. 广东省他汀类药物评价与遴选专家共识. 今日药学，2022
　　(7)：481-489.

第二节　他汀类调脂药品临床综合评价

一、评价背景

2020 年 12 月 25 日，国家卫生健康委、国家中医药管理局发布《关于加强

公立医院运营管理的指导意见》,指出:"推动公立医院高质量发展,推进管理模式和运行方式加快转变,进一步提高医院运营管理科学化、规范化、精细化、信息化水平。"2021年7月28日,国家卫生健康委发布《药品临床综合评价管理指南(2021年版 试行)》,以人民健康为中心,以药品临床价值为导向,按照《关于开展药品使用监测和临床综合评价工作的通知》的工作部署,引导和推动相关主体规范开展药品临床综合评价。2021年12月3日,国家卫生健康委在药政工作总结及下一年度工作展望上明确提出,进一步加强公立医疗机构用药目录遴选和评价工作,多维度评价遴选,促进医疗机构优化用药结构,做好上下级目录衔接,促进科学、合理、安全用药。

近30年来,我国居民的血脂水平逐步升高,血脂异常患病率明显增加,成人血脂异常总体患病率高达40.40%。以低密度脂蛋白胆固醇(low-density lipoprotein cholesterol,LDL-C)或总胆固醇水平升高为特点的血脂异常是动脉粥样硬化性心血管疾病(ASCVD)重要的危险因素;降低LDL-C水平,可显著降低ASCVD发病率及死亡风险。他汀类药物在ASCVD一级和二级预防中均能显著降低心血管事件(包括心肌梗死和缺血性卒中等)风险,已成为防治ASCVD最为重要的药物。因此,为了达到调脂达目,临床上应首选他汀类调脂药物。各他汀类药物尽管作用机制相似,但在药学特性、不良反应等方面仍有差别。为此,广东省药学会联合广东省药理学会组织药学及临床专家特制定了《广东省他汀类药物评价与遴选专家共识》。

二、药品评价的方法与目的

药品评价与遴选标准以往并未统一,不同标准间存在较大差异,且在指标的选择上主观性较强,导致评价方案和结果无法标准化、规范化或重复。2020年,《中国医疗机构药品评价与遴选快速指南》(简称《快速指南》)发布,为我国医疗机构建立了一套药品评价与遴选的量化评分表。本专家共识依据《快速指南》,采用百分制量化评估,通过对他汀类药物5个维度(药学特性、有效性、安全性、经济性和其他属性)的系统评价,为医院决策者遴选药品和临床合理用药提供科学依据。

三、药品评价的指标和细则

1. 药学特性评价（20 分）

主要从药品的适应证（3 分）、药理作用（3 分）、体内过程（3 分）、药剂学与使用方法（6 分）、一致性评价（5 分）共 5 个方面考察待遴选药品的药学特性。

2. 有效性评价（20 分）

重点考察待遴选药品的临床使用效果，考察其在诊疗规范、临床指南、专家共识等相关权威专业资料中的推荐级别及临床科室使用的实际治疗效果。本专家共识在有效性评价维度中增加"不属于指南推荐高强度治疗药物"扣分项，依据《中国成人血脂异常防治指南（2016 年修订版）》，他汀类药物的降脂强度尤为重要，在临床实际诊疗中，将非 HDL-C（脂蛋白中，除 HDL 以外，其他脂蛋白中所含胆固醇的总和）列为 ASCVD 一级和二级预防的首要目标，他汀类药物减少 ASCVD 发生的临床获益大小与其降低 LDL-C 幅度呈线性正相关。因此，我们在多次征求临床专家组意见后，增加"不属于指南推荐高强度治疗药物"一项，扣分项共 3 分，以满足他汀类药物临床应用的实际特点。

3. 安全性评价（20 分）

重点考察待遴选药品在临床应用中的安全属性，主要从药品的不良反应分级或 CTCAE V5.0 分级（7 分）、特殊人群（7 分）、药物相互作用（3 分）和其他（3 分）共 4 个方面进行考察。

4. 经济性评价（20 分）

本专家共识只纳入原研药品/参比制剂作为评价对象，将"药品日均治疗费用（百分位数）"作为经济性评价指标（20 分）。

5. 其他属性评价（20 分）

考察待遴选药品国家医保药品目录、国家基本药物目录的收录情况，贮藏条件，药品有效期，全球使用情况，生产企业状况共 6 个方面的属性。

他汀类调脂药品临床综合评价细则见表 5-2-1。

表 5-2-1　他汀类调脂药品临床综合评价细则

指标体系	评分细则	得分
一、药学特性评价(20 分)		
适应证(3 分)	临床必需,首选	3
	临床需要,次选	2
	可选药品较多	1
药理作用(3 分)	临床疗效确切,作用机制明确	3
	临床疗效确切,作用机制尚不十分明确	2
	临床疗效一般,作用机制不明确	1
体内过程(3 分)	体内过程明确,药动学参数完整	3
	体内过程基本明确,药动学参数不完整	2
	体内过程尚不明确,无药动学相关研究	1
药剂学和使用方法(6 分,可多选)	主要成分及辅料明确	1
	剂型适宜	2
	给药剂量便于掌握	1
	给药频次适宜	1
	使用方便	1
一致性评价(5 分)	原研药品/参比制剂	5
	通过一致性评价的仿制药品	3
	非原研药或未通过一致性评价的仿制药品	1
二、有效性评价(20 分)		
有效性(20 分)	诊疗规范推荐(国家卫生行政部门)	20
	指南Ⅰ级推荐(A 级证据,18 分;B 级证据,17 分;C 级证据,16 分;其他,15 分)	18
	指南Ⅱ级及以下推荐(A 级证据,14 分;B 级证据,13 分;C 级证据,12 分;其他,11 分)	14
	专家共识推荐	10
	以上均无推荐	6
	不属于指南推荐高强度治疗药物(扣分项)	-3

指标体系	评分细则	得分
三、安全性评价(20分)		
不良反应分级或 CTCAE分级 (7分)	症状轻微,无须治疗或CTC 1级	7
	症状较轻,需要干预或CTC 2级	6
	症状明显,需要干预或CTC 3级	5
	症状严重,危及生命或CTC 4—5级,发生率<0.1%	4
不良反应分级或 CTCAE分级 (7分)	症状严重,危及生命或CTC 4—5级,发生率(0.1%～1%)	3
	症状严重,危及生命或CTC 4—5级,发生率(>1%～10%)	2
	症状严重,危及生命或CTC 4—5级,发生率>10%	1
特殊人群 (7分,可多选)	儿童可用	2
	老年人可用	1
	妊娠期妇女可用	1
	哺乳期妇女可用	1
	肝功能异常者可用	1
	肾功能异常者可用	1
药物相互作用 所致不良反应 (3分)	轻中度:一般无须调整用药剂量	3
	重度:需要调整用药剂量	2
	禁忌:禁止在同一时段使用	1
其他(3分, 可多选)	不良反应均为可逆性	1
	无致畸、致癌	1
	无特别用药警示	1
四、经济性评价(20分)		
药品日均治疗 费用(百分位数) (20分)	日均治疗费用百分位数≤20%	20
	日均治疗费用百分位数在>20%～40%	17
	日均治疗费用百分位数在>40%～60%	14
	日均治疗费用百分位数在>60%～80%	11
	日均治疗费用百分位数在>80%～100%	8

续表

指标体系	评分细则	得分
五、其他属性评价（20分）		
国家医保 药品目录（5分）	国家医保甲类，且没有支付限制条件	5
	国家医保甲类，有支付限制条件	4
	国家医保乙类/国家谈判药品，且没有支付限制条件	3
	国家医保乙类/国家谈判药品，有支付限制条件	2
	不在国家医保药品目录中	1
国家基本 药物目录 （3分）	在《国家基本药物目录》中，没有"△"要求	3
	在《国家基本药物目录》中，有"△"要求	2
	不在《国家基本药物目录》中	1
贮藏条件（3分）	常温贮藏	3
	常温贮藏，避光或遮光	2.5
	阴凉贮藏	2
	阴凉贮藏，避光或遮光	1.5
	冷藏/冷冻贮藏	1
药品有效期 （3分）	≥36个月	3
	24～<36个月	2
	<24个月	1
全球使用情况 （3分）	美国、欧洲、日本均已上市	3
	美国或欧洲或日本已上市	2
	美国、欧洲、日本均未上市	1
生产企业状况 （3分）	生产企业为世界销量前50的制药企业（美国《制药经理人》发布）	3
	生产企业在工业和信息化部医药工业百强榜上	2
	其他企业	1

"△"号表示药品应在具备相应处方资质的医师或专科医师指导下使用，并加强使用监测和评价。

四、他汀类调脂药品评价

遴选范围:本专家共识遴选评价的药品是已在中国上市的他汀类药物(亦称3-羟基-3-甲基戊二酰辅酶A还原酶抑制剂),目前在国内广泛上市的有辛伐他汀、普伐他汀、氟伐他汀、阿托伐他汀、瑞舒伐他汀和匹伐他汀。以上6种药物皆纳入国家/广东省联盟集中采购药品范围,对其评价具有指导意义。本次评价只纳入原研药品/参比制剂作为评价对象,详见表5-2-2。

表 5-2-2　关于他汀类调脂药品医院现有原研药品/参比制剂品种

中文商品名	中文通用名	英文通用名	生产厂家
来适可	氟伐他汀钠胶囊	Fluvastatin Sodium Capsules	诺华制药
立普妥	阿托伐他汀钙片	Atorvastatin Calcium Tablets	辉瑞制药
力清之	匹伐他汀钙片	Pitavastatin Calcium Tablets	日本兴和株式会社
美百乐镇	普伐他汀钠片	Pravastatin Sodium Tablets	第一三共株式会社
舒降之	辛伐他汀片	Simvastatin Tablets	默沙东制药
可定	瑞舒伐他汀钙片	Rosuvastatin Calcium Tablets	阿斯利康药业

1.药学特性评分

(1)适应证:阿托伐他汀有高胆固醇血症和冠心病2个适应证,且在《国家卫生健康委稳定性冠心病临床路径》中为唯一推荐,首选得3分;其他他汀为临床需要,次选得2分。

(2)药理作用:6种他汀临床疗效确切,作用机制明确,都得6分。

(3)体内过程:来自药品说明书,阿托伐他汀、瑞舒伐他汀、匹伐他汀、氟伐他汀体内过程明确,药动学参数完整,得3分;辛伐他汀、普伐他汀说明书未能完整描述体内过程,药动学参数不完整,得2分。

(4)药剂学与使用方法:来自药品说明书,阿托伐他汀原研的辅料成分有$CaCO_3$、微晶纤维素、乳糖、交联羧甲基纤维素和聚乙山梨醇酯,主要成分及原辅料明确,得1分;其他他汀药品说明书均未说明辅料成分,均得0分。

(5)一致性评价:6种他汀都为原研药品/参比制剂,得5分。

具体评分情况见表5-2-3。

表5-2-3　他汀类药物药学特性评分

药学特性（20分）		评分标准	阿托伐他汀（立普妥）	瑞舒伐他汀（可定）	匹伐他汀（力清之）	辛伐他汀（舒降之）	普伐他汀（美百乐镇）	氟伐他汀（来适可）
适应证	临床必需，首选	3	3					
	临床需要，次选	2		2	2	2	2	2
	可选药品较多	1						
药理作用	临床疗效确切，作用机制明确	3	3	3	3	3	3	3
	临床疗效确切，作用机制尚不十分明确	2						
	临床疗效一般，作用机制不明确	1						
体内过程	体内过程明确，药动学参数完整	3	3	3	3			3
	体内过程基本明确，药动学参数不完整	2				2	2	
	体内过程尚不明确，无药动学相关研究	1						

续表

药学特性（20分）		评分标准	阿托伐他汀（立普妥）	瑞舒伐他汀（可定）	匹伐他汀（力清之）	辛伐他汀（舒降之）	普伐他汀（美百乐镇）	氟伐他汀（来适可）
药剂学和使用方法（可多选）	主要成分及辅料明确	1	1	0	0	0	0	0
	剂型适宜	2	2	2	2	2	2	2
	给药剂量便于掌握	1	1	1	1	1	1	1
	给药频次适宜	1	1	1	1	1	1	1
	使用方便	1	1	1	1	1	1	1
一致性评价	原研药品/参比制剂	5	5	5	5	5	5	5
	通过一致性评价的仿制药品	3						
	非原研药品或未通过一致性评价的药品	1						
评分			20	18	18	17	17	18

2.有效性评分

(1)证据等级:阿托伐他汀在《国家卫生健康委稳定性冠心病临床路径》中为唯一推荐,得 20 分;依据《中国成人血脂异常防治指南(2016 年修订版)》,6 种他汀都是 A 级证据,因此其余 5 种他汀分别得 18 分。

(2)不属于指南推荐高强度治疗药物:依据《中国成人血脂异常防治指南(2016 年修订版)》《稳定性冠心病诊断与治疗指南》《2019 年 ESC/EAS 血脂异常管理指南》和《稳定性冠心病基层合理用药指南》,不同种类与剂量的他汀降低胆固醇幅度见表 5-2-4。

表 5-2-4 他汀类药物降胆固醇强度

降胆固醇强度	药物及其剂量
高强度(每日剂量可降低 LDL-C≥50%)	阿托伐他汀 40~80mg* 瑞舒伐他汀 20mg
中等强度(每日剂量可降低 LDL-C 25%~<50%)	阿托伐他汀 10~20mg 瑞舒伐他汀 5~10mg 氟伐他汀 80mg 匹伐他汀 2~4mg 普伐他汀 40mg 辛伐他汀 20~40mg

注:* 阿托伐他汀 80mg,国内经验不足,请谨慎使用。

阿托伐他汀与瑞舒伐他汀为高强度他汀,不扣分,其余他汀扣 3 分。具体评分情况见表 5-2-5。

表 5-2-5 他汀类药物有效性评分

有效性 (20 分)	评分标准	阿托伐他汀	瑞舒伐他汀	匹伐他汀	辛伐他汀	普伐他汀	氟伐他汀
诊疗规范推荐(国家卫生行政部门)	20	20					
指南Ⅰ级推荐(A 级证据,得 18 分;B 级证据,得 17 分;C 级证据,得 16 分;其他,得 15 分)	18		18	18	18	18	18
指南Ⅱ级及以下推荐(A 级证据,得 14 分;B 级证据,得 13 分;C 级证据,得 12 分;其他,得 11 分)	14						

续表

有效性 (20分)	评分 标准	阿托伐 他汀	瑞舒伐 他汀	匹伐 他汀	辛伐 他汀	普伐 他汀	氟伐 他汀
专家共识推荐	10						
以上均无推荐	6						
不属于指南推荐高强度治疗药物(扣分项)	−3			−3	−3	−3	−3
评分		20	18	15	15	15	15

3.安全性评分

(1)不良反应分级或 CTCAE 分级评分:此类药品严重不良反应主要表现为肝功能异常、肝酶异常、肌痛、肌酸磷酸激酶水平升高等。6 种他汀类药物的不良反应症状较轻,属于 CTCAE 2 级,或需要临床干预,得分均为 6 分。

(2)特殊人群评分:药品说明书中有明确提及儿童使用情况的有阿托伐他汀、辛伐他汀和氟伐他汀,得 2 分;瑞舒伐他汀、匹伐他汀和普伐他汀得 0 分;均可在老年人群中使用,得 1 分;妊娠期妇女及哺乳期妇女禁用,均得 0 分;对于严重肝功能异常均有禁忌,得 0.5 分;对于肾功异常人群,阿托伐他汀不需要调整剂量,得 1 分,其余 5 种他汀对严重肾功能异常有禁忌或需要调整剂量,得 0.5 分。

(3)药物相互作用所致不良反应评分:他汀类药物通过肝酶 CYP3A4 酶代谢,因此理论上对该酶有抑制作用的药物均可导致他汀类暴露量升高,增加包括横纹肌溶解在内的严重不良反应的发生风险。此外,一些研究也证实了此类相互作用风险的存在。6 种他汀均有禁忌,得 1 分。

(4)其他评分:6 种他汀的不良反应基本可逆,且没有致畸、致癌等相关报道,均得 0.5 分。参考国家药品监督管理局药品评价中心(国家药品不良反应监测中心)向外发布的药物警戒信息,瑞舒伐他汀有 2 条黑框警示,辛伐他汀有 5 条黑框警示,均得 0 分。

具体评分情况见表 5-2-6。

表 5-2-6　他汀类药物安全性评分

安全性 （20 分）		评分 标准	阿托伐 他汀	瑞舒伐 他汀	匹伐 他汀	辛伐 他汀	普伐 他汀	氟伐 他汀
不良反应 分级或 CTCAE 分级	症状轻微，无须治疗或 CTC 1 级	7						
	症状较轻，需要干预或 CTC 2 级	6	6	6	6	6	6	6
	症状明显，需要干预或 CTC 3 级	5						
	症状严重，危及生命或 CTC 4—5 级，发生率<0.1%	4						
	症状严重，危及生命或 CTC 4—5 级，发生率为>0.1%～1%	3						
	症状严重，危及生命或 CTC 4—5 级，发生率为 1%～10%	2						
	症状严重，危及生命或 CTC 4—5 级，发生率>10%	1						
特殊人群 （可多选）	儿童可用	2	2	0	0	2	0	2
	老年人可用	1	1	1	1	1	1	1
	妊娠期妇女可用	1	0	0	0	0	0	0
	哺乳期妇女可用	1	0	0	0	0	0	0
	肝功能异常者可用	1	0.5	0.5	0.5	0.5	0.5	0.5
	肾功能异常者可用	1	1	0.5	0.5	0.5	0.5	0.5
药物相互 作用所致 不良反应	轻中度：一般无须调整用药剂量	3						
	重度：需要调整剂量	2						
	禁忌：禁止在同一时段使用	1	1	1	1	1	1	1
其他 （可多选）	不良反应均为可逆性	1	0.5	0.5	0.5	0.5	0.5	0.5
	无致畸、致癌	1	0.5	0.5	0.5	0.5	0.5	0.5
	无特别用药警示	1	1	0	1	0	1	1
评分			13.5	10	11	12	11	13

4.经济性评分

药品日均治疗费用（百分位数）：因各他汀治疗剂量不同，故对 6 种他汀以指南中"中等强度"疗效对应药品日均剂量及说明书日均治疗剂量为参考,标定同等药效的药物日均使用量,6种他汀标定后的治疗量分别为:阿托伐他汀20mg,瑞舒伐他汀10mg,匹伐他汀4mg,辛伐他汀40mg,普伐他汀40mg,氟伐他汀80mg。价格均以原研药评价,根据广东省政府采购网价格计入,取值保留小数点后两位,阿托伐他汀为6.11元/日,瑞舒伐他汀为5.54元/日,匹伐他汀为13.46元/日,辛伐他汀为3.85元/日,普伐他汀为8.47元/日,氟伐他汀为5.25元/日。价格由低到高排列,取百分位数,辛伐他汀、氟伐他汀为>20%~40%,得17分;阿托伐他汀和瑞舒伐他汀为>40%~60%,得14分;普伐他汀为>60%~80%,得11分;匹伐他汀为>80%~100%,得8分。具体评分情况见表5-2-7。

表 5-2-7　他汀类药物经济性评分

经济性(20分)		评分标准	阿托伐他汀	瑞舒伐他汀	匹伐他汀	辛伐他汀	普伐他汀	氟伐他汀
药品日均治疗费用(百分位数)	≤20%	20						
	>20%~40%	17				17		17
	>40%~60%	14	14	14				
	>60%~80%	11					11	
	>80%~100%	8			8			
评分			14	14	8	17	11	17

5.其他属性评分

(1)国家医保药品目录:辛伐他汀为医保甲类,有支付限制条件,得4分;其余5种他汀均为医保乙类,且没有支付限制条件,得3分。

(2)国家基本药物目录:阿托伐他汀、瑞舒伐他汀和辛伐他汀在《国家基本药物目录》中,没有"△"要求,得3分;匹伐他汀、普伐他汀和氟伐他汀不在《国家基本药物目录》中,得1分。

(3)贮藏条件:阿托伐他汀和瑞舒伐他汀贮藏条件为常温贮藏,得3分;匹伐他汀和普伐他汀为常温贮藏,避光或遮光,得2.5分;氟伐他汀为阴凉贮藏,得2分;辛伐他汀为阴凉贮藏,避光或遮光,得1.5分。

(4)药品有效期:6种他汀的有效期均为24~36个月,均得2分。

(5)全球使用情况:阿托伐他汀和瑞舒伐他汀在美国、欧洲和日本均已上市,得3分;匹伐他汀、辛伐他汀、普伐他汀和氟伐他汀在美国或欧洲或日本上市,得2分。

（6）生产企业状况:阿托伐他汀、瑞舒伐他汀、辛伐他汀、普伐他汀和氟伐他汀的生产企业为世界销量前50的制药企业（美国《制药经理人》发布）,得3分;匹伐他汀的生产企业为其他企业,得1分。具体评分情况见表5-2-8。

表 5-2-8　他汀类药物其他属性评分

其他属性 （20分）		评分标准	阿托伐他汀	瑞舒伐他汀	匹伐他汀	辛伐他汀	普伐他汀	氟伐他汀
国家医保药品目录	国家医保甲类,且没有支付限制条件	5						
	国家医保甲类,有支付限制条件	4				4		
	国家医保乙类/国家谈判药品,且没有支付限制条件	3	3	3	3		3	3
	国家医保乙类/国家谈判药品,有支付限制条件	2						
	不在国家医保药品目录中	1						
国家基本药物目录	在《国家基本药物目录》中,没有"△"要求	3	3	3		3		
	在《国家基本药物目录》中,有"△"要求	2						
	不在《国家基本药物目录》中	1			1		1	1
贮藏条件	常温贮藏	3	3	3				
	常温贮藏,避光或遮光	2.5			2.5		2.5	
	阴凉贮藏	2						2
	阴凉贮藏,避光或遮光	1.5				1.5		
	冷藏/冷冻贮藏	1						
药品有效期	≥36个月	3						
	24~<36个月	2	2	2	2	2	2	2
	<24个月	1						
全球使用情况	美国、欧洲、日本均已上市	3	3	3				
	美国或欧洲或日本上市	2			2	2	2	2
	美国、欧洲、日本均未上市	1						

其他属性 （20分）		评分 标准	阿托伐 他汀	瑞舒伐 他汀	匹伐 他汀	辛伐 他汀	普伐 他汀	氟伐 他汀
生产企 业状况	生产企业为世界销量前50的制药企业（美国《制药经理人》发布）	3	3	3		3	3	3
	生产企业在工业和信息化部医药工业百强榜上	2						
	其他企业	1			1			
评分			17	17	11.5	15.5	13.5	13

五、他汀类调脂药品临床综合评价总结

上述药物评价标准应用《中国医疗机构药品评价与遴选快速指南》评价方法，在药学特性、有效性、安全性、经济性、其他属性共5个维度进行量化评分，为医院决策者遴选药物和临床合理用药提供科学依据。

他汀类药物评价结果显示，阿托伐他汀得分84.5，在6种他汀中得分最高，得益于其在药学特性、有效性、安全性、其他属性4个方面的突出优势。其余他汀排名依次为瑞舒伐他汀、辛伐他汀、氟伐他汀、普伐他汀和匹伐他汀。

新药引进时，可根据评价结果，将6种他汀中排名前二的阿托伐他汀、瑞舒伐他汀作为强推荐药品。在调整药品时，如医疗机构他汀类药品较多（3种及以上）时，可根据得分排名进行遴选，对于得分较低的药品，建议暂时保留或调出。具体评分情况见表5-2-9。

表5-2-9 他汀类药物评价得分结果

评价维度	阿托伐他汀	瑞舒伐他汀	匹伐他汀	辛伐他汀	普伐他汀	氟伐他汀
药学特性	20	18	18	17	17	18
有效性	20	18	15	15	15	15
安全性	13.5	10	11	12	11	13
经济性	14	14	8	17	11	17
其他属性	17	17	11.5	15.5	13.5	13
总得分	84.5	77	63.5	76.5	67.5	76

六、他汀类药品评价与遴选应用解析

随着我国医改政策的不断深入,无论是国家基本药物目录、国家医保药品目录,还是医院药品供应目录,都需要不断地动态调整,以纳入更多安全、有效、经济的优质药品,满足广大人民群众的医疗需求。在当前集采常态化背景下,既要保证集采中标品种的顺利进院,又要符合1200种西药品规数的规定,医院药品供应目录面临的调整压力尤为突出。医疗机构急需更加客观、公开透明、统一便捷的工具快速做出评估和遴选,将已有的目录进行优化。在他汀类调脂药中,6种他汀类药品都已纳入集采,都要完成相应的带量任务。一是医院有可能超出1200种西药品规数的限制,同时影响其他新优特药的引进;二是集采任务完成难度将进一步加大;三是临床的用药结构将迫于集采带量任务的压力而不能跟上指南更新的步调,影响合理用药。本专家共识可为医院决策者遴选药物和临床合理用药提供科学依据。

值得注意的是:有效性、经济性、医保属性和生产企业属性等各项得分,受疾病诊疗指南更新、临床试验数据更新、药品价格波动、国家医保药品目录及国家基本药物目录调整和生产企业排名变化等因素的影响,故药品评分需根据上述信息变化进行阶段性更新,才能反映实时医药信息,使决策者因时因势做出更客观的判断。在落实遴选的过程中,还需要结合各类疾病领域和各类药物的实际特点进行细化。改进后的评分细则同质化程度更高,更加体现临床实际需求,可操作性更强。个别评分细则仍有待进一步细化,如不良反应项,评分细则只对重度不良反应划分了不同得分级别,对于药物警戒条目的多少、轻中度不良反应,未给出具体的量化标准。这些都有待于今后实践工作中进一步改进与完善。

【参考文献】

[1] 国家卫生健康委员会,国家中医药管理局. 关于加强公立医院运营管理的指导意见. 国卫财务发〔2020〕27 号. (2020-12-21). https://www.gov.cn/zhengce/zhengceku/2020-12/26/content_5573493.htm.

[2] 国家卫生健康委办公厅. 国家卫生健康委办公厅关于规范开展药品临床综合评价工作的通知. 国卫办药政发〔2021〕16 号. (2021-07-21)[2021-07-28]. http://www.nhc.gov.cn/yaozs/s2908/202107/532e20800a47415d84adf3797b0f4869.shtml.

［3］中国成人血脂异常防治指南修订联合委员会.中国成人血脂异常防治指南（2016 年修订版）.中国循环杂志，2016，31（10）：937-953.

［4］赵志刚，董占军，刘建平.中国医疗机构药品评价与遴选快速指南.医药导报，2020，39（11）：1457-1465.

［5］国务院办公厅.国务院办公厅关于推动药品集中带量采购工作常态化制度化开展的意见.国办发〔2021〕2 号.（2021-01-22）.https://www.gov.cn/gongbao/content/2021/content_5585228.htm.

［6］国家卫生计生委办公厅.国家卫生计生委办公厅关于实施有关病种临床路径的通知.国卫办医函〔2016〕1314 号.（2016-12-02）［2016-12-08］.http://www.nhc.gov.cn/yzygj/s7659/201612/e02b9324fc344f45979b6c20d7497b71.shtml.

［7］中华医学会心血管病学分会介入心脏病学组，中华医学会心血管病学分会动脉粥样硬化与冠心病学组，中国医师协会心血管内科医师分会血栓防治专业委员会，等.稳定性冠心病诊断与治疗指南.中华心血管病杂志，2018，46（9）：680-694.

［8］Mach F，Baigent C，Catapano A L，et al.2019 ESC/EAS guidelines for the management of dyslipidaemias：lipid modification to reduce cardiovascularrisk.Eur Heart J，2019，41（1）：111-188.

［9］中华医学会，中华医学会临床药学分会，中华医学会杂志社，等.稳定性冠心病基层合理用药指南.中华全科医师杂志，2021，20（4）：423-434.

［10］国家药品监督管理局.国家药品不良反应监测年度报告（2019 年）.（2020-4-13）.https://www.nmpa.gov.cn/xxgk/yjjsh/ypblfytb/20200413094901811.html.

［11］国家药品监督管理局.药物警戒快讯 2021 年第 8 期（总第 220 期）：美国删除他汀类药物孕妇禁用的警示信息但仍建议妊娠期停用他汀类药物.（2021-09-02）.https://www.nmpa.gov.cn/xxgk/yjjsh/ywjjkx/20210902103824148.html.

［12］国家药品监督管理局.药物警戒快讯 2012 年第 1 期（总第 105 期）：欧盟警告 HMG-CoA 还原酶抑制剂导致新发糖尿病的风险.（2012-02-15）.https://www.nmpa.gov.cn/directory/web/nmpa/xxgk/yjjsh/ywjjkx/20120215120001727.html.

［13］国家药品监督管理局.药物警戒快讯 2012 年第 3 期（总第 107 期）：美国修订他汀类降胆固醇药的说明书.（2012-04-19）.https://www.nmpa.gov.cn/directory/web/nmpa/xxgk/yjjsh/ywjjkx/20120419120001364.html.

［14］国家药品监督管理局.药品不良反应信息通报（第 51 期）：警惕他汀类药品血糖异常不良反应及与 HIV 蛋白酶抑制剂的相互作用.（2012-11-20）.https://www.nmpa.gov.cn/directory/web/nmpa/xxgk/yjjsh/ypblfytb/20121120120001665.html.

［15］国家药品监督管理局.药物警戒快讯 2014 年第 7 期（总第 135 期）：英国发布他汀类

药物的风险效益分析报告. (2014-07-17). https://www. nmpa. gov. cn/directory/web/nmpa/xxgk/yjjsh/ywjjkx/20140717120001265. html.

[16] 国家药品监督管理局. 药物警戒快讯 2005 年第 2 期(总第 2 期)：阿司利康公司修改瑞舒伐他汀的说明书. (2005-03-28). https://www. nmpa. gov. cn/xxgk/yjjsh/ywjjkx/20050328131900730. html.

[17] 国家药品监督管理局. 药物警戒快讯 2008 年第 9 期(总第 58 期)：美国警告辛伐他汀与胺碘酮合用增加横纹肌溶解风险. (2008-09-18). https://www. nmpa. gov. cn/directory/web/nmpa/xxgk/yjjsh/ywjjkx/20080918120001104. html.

[18] 国家药品监督管理局. 药物警戒快讯 2010 年第 7 期(总第 84 期)：美国警告辛伐他汀的严重肌损害风险. (2010-11-16). https://www. nmpa. gov. cn/directory/web/nmpa/xxgk/yjjsh/ywjjkx/20100607120001232. html.

[19] 国家药品监督管理局. 药品不良反应信息通报(第 34 期)：警惕辛伐他汀与胺碘酮联合使用或高剂量使用增加横纹肌溶解发生风险. (2010-11-16). https://www. nmpa. gov. cn/directory/web/nmpa/xxgk/yjjsh/ypblfytb/20101116142601583. html.

[20] 国家药品监督管理局. 药物警戒快讯 2011 年第 7 期(总第 99 期)：美国 FDA 发布关于限制使用辛伐他汀的警示信息. (2011-07-08). https://www. nmpa. gov. cn/directory/web/nmpa/xxgk/yjjsh/ywjjkx/20110708120001616. html.

[21] 国家药品监督管理局. 药物警戒快讯 2012 年第 10 期(总第 114 期)：英国更新辛伐他汀的禁忌证. (2012-11-06). https://www. nmpa. gov. cn/xxgk/yjjsh/ywjjkx/20121106120001156. html.

[22] 国家药品监督管理局. 药物警戒快讯 2012 年第 12 期(总第 116 期)：加拿大发布针对辛伐他汀增加肌病风险的新的安全推荐剂量. (2012-12-27). https://www. nmpa. gov. cn/xxgk/yjjsh/ywjjkx/20121227120001860. html.

[23] 国家卫生健康委员会. 国家基本药物目录 2018 年版. (2018-10-25). http://www. nhc. gov. cn/wjw/jbywml/201810/600865149f4740eb8ebe729c426fb5d7. shtml

[24] 李亦蕾，刘世霆，宾建平. 广东省他汀类药物评价与遴选专家共识. 今日药学，2022(7)：481-489.

第三节　EGFR-TKI类分子靶向药一线治疗非小细胞肺癌的临床快速综合评价

一、摘　要

通过药品临床综合评价的方法，比较非小细胞肺癌（non-small cell lung cancer，NSCLC）一线靶向治疗药品（吉非替尼、厄洛替尼、埃克替尼、阿法替尼、达可替尼、奥希替尼）的临床综合价值，形成科学、客观、量化的表皮生长因子受体酪氨酸激酶抑制剂（epidermal growth factor receptor-tyrosine kinase inhibitor，EGFR-TKI）抗肿瘤药品价值判断的综合证据，为医院临床合理用药和目录准入决策提供参考。以《抗肿瘤药物临床综合评价技术指南（2022年版 试行）》为准则，通过文献复习、专家调研和专家论证会构建EGFR突变NSCLC一线治疗药品临床综合评价指标体系。采用系统文献综述、网状Meta分析及其他相关数据资料分析的方法，重点围绕安全性、有效性、经济性、创新性、适宜性、可及性6个维度进行定性及定量数据/证据整合分析。奥希替尼在各维度上的综合表现最优，但其可负担性较差；埃克替尼虽然在安全性上表现最优，但其有效性和经济性却表现最差；吉非替尼在创新性、经济性和可及性上表现均较佳，但其安全性和有效性均排在后三位。厄洛替尼在几个维度上排名居中，但总生存获益较差。阿法替尼和达可替尼在各维度上的表现均排名靠后，如阿法替尼可负担性最差，而达可替尼在安全性上表现最差。此次综合评价纳入NSCLC患者一线治疗的6种EGFR-TKI——吉非替尼、厄洛替尼、埃克替尼、阿法替尼、达可替尼、奥希替尼，它们在各维度指标上各有优缺，建议在临床合理用药和作为药品目录准入决策时，根据各医疗机构及临床实际需求进行综合判断。

二、研究背景

肺癌是世界各国发病率和病死率较高的恶性肿瘤之一。近年来，我国肺癌的发病率和病死率呈明显上升趋势。据国家癌症中心统计，2016年我国肺癌发病率和病死率均居恶性肿瘤首位，其中新发病例约82.8万例，死亡病例约 65.7 万例；早期肺癌多无明显症状，多数患者出现症状就诊时已属晚期，晚期肺癌患者整体 5 年生存率仍不超过 20%。

EGFR 突变是肺癌发病率较高的基因突变类型，约占 NSCLC 的 28%。国内已陆续上市第一代 EGFR-TKI 吉非替尼、厄洛替尼和埃克替尼，第二代 EGFR-TKI 阿法替尼和达可替尼，针对 EGFR-T790M 耐药突变的第三代 EGFR-TKI 如奥希替尼也已在国内获批用于一线治疗。国家卫生健康委发布的《原发性肺癌诊疗指南（2022 年版）》提出，对于 EGFR 突变阳性的局部晚期患者，可采用手术＋辅助性 EGFR-TKI 治疗±术后放疗。对于 IV 期 NSCLC 患者的全身治疗，EGFR 基因敏感突变的 IV 期 NSCLC 患者，推荐使用 EGFR-TKI 一线治疗；对于一线 EGFR-TKI 治疗后耐药并且 EGFR-T790M 耐药突变阳性的患者，二线治疗时应优先使用第三代 EGFR-TKI，如奥希替尼、阿美替尼或伏美替尼。

采用第一代 EGFR-TKI 治疗后的大部分肺癌患者会在治疗后 1 年左右出现耐药，EGFR-T790M 耐药突变出现在 49%～63% 获得性耐药患者的组织标本中，被认为是第一代 EGFR-TKI 耐药的最主要原因。而第二代 EGFR-TKI 因同时抑制 EGFR、HER-2 和 HER-4 三种受体磷酸化及其后续的激酶活性，与第一代 EGFR-TKI 相比，具有作用靶点多、不良反应大的特点，这也奠定了其临床获益比第一代 EGFR-TKI 更显著的大趋势，同时也面临患者耐受性差的难题。第三代 EGFR-TKI 主要通过与酪氨酸激酶结合域 Cys797 形成共价键结合而抑制信号通路的传导，避开 EGFR-T790M，克服了 EGFR-T790M 突变导致的耐药性且耐受性良好，但也存在上市时间短、价格较第一、二代昂贵等问题。因患者个体差异和 EGFR-TKI 药物特性各异，故临床医生在制定治疗方案的药物品种选择上需要综合考虑。虽然已有许多随机对照试验和 Meta 分析，以及成本-效用分析，但这些研究各有侧重，且缺乏对该类抗肿瘤药品的综合评价。

因此，开展 EGFR-TKI 抗肿瘤药品的临床综合评价，形成 EGFR-TKI 抗肿瘤药品价值判断的综合证据，不论对于政策制定，还是对于临床医生治疗决策，都具有重要意义。本项研究选取 NSCLC 一线治疗药品 EGFR-TKI 为研究对象，比较吉非替尼、厄洛替尼、埃克替尼、阿法替尼、达可替尼、奥希替尼在安全性、有效性、经济性、创新性、适宜性、可及性 6 个维度的综合价值，以期为临床合理用药和药品目录准入决策提供参考。

三、资料与方法

(一)临床综合评价体系的构建

本项研究根据《抗肿瘤药物临床综合评价技术指南(2022 年版 试行)》，对 EGFR-TKI 抗肿瘤药品用于治疗 EGFR 基因敏感突变的局部晚期或转移性 NSCLC 成年患者开展临床综合评价。

评价药品为国家药品监督管理局(NMPA)批准在国内上市的 6 种用于 EGFR 基因突变的局部晚期或转移性 NSCLC 患者一线治疗的 EGFR-TKI，包括吉非替尼、厄洛替尼、埃克替尼、阿法替尼、达可替尼、奥希替尼。评价开展时已获批上市的阿美替尼和伏美替尼因说明书未取得一线治疗适应证，故未纳入此次评价。

基于药品技术特性，分别从安全性、有效性、经济性、创新性、适宜性、可及性 6 个维度进行完整的综合评价。通过文献复习、专家调研，确定各维度的关键评价指标。召开专家论证会，邀请 5 位临床专家、11 位药学专家、3 位卫生经济学专家及 4 位药物政策学专家进行指标体系论证。最终形成专家认可、符合肺癌疾病领域特点的临床评价指标体系。

(二)各维度药品综合评价

1. 药品技术特性选取自药品说明书、美国食品药品监督管理局(FDA)和 NMPA 发布的药品信息。

2. 对于安全性、有效性和经济性的评价，采取基于文献快速综合评价的方法，证据来源有：

(1)国内外权威指南，包括中国临床肿瘤学会(Chinese Society of Clinical Oncology, CSCO)《非小细胞肺癌诊疗指南》、国家卫生健康委《原发性肺癌诊疗指南》、NCCN《非小细胞肺癌临床实践指南》、ESMO《EGFR 突变非小细胞肺癌治疗专家共识》等。

(2)系统评价和网状 Meta 分析文献、成本-效用分析文献；检索数据库有 PubMed、Embase、Cochrane Library、中国知网以及临床试验注册网站(ClinicalTrials. gov)。检索关键词为吉非替尼(Gefitinib)、厄洛替尼(Erlotinib)、埃克替尼(Icotinib)、阿法替尼(Afatinib)、达可替尼(Dacomitinib)、奥希替尼(Osimertinib)、非小细胞肺癌(NSCLC)、表皮生长因子受体(EGFR)、安全性(safety)、有效性(efficacy)、成本-效果分析(cost-effectiveness)。

3. 对于创新性、适宜性、可及性的分析,采取描述性文献评价的方法,资料来源有药品批准信息、专利信息和文献,以及生产企业提供的信息。

四、评价结果

(一)临床综合评价指标体系构建情况

评价指标体系包括安全性、有效性、经济性、创新性、适宜性和可及性 6个一级指标,其中安全性包括 3 级及以上不良反应、严重药物安全警告事件 2个二级指标;有效性包括临床疗效和指南推荐 2 个二级指标,以及总生存期(overall survival,OS)、无进展生存期(progression free survival,PFS)2 个三级指标;经济性采用增量成本-效果比(ICER)1 个二级指标;创新性包括作用机制和技术国产化 2 个二级指标;适宜性包括药品使用适宜性、医保药品目录和适应证 3 个二级指标;可及性包括可获得性和可负担性 2 个二级指标,以及药品配备率和年治疗费用 2 个三级指标。

(二)EGFR 突变 NSCLC 一线靶向治疗药品各维度临床综合评价证据

1. 安全性

在三级不良反应方面,主要依据 Zhao 等人的一项纳入 18 项临床试验涉及 4628 名患者和 12 种治疗方案的网状 Meta 分析,比较了 EGFR-TKI 作为 NSCLC 一线治疗的安全性和有效性。治疗方案包括:奥希替尼、达可替尼、阿法替尼、厄洛替尼、吉非替尼和埃克替尼单药治疗,基于培美曲塞的化疗(pemetrexed based chemotherapy,PbCT),不含培美曲塞的化疗(pemetrexed free chemotherapy,PfCT),以及联合治疗(阿法替尼联合西妥昔单抗,厄洛替尼联合贝伐珠单抗,吉非替尼联合 PbCT,吉非替尼联合培美曲塞)。

从可比较的治疗方案发现,与 EGFR-TKI 相关的毒性较少,特别是埃克替尼和奥希替尼发生 3 级及以上不良反应最少。与其他 EGFR-TKI 相比,阿法替尼的 3 级及以上不良反应最多。本项研究总共报告了 120 多种不同类型的不良反应,其中 16 种最具临床实际意义。与常规化疗不同,EGFR-TKI 常见的不良反应包括皮疹、腹泻、口腔炎、甲沟炎、皮肤干燥、肝功能障碍和间质性肺疾病。

不同 EGFR-TKI 某些特定不良反应的发生概率存在差异。阿法替尼和达可替尼引起皮疹、腹泻和口腔炎的可能性最大。达可替尼引起甲沟炎和皮肤干燥的风险最高。奥希替尼、厄洛替尼和吉非替尼发生不良反应的概率相对低些。然而，吉非替尼的不良反应以肝功能障碍为主，吉非替尼和达可替尼引起更多的间质性肺疾病。埃克替尼的毒性谱最窄，因此相对安全（表 5-3-1）。

在 EGFR-TKI 联合其他方案治疗时，例如厄洛替尼联合贝伐珠单抗对比厄洛替尼单药、吉非替尼联合培美曲塞化疗对比吉非替尼单药，发生 3 级及以上不良反应的风险增加。此外，厄洛替尼联合贝伐珠单抗是目前所有可比较的治疗方案中发生 3 级及以上不良反应风险最高的。

在严重药物安全警告事件方面，厄洛替尼说明书中将严重间质性肺疾病样事件列为警告信息，其余 5 种药品说明书将间质性肺疾病样事件列为注意事项或不良反应。

表 5-3-1　EGFR-TKI 一线治疗不良反应对比

[3 级及以上主要不良反应发生数(百分比)]

研究	药物	腹泻	皮疹/痤疮	口腔炎	甲沟炎	ALT/AST水平升高	剂量调整或停药
NEJ002/IPASS	吉非替尼	1(0.9)	6(5.3)	1(0.2)	2(0.3)	30(26.3)	160(26.0)
ENSURE	厄洛替尼	2(0.9)	7(6.4)	0	2(0.9)	0	21(19.1)
CONVINCE	埃克替尼	11(7.4)	22(14.9)	N/A	N/A	7(4.7)	3(2.0)
LUX-LUNG 3	阿法替尼	33(14.4)	37(16.2)	20(8.7)	26(11.4)	0	122(53.3)
ARCHER 1050	达可替尼	19(8.0)	31(14.0)	8(4.0)	17(7.0)	2(1.0)	150(66.1)
FLAURA	奥希替尼	6(2.0)	3(1.0)	1(0.3)	1(0.3)	3(1.0)	48(17.0)

备注:此处列出的不良反应基于单药治疗的上市前临床试验。N/A:表示不适用；ALT:丙氨酸转氨酶(alanine aminotransferase)；AST:天冬氨酸转氨酶(aspartate aminotransferase)。

2. 有效性

在临床疗效方面，依据网状 Meta 分析，比较了包括奥希替尼、达可替尼、阿法替尼、厄洛替尼、吉非替尼和埃克替尼单药治疗的 12 种 NSCLC 一线治疗方案在总生存期、无进展生存期方面的表现。与吉非替尼联合 PbCT 一致，奥希替尼显示出最优的无进展生存期获益,且与达可替尼、阿法替尼、厄洛替尼、吉非替尼、埃克替尼、培美曲塞化疗、不含培美曲塞化疗、阿法替尼联合西妥昔单抗和吉非替尼联合培美曲塞相比,均有显著差异。奥希替尼与吉非替尼联合 PbCT 也表现出最优的总生存期获益。同时,联合治疗总体上会引起更多的毒性,尤其是厄洛替尼联合贝伐珠单抗方案,3 级及以上不良反应最多。两种最常见的 EGFR 突变类型的亚组分析表明,对于具有外显子第 19 位缺失的患者,使用奥希替尼,无进展生存期获益最显著;而对于 L858R 突变的患者,使用吉非替尼联合 PbCT,无进展生存期获益最显著。

在指南推荐方面,国家卫生健康委《原发性肺癌诊疗指南(2022 年版)》和 CSCO《非小细胞肺癌诊疗指南(2022 版)》对驱动基因阳性的晚期 NSCLC 患者的一线治疗药物推荐,吉非替尼、厄洛替尼、埃克替尼、达可替尼、阿法替尼和奥希替尼均为同等推荐级别(推荐级别:Ⅰ级)。NCCN《非小细胞肺癌(2022 年第三版)》对 EGFR 突变外显子第 19 位缺失或 L858R 突变的一线系统治疗药物优先推荐奥希替尼,其次是厄洛替尼、阿法替尼、吉非替尼(证据共识级别:Ⅰ类)。另外,ESMO《EGFR 突变非小细胞肺癌治疗专家共识》同样优先推荐第三代 EGFR-TKI(如奥希替尼)作为携带常见 EGFR 突变的晚期 NSCLC 患者的一线治疗方案(证据级别:Ⅰ;推荐等级:A)。

3. 经济性

肺癌是我国乃至世界各国健康医疗保险系统的重大负担。Guan 等人基于英国医疗服务体系和中国医疗保健系统,对 12 种晚期 EGFR 突变 NSCLC 一线治疗的临床有效性和成本-效果进行了评估研究。研究人员使用马尔科夫模型,对包括 6 种 EGFR-TKI、4 种联合治疗和 2 种化疗开展了成本-效果分析。

研究发现,对于健康产出,6 种 EGFR-TKI 中,奥希替尼的 QALY 最高,其次是达可替尼、阿法替尼、厄洛替尼和吉非替尼,而埃克替尼的 QALY 最低。对于直接医疗成本,吉非替尼方案的成本最低(英国为 24529 英镑,中国为 12961 英镑),之后依次是埃克替尼、厄洛替尼、阿法替尼和达可替尼,奥希替尼的直接医疗成本最高。对于经济性,6 种 EGFR-TKI 的成本-效果比值从低到高依次是吉非替尼、奥希替尼、达可替尼、厄洛替尼、阿法替尼、埃克替尼,且吉非替尼、奥希替尼 2 种治疗方案构成了成本-效果边界,即最具成本-效果优势。概率敏感性分析显示,当意愿支付阈值为英国和中国常用阈值的较低值(英国为 20000 英镑/QALY,中国为 8000 英镑/ QALY)时,吉非替尼最有可能具有经济性;当阈值提高时,吉非替尼联合以培美曲塞为基础的化疗最有可能具有经济性。该研究结论提示,决策者在选择最优方案时侧重考虑临床疗效或成本-效果,做出不同的选择。

4. 创新性

在作用机制方面,第一代药物吉非替尼和厄洛替尼可可逆性抑制 EGFR 野生型和突变型,埃克替尼可可逆性抑制 EGFR 突变型;第二代药物达可替尼和阿法替尼则为不可逆的泛 HER 家族抑制剂(除 EGFR 外,其还对 HER-2 和 HER-4 有抑制作用);第三代药物除经典突变(EGFR 19del 和 EGFR L858R)外,亦可抑制 EGFR 外显子第 20 位 T790M,而 T790M 突变是第一、二代 EGFR-TKI 耐药的主要机制之一,所以第三代药物对第一、二代用药后 T790M 突变导致的药物耐药有效。第三代药物的另一个特点就是能透过血脑屏障,因此对中枢神经系统转移瘤较第一、二代药物有更好的疗效。

在技术国产化方面,埃克替尼为我国具有完全自主知识产权的 EGFR-TKI。其余 5 种 EGFR-TKI 为进口原研药品,目前已有其中 3 种的仿制药在国内批准上市,可促进技术国产化。

5. 适宜性

在是否适合肿瘤患者服用方面,目前上市的 EGFR-TKI 均为口服片剂,除埃克替尼为每日 3 次的用法外,其余均为每日 1 次的用法。疗程无明确限制,一般为持续用药直至疾病进展或出现不能耐受的毒性反应,而埃克替尼限制治疗达 2 年,奥希替尼限制为 3 年。

在医保药品目录和适应证方面,6 种 EGFR-TKI 药品均已准入当前国家医保药品目录,吉非替尼和埃克替尼已纳入《国家基本药物目录》。吉非替尼、厄洛替尼、阿法替尼、奥希替尼的适应证为 EGFR 阳性局部晚期或转移性 NSCLC 的一线、二线及以上治疗,埃克替尼的适应证仅为 EGFR 阳性局部晚期或转移性 NSCLC 的一线治疗,达可替尼的适应证为 EGFR 外显子第 19 位缺失突变或号外显子第 21 位 L858R 置换突变的局部晚期或转移性 NSCLC 的一线治疗。

6. 可及性

在可获得性方面,抽样调查结果显示,各级医院埃克替尼(凯美纳)的药品配备率最高(17%),其次是奥希替尼(泰瑞沙)(10.5%)、达可替尼(多泽润)(7%),而阿法替尼(吉泰瑞)、厄洛替尼(特罗凯)、吉非替尼(易瑞沙)的药品配备率相对较低。

在可负担性方面,6种EGFR-TKI中仅吉非替尼(原研药)已纳入国家组织药品集中采购,可负担性最优,年治疗费用个人负担为19692.00元,分别占2021年我国城镇和农村居民人均可支配收入的42%、104%。其次为厄洛替尼,年治疗费用个人负担为29160.00元,分别占2021年我国城镇和农村居民人均可支配收入的62%、154%。埃克替尼、阿法替尼、达可替尼和奥希替尼的年治疗费用个人负担分别为42984.00元、72000.00元、33534.00元和66960.00元。吉非替尼和厄洛替尼的可负担性优于其余4种EGFR-TKI(表5-3-2)。

表 5-3-2　6种EGFR-TKI医保支付对比

药品通用名	商品名	规格/剂型	医保支付价格(元)	月治疗费用(元)	年治疗费用(元)
吉非替尼	易瑞沙	250mg/片	54.70	1641.00	19692.00
厄洛替尼	特罗凯	100mg/片	59.39	2430.00	29160.00
		150mg/片	81.00		
埃克替尼	凯美纳	125mg/片	39.80	3582.00	42984.00
阿法替尼	吉泰瑞	30mg/片	200.00	6000.00	72000.00
		40mg/片	160.50		
达可替尼	多泽润	15mg/片	31.05	2794.50	33534.00
奥希替尼	泰瑞沙	80mg/片	186.00	5580.00	66960.00

备注:数据来源为2022年1月1日执行的"国谈"价格。

五、评价结论

通过开展EGFR-TKI类抗肿瘤药品的综合评价,分别从6个维度系统对比分析了NSCLC一线治疗的6种药品,包括吉非替尼、厄洛替尼、埃克替尼、阿法替尼、达可替尼、奥希替尼(表5-3-3)。

从安全性维度,埃克替尼和奥希替尼发生3级及以上的不良反应最少,阿法替尼发生3级及以上的不良反应最多,奥希替尼、厄洛替尼和吉非替尼发生不良反应的概率相对低些。吉非替尼以肝功能障碍为主,吉非替尼和达可替尼会引起更多的间质性肺疾病。埃克替尼的毒性谱最窄。

从有效性维度,奥希替尼单药治疗显示出最优的无进展生存期获益和总生存期获益,其次是达可替尼、阿法替尼、厄洛替尼或吉非替尼,最次是埃克替尼。

从经济性维度,对于健康产出,奥希替尼的 QALY 最高。对于直接医疗成本,吉非替尼方案的成本最低。综合考虑成本与效果两个维度,吉非替尼、奥希替尼的增量成本-效果比最优,其次是达可替尼、厄洛替尼、阿法替尼和埃克替尼。

从创新性维度,吉非替尼、厄洛替尼、埃克替尼靶向抵制 EGFR 突变型;达可替尼和阿法替尼则为泛 HER 家族抑制剂;奥希替尼除经典突变外,亦可抑制耐药突变 EGFR-T790M。奥希替尼不同于第一、二代 EGFR-TKI,其可穿透血脑屏障。

从适宜性维度,目前上市的 EGFR-TKI 均为口服制剂,在药物使用适宜性上无差别。在治疗线数方面,除埃克替尼和达可替尼仅获批 EGFR 阳性局部晚期或转移性 NSCLC 的一线治疗外,吉非替尼、厄洛替尼、阿法替尼、奥西替尼的适应证为 EGFR 阳性局部晚期或转移性 NSCLC 的一线、二线及以上治疗。

从可及性维度,在可获得性方面,埃克替尼在各级医院药品配备率最高。在可负担性方面,仅吉非替尼(原研药)已纳入国家组织药品集中采购,可负担性最优,其次为厄洛替尼,再次是达可替尼、埃克替尼,而奥希替尼和阿法替尼的可负担性最次。

表 5-3-3　6 种 EGFR-TKI 一线治疗 NSCLC 的临床综合评价汇总

一级指标	二级指标	三级指标	吉非替尼	厄洛替尼	埃克替尼	阿法替尼	达可替尼	奥希替尼
安全性	3 级及以上不良反应发生率	—	C	D	A	E	F	B
	严重药物安全事件警告	间质性肺疾病[a]	E	F	E	E	E	E
有效性	临床疗效	PFS	E	D	F	C	B	A
		OS	D	E	F	C	B	A
	指南推荐[b]	—	B	B	B	B	B	A
经济性	ICER	—	A	D	F	E	C	B
创新性	作用机制[c]	—	—	—	—	—	—	—
	技术国产化[d]	—	B	B	A	B	C	C

续表

一级指标	二级指标	三级指标	吉非替尼	厄洛替尼	埃克替尼	阿法替尼	达可替尼	奥希替尼
适宜性	使用适宜性[e]	—	A	A	A	A	A	A
	基本药物目录[f]/医保目录	—	A	B	A	B	B	B
	适应证[g]	—	B	B	B	B	B	A
可及性	可获得性	药品配备率	F	E	A	D	C	B
	可负担性	年治疗费用	A	B	D	F	C	E

备注:表格中 A、B、C、D、E、F 表示各维度评价结果的排序情况(A 表示最优,F 表示最次)。a:说明书中将此项列为【警告】,评 F;仅以【注意事项】列出,评 E。b:根据优先推荐指南数量排序。c:定性描述分析,不涉及排序。d:我国自主知识产权,评 A;国内已有仿制药,评 B;进口原研药,评 C。e:在用药频率方面,埃克替尼为每日 3 次,评 B;其他为每日 1 次,评 A。f:已纳入基本药物目录/医保乙类,评 A;未纳入基本药物目录/医保乙类,评 B。g:仅限 EGFR 突变的 NSCLC 一线治疗,评 B;适用于 T790M 耐药后的 NSCLC 二线治疗,评 A。

综上,奥希替尼在各维度的综合表现最优,但其可负担性最次;埃克替尼虽然在安全性上表现最优,但其在有效性和经济性上却表现最差;吉非替尼作为第一个获批上市和第一个纳入集采的 EGFR-TKI 药品,在创新性、经济性和可及性上表现均较佳,但其在安全性和有效性上均排在后 3 位。厄洛替尼在几个维度排名居中,总生存获益较差,仅排在第 5 位。第二代 EGFR-TKI 阿法替尼和达可替尼在各维度的表现排名均靠后,如阿法替尼的可负担性最差,而达可替尼在安全性上表现最差。

本项研究依然具有一定的局限性。首先,仅选择说明书获批的 EGFR 突变的 NSCLC 一线治疗的药品,而未考虑 CSCO《非小细胞肺癌诊疗指南(2022 年版)》推荐的其他 EGFR-TKI。其次,本项研究侧重于对已发表文献资料的整合分析,有待于结合真实世界数据进一步验证。最后,因肿瘤领域药品政策时效性较强,需要定期对关键证据指标进行更新,该评价结论是否真正符合临床实际应用还有待进一步验证。

【参考文献】

[1] Zheng R S, Zhang S W, Zeng H M, et al. Cancer Incidence and Mortality in China,

2016. JNCC，2022，2(1)：2-11.

[2] 赫捷，李霓，陈万青，等. 中国肺癌筛查与早诊早治指南(2021,北京). 中华肿瘤杂志，2021，43(3)：243-268.

[3] 国家卫生健康委卫生发展研究中心，国家癌症中心，国家卫生健康委药具管理中心. 抗肿瘤药品临床综合评价技术指南(2022 年版 试行). http://www. nhei. cn/nhei/znfb/202206/c01d87a290664b01bf42a9dad769d69f/files/4e062c199b17474ca680da5aac3b6d89. pdf.

[4] Zhao Y，Liu J，Cai X，et al. Efficacy and safety of first line treatments for patients with advanced epidermal growth factor receptor mutated，non-small cell lung cancer：systematic review and network meta-analysis. BMJ，2019(367)：l5460.

[5] Guan H，Wang C，Chen C，et al. Cost-effectiveness of 12 first-line treatments for patients with advanced EGFR mutated NSCLC in the United Kingdom and China. Front Oncol，2022(12)：819674.

[6] 国家卫生健康委办公厅. 原发性肺癌诊疗指南(2022 年版). (2022-04-03)[2022-04-11]. http://www. nhc. gov. cn/yzygj/s7659/202204/a0e67177df1f439898683e1333957c74. shtml.

[7] 中国临床肿瘤学会指南工作委员会. 中国临床肿瘤学会(CSCO)非小细胞肺癌诊疗指南(2022 版).

[8] NCCN Clinical Practice Guidelines in Oncology. Non-Small Cell Lung Cancer. Version 3. 2022. J Natl Compr Canc Netw，2022，20(5)：497-530.

[9] Remon J，Soria J C，Peters S. Early and locally advanced non-small-cell lung cancer：an update of the ESMO Clinical Practice Guidelines focusing on diagnosis，staging，systemic and local therapy. Ann Oncol，2021，32(12)：1637-1642.

附　录

(1)技术特性

6 种 EGFR-TKI 国内外上市情况

药品通用名	商品名	国外注册时间(FDA)	国内注册时间(NMPA)	进口企业情况	国产企业情况
吉非替尼	易瑞沙	2003*	2005	阿斯利康	齐鲁/恒瑞/扬子江/上海创诺/天士力帝益/南京优科/苏州特瑞
厄洛替尼	特罗凯	2004	2006	罗氏	豪森/科伦/信立泰/上海创诺/山东孔府/南京优科/苏州特瑞
埃克替尼	凯美纳	N/A	2011	N/A	贝达
阿法替尼	吉泰瑞	2013	2017	勃林格	豪森/齐鲁/科伦/正大天晴/扬子江/石药/江西山香
达可替尼	多泽润	2018	2019	辉瑞	N/A
奥希替尼	泰瑞沙	2015	2017	阿斯利康	N/A

备注：* 2002 年首先在日本上市；FDA：美国食品药品监督管理局(U. S. Food and Drug Administration)；NMPA：国家药品监督管理局(National Medical Products Administration)；N/A 表示不适用。

基本药学参数

药品名称	规格/剂型	用法用量	主要代谢酶	F	C_{max}	T_{max}	V_d	PB	$T_{1/2}$	CL
吉非替尼	250mg/片	250mg,QD	CYP3A4	59%	N/A	3~7h	1400L	90%	48h	30L/h
厄洛替尼	150mg/片、100mg/片	150mg,QD	CYP3A4	100%	N/A	4h	232L	93%	36.2h	N/A
埃克替尼	125mg/片	125mg,TID	CYP2C9、CYP3A4	N/A	1400 ng/ml	0.5~4h	空腹335L、餐后113L	N/A	6h	空腹46L/h、餐后22L/h
阿法替尼	20mg/片	40mg,QD	酶促代谢可忽略	92%	N/A	2~5h	4500L	95%	37h	91.8L/h
达可替尼	15mg/片	45mg,QD	CYP2D6、CYP3A4	80%	104 ng/ml	6h	N/A	98%	70h	27.06L/h
奥希替尼	80mg/片	80mg,QD	CYP3A4、CYP3A5	N/A	N/A	6h	986L	95%	48h	14.2L/h

备注：F 为生物利用度；C_{max} 为血浆峰浓度；T_{max} 为达峰时间；V_d 为表观分布容积；PB 为血浆蛋白结合率(plasma protein binding rate)；$T_{1/2}$ 为半衰期；CL 为血浆清除率(plasma clearance rate)；N/A 表示数据缺失。

（2）健康需求

获批适应证

药品名称	说明书适应证
吉非替尼	治疗表皮生长因子受体酪氨酸激酶（EGFR-TK）基因具有敏感突变的局部晚期或转移性 NSCLC 成年患者
厄洛替尼	单药适用于 EGFR 基因具有敏感突变的局部晚期或转移性 NSCLC 患者的治疗，包括一线治疗、维持治疗，或既往接受过至少一次化疗进展后的二线及以上治疗
埃克替尼	单药适用于 EGFR 基因具有敏感突变的局部晚期或转移性 NSCLC 患者的一线治疗
阿法替尼	1. 具有 EGFR 基因敏感突变的局部晚期或转移性 NSCLC，既往未接受过 EGFR-TKI 治疗 2. 含铂化疗期间或化疗后疾病进展的局部晚期或转移性鳞状组织学类型的 NSCLC 的治疗
达可替尼	单药用于 EGFR 外显子第 19 位缺失突变或外显子第 21 位 L858R 置换突变的局部晚期或转移性 NSCLC 患者的一线治疗
奥希替尼	1. 具有 EGFR 外显子第 19 位缺失或外显子第 21 位 L858R 置换突变的局部晚期或转移性 NSCLC 成年患者的一线治疗。 2. 既往经 EGFR-TKI 治疗或治疗后出现疾病进展，并且经检验确认存在 EGFR-T790M 突变阳性的局部晚期或转移性 NSCLC 成年患者的治疗

备注：药品说明书（截至 2022 年 6 月）。

（3）政策重要性

临床基本用药情况

药品名称	基本药物目录	基本医保药品目录用药
吉非替尼	是	乙类：限 EGFR 基因敏感突变的 NSCLC
厄洛替尼	否	乙类：限 EGFR 基因敏感突变的晚期 NSCLC

续表

药品名称	基本药物目录	基本医保目录用药
埃克替尼	是	乙类:①单药适用于 EGFR 基因具有敏感突变的局部晚期或转移性 NSCLC 患者的一线治疗。②单药适用于治疗既往接受过至少一个化疗方案失败后的局部晚期或转移性 NSCLC,既往化疗主要指以铂类为基础的联合化疗。③单药适用于Ⅱ—ⅢA 期伴有 EGFR 基因敏感突变的 NSCLC 术后辅助治疗。④不推荐本品用于治疗 EGFR 野生型 NSCLC 患者
阿法替尼	否	乙类:①具有 EGFR 基因敏感突变的局部晚期或转移性 NSCLC,既往未接受过 EGFR-TKI 治疗。②含铂化疗期间或化疗后疾病进展的局部晚期或转移性鳞状组织学类型的 NSCLC
达可替尼	否	乙类:单药用于 EGFR 外显子第 19 位缺失突变或外显子第 21 位 L858R 置换突变的局部晚期或转移性 NSCLC 患者的一线治疗
奥希替尼	否	乙类:限 EGFR 外显子第 19 位缺失或外显子第 21 位 L858R 置换突变的局部晚期或转移性 NSCLC 成年患者的一线治疗;既往因 EGFR-TKI 治疗或治疗后出现疾病进展,并且经检验确认存在 EGFR-T790M 突变阳性的局部晚期或转移性 NSCLC 成年患者的治疗

摘选自:《国家基本药物目录(2018 年版)》、国家医保药品目录(截至 2022 年 6 月)。

第四节　PARP 抑制剂治疗铂敏感复发性卵巢癌的临床综合评价

一、摘　要

目的:对多腺苷二磷酸核糖聚合酶(poly ADP-ribose polymerase,PARP)抑制剂单药维持治疗铂敏感复发性卵巢癌(recurrent ovarian cancer,ROC)的有效性、安全性和经济性进行综合评价,为 PARP 抑制剂的临床用药决策提供高质量的循证依据。

方法:通过网状 Meta 分析比较 3 种 PARP 抑制剂(奥拉帕利、尼拉帕利和氟唑帕利)单药维持治疗铂敏感 ROC 的有效性和安全性,并对乳腺癌易感基因(breast cancer susceptibility gene,BRCA)突变患者进行亚组分析。主要有效性终点为无进展生存期(progression-free survival,PFS),主要安全性终点为维持治疗期 3 级及以上的不良反应。在此基础上,从我国医疗卫生体系角度构建分区生存模型,模型效用指标为无进展生存质量调整生命年(quality-ajusted progression-free survival life-year, QA-PFS-LY),并通过增量成本-效果比(incremental cost-effectiveness ratio, ICER)比较各 PARP 抑制剂的经济性。

结果:共 5 项随机对照试验(RCT)纳入网状 Meta 分析,包含 1630 例铂敏感 ROC 患者。与安慰剂相比,奥拉帕利、尼拉帕利和氟唑帕利维持治疗均可显著改善整体和 BRCA 突变患者的 PFS,且 3 种药物间的有效性不存在显著性差异。3 种 PARP 抑制剂维持治疗均增加了患者 3 级及以上不良反应的发生风险,但奥拉帕利的风险显著低于其他 2 种 PARP 抑制剂。经济学研究显示,经济性由好到差依次为氟唑帕利、尼拉帕利和奥拉帕利,3 种 PARP 抑制剂的价格是影响经济性评价结果的最主要因素。

结论:基于当前 RCT 的证据,3 种 PARP 抑制剂单药维持治疗铂敏感 ROC 患者的有效性不存在显著性差异,其中奥拉帕利的安全性最优,而氟唑帕利具有最优的经济性。但是,本项研究结果可能存在偏倚,需根据临床研究生存和安全性数据更新、药品及医疗服务价格调整等进行持续更新。

二、背　景

卵巢癌是常见的妇科生殖系统肿瘤之一,2020 年全球卵巢癌新增病例超 31 万例,新增死亡病例近 21 万例,卵巢癌已成为病死率排名第二的妇科肿瘤。我国每年卵巢癌新发病例 5.5 万例,死亡病例 3.7 万例,是所有妇科肿瘤中预后最差、病死率最高的肿瘤。约 80% 的卵巢癌患者诊断时已是晚期,晚期卵巢癌的标准治疗为肿瘤细胞减灭术后辅以铂类联合紫杉类化疗,但患者复发率高达 70%。卵巢癌一旦复发,可选药物少,传统的铂类药物对患者总生存期的改善甚微,5 年生存率仅为 40%。近年来,PARP 抑制剂的上市开创了卵巢癌的靶向治疗时代。

PARP 是与应激条件下 DNA 损伤修复密切相关的一种酶,PARP1 和 PARP2 在 DNA 损伤反应、细胞转录和凋亡以及免疫功能方面发挥着重要作用。PARP 抑制剂主要通过以下两种作用机制发挥抗肿瘤作用:一是捕获 DNA 损伤位点上的 PARP1 和 PARP2,阻止 DNA 修复蛋白的募集,从而使肿瘤细胞因无法进行正常的有丝分裂而死亡;二是选择性地促使存在同源重组修复缺陷(homologous recombination deficiency，HRD)的肿瘤细胞凋亡。PARP抑制剂已经在晚期初治卵巢癌和铂敏感ROC维持治疗中表现出优异的疗效和可接受的安全性。目前,国内上市的PARP抑制剂包括奥拉帕利、尼拉帕利、氟唑帕利、帕米帕利,且均先后进入国家医保谈判目录,大大降低了药品费用,减轻了患者的医疗负担。但是目前尚无关于4种PARP抑制剂安全性、有效性、经济性系统的综合评价,因此拟开展PARP抑制剂的临床综合评价,以期为PARP抑制剂的临床合理决策提供系统的循证依据,也为相关药物政策制定与调整提供卫生技术评估支撑。

三、目标人群选定

药品临床综合评价的目标人群选定主要以药品说明书为主,如有多个批准卵巢癌适应证则建议咨询临床专家。国内已上市PARP抑制剂说明书批准的卵巢癌适应证见表5-4-1。目前,仅奥拉帕利和尼拉帕利批准用于一线含铂化疗方案达到完全缓解或部分缓解后的维持治疗;对于铂敏感ROC维持治疗,奥拉帕利、尼拉帕利、氟唑帕利已批准使用。因此,本次PARP抑制剂临床综合评价的目标人群确定为铂敏感ROC患者。

表5-4-1 国内已上市PARP抑制剂的卵巢癌适应证汇总

药品名称	卵巢癌一线维持治疗		铂敏感ROC维持治疗		既往经过二线及以上化疗的ROC的治疗	
	BRCA突变	BRCA未突变	BRCA突变	BRCA未突变	BRCA突变	BRCA未突变
尼拉帕利	√	√	√	√		
奥拉帕利	√	×	√	√		
氟唑帕利	×	×	√	√	铂敏感√	×
帕米帕利	×	×	×	×	铂敏感、铂耐药√	×

说明书更新时间:甲苯磺酸尼拉帕利胶囊2021年10月20日;奥拉帕利片2021年7月2日;氟唑帕利胶囊2021年2月23日;帕米帕利胶囊2021年12月15日。

四、安全性、有效性、经济性评价

(一)临床疗效和安全性系统评价

1. 文献检索策略制定及筛选

检索式中包含卵巢癌和 PARP 抑制剂,采用主题词和自由词以达到全面检索。检索数据库包括 PubMed、Web of Science、Embase、Cochrane Library、中国知网和万方数据库,以及 Cochrane Central Register of Controlled Trials。手动检索相应的参考文献和会议论文摘要。对标题、摘要和全文进行筛选,以确定符合条件的研究。

纳入标准:①受试者:铂敏感 ROC 患者。干预措施:我国上市的 PARP 抑制剂(奥拉帕利、尼拉帕利、氟唑帕利和帕米帕利)单药作为 ROC 维持治疗。②对照:安慰剂或其他 PARP 抑制剂。③结局:报道了无进展生存期(PFS)、总生存期(OS)或维持治疗期 3 级及以上的不良反应。研究设计:随机对照试验(RCT)。

排除标准:①非铂敏感 ROC 患者;②PARP 抑制剂不是用于 ROC 的维持治疗;③未报道主要的研究结局;④评论、社论、会议摘要、综述、信件、病例报告和动物研究等。当同一项临床试验发表了多篇文献时,选取数据最全面的文献纳入本项研究,以避免重复纳入受试者。

2. 研究筛选和数据提取

2 名研究者独立筛选文献和提取数据,任何分歧由第三名研究者仲裁。首先阅读检索到的文献标题和摘要,根据纳入标准和排除标准进行筛选;然后详细阅读纳入的文献全文,最后确定纳入的文献。根据 Cochrane 手册预先设计数据提取表,提取所纳入研究的特征和结果,提取关键信息,包括作者信息、研究设计、受试者特征、干预措施、BRCA 突变状态、患者数量、重要结局指标、不良事件等级及频次。

3. 文献偏倚风险评估

2 名研究者根据 Cochrane 手册独立对所有纳入研究的方法学质量进行评估。评价标准和内容主要包括随机分配、分配隐瞒、盲法、结果数据完整度、结果报告选择性等偏差。2 名研究者独立评价纳入的文献,任何争议由第三名研究者仲裁。

4.数据合并及统计分析

本项研究计算 PFS 的风险比(hazard ratio，HR)及其 95%CI 并将其作为有效性的主要结局指标。对 BRCA 突变患者和总体人群的 PFS 进行亚组分析，以评估 PARP 抑制剂在不同亚组患者中的有效性。将 3 级及以上不良反应的危险比(RR)及其 95%CI 作为安全性的主要结局指标。使用 I^2 评估研究间的异质性，当 $I^2 > 50\%$ 时，采用随机效应模型，否则采用固定效应模型。研究采用 R 软件中的 gemtc 包并基于贝叶斯框架进行网状 Meta 分析。R 软件的参数设置如下：模拟链条数 4 条；迭代次数设置为 50000 次，前 20000 次用于退火以消除初始值的影响，细化迭代 10。本项研究使用 R 语言(4.0.2)进行统计分析。

根据累积排序概率图下面积(surface under the cumulative ranking，SUCRA)，可以对所有干预措施进行排序。SUCRA 值介于 0 和 1 之间，数值越大表示干预措施有效性或干预性越好。通过 SUCRA 值绘制临床净效益分析图，有助于研究者做出决策。本项研究使用 R 语言(4.0.2)进行统计分析。

5.系统评价结果

(1)文献筛选流程及结果

通过检索数据库共获得 400 篇文献，去除重复文献 115 篇后，确定 285 篇文献。通过阅读标题与摘要，排除系统性综述、不相关的研究、病案报道、指南、研究方案和信件等 253 篇，对其余 32 篇进行精读后，剩余 5 篇符合标准的研究被纳入。具体筛选流程如图 5-4-1 所示。

(2)纳入研究的基本特征及偏倚风险

共纳入 5 项 RCT 研究，包括 1630 例受试者，基本特征见表 5-4-2。其中，2 项是尼拉帕利的研究，2 项是奥拉帕利的研究，1 项是氟唑帕利的研究。由于帕米帕利的研究结果尚未公布，未纳入本项研究。所有纳入研究的对照组均为安慰剂对照，虽然研究间的药物和干预方案不尽相同，但所有试验的基线特征是相似的。只有 SOLO2 研究仅包含 BRCA 突变患者，其余 5 项研究既包含 BRCA 突变患者，也包含 BRCA 未突变的患者。研究的偏倚风险评估如图 5-4-2 所示。所纳入的 5 项研究质量高，偏倚风险低。

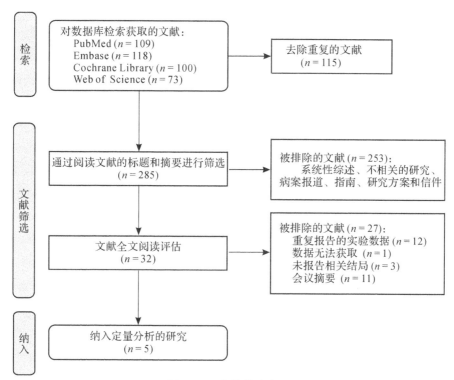

图 5-4-1　文献筛选流程

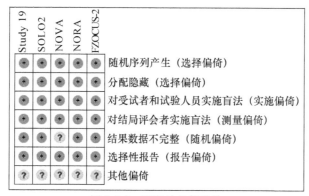

图 5-4-2　研究的偏倚风险

（3）所纳入研究的网状关系

有效性结局、安全性结局和亚组分析的网状关系图见图 5-4-3，目前缺乏 3 种 PARP 抑制剂头对头直接比较的研究。每个圆形节点代表一种药物，圆圈大小与该药物的研究总数成正比，线条的宽度与研究数量成正比。

表 5-4-2　所纳入文献的研究的基本特征

作者（实验名）	年份	注册号	维持治疗期干预方案	样本量（干预/对照）	BRCA突变（干预/对照）	中位年龄（干预/对照）（岁）	随访时间（月）	结局
Mirza, et al (NO-VA)	2016	NCT01847274	尼拉帕利胶囊（300mg，QD）/安慰剂	372/181	138/65	N/A	16.9	PFS,3xe及以上不良事件
Friedlander, et al (Study 19)	2018	NCT00753545	奥拉帕利胶囊（400mg，BID）/安慰剂	136/129	74/62	58(21~89)/59(33~84)	78	PFS,OS,3级及以上不良事件
Pujade-Lauraine, et al(SOLO2)	2021	NCT01874353	奥拉帕利片（300mg，BID）/安慰剂	196/99	196/99	56(51~63)/56(49~63)	65.7	PFS,OS,3级及以上不良事件
Wu, et al (NORA)	2021	NCT03705156	尼拉帕利胶囊（300mg，QD）/安慰剂	177/88	65/35	53(35~78)/55 (38~72)	15.8	PFS,3级及以上不良事件
Li, et al (FZOCUS-2)	2022	NCT04229615	氟唑帕利胶囊（150mg，BID）/安慰剂	167/85	66/34	54 (34~75)/54 (29~73)	8.5	PFS,3级及以上不良事件

N/A:无法获取;PFS:无进展生存期;OS:总生存期。

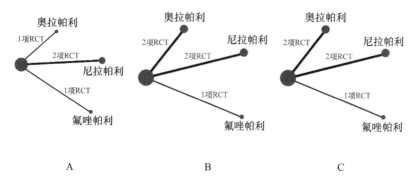

图 5-4-3　网状关系图

A. 整体患者；B. BRCA 突变患者；C. 3 级及以上不良反应

（4）PARP 抑制剂的有效性

4 项研究报道了 PARP 抑制剂在整体患者中的有效性。研究结果显示，与安慰剂相比，奥拉帕利（HR＝0.35，95％CI 0.25～0.49）、尼拉帕利（HR＝0.36，95％CI 0.30～0.44）和氟唑帕利（HR＝0.25，95％CI 0.17～0.36）在改善整体患者 PFS 方面非常有效（图 5-4-4 和表 5-4-3），且 3 种药物间不存在显著差异。

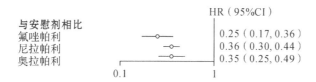

图 5-4-4　整体患者 PFS 森林图

表 5-4-3　整体患者 PFS 联赛表

氟唑帕利	1.437 (0.943, 2.191)	1.400 (0.844, 2.320)	3.400 (2.746, 5.820)
0.696 (0.456, 1.061)	尼拉帕利	0.974 (0.661, 1.438)	2.784 (2.295, 3.375)
0.714 (0.431, 1.184)	1.026 (0.695, 1.512)	奥拉帕利	2.857 (2.037, 3.992)
0.250 (0.172, 0.364)	0.359 (0.296, 0.436)	0.350 (0.250, 0.491)	安慰剂

5 项研究报道了 PARP 抑制剂在 BRCA 突变患者中的有效性。研究结果显示，与安慰剂相比，奥拉帕利（HR＝0.27，95％CI 0.20～0.35）、尼拉帕利（HR＝0.25，95％CI 0.18～0.36）和氟唑帕利（HR＝0.14，95％CI 0.07～

0.28)在改善 BRCA 突变患者 PFS 方面非常有效(图 5-4-5 和表 5-4-4),且 3 种药物间不存在显著差异。

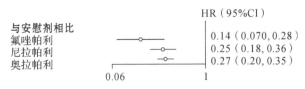

图 5-4-5　BRCA 突变患者 PFS 森林图

表 5-4-4　BRCA 突变患者 PFS 联赛表

氟唑帕利	1.795 (0.821, 3.906)	1.905 (0.903, 4.014)	7.154 (3.572, 14.287)
0.557 (0.256, 1.218)	尼拉帕利	1.062 (0.687, 1.654)	3.986 (2.806, 5.682)
0.525 (0.249, 1.107)	0.942 (0.605, 1.467)	奥拉帕利	3.756 (2.856, 4.934)
0.140 (0.070, 0.280)	0.251 (0.176, 0.356)	0.266 (0.203, 0.350)	安慰剂

(5)PARP 抑制剂的安全性

5 项研究均报道了 PARP 抑制剂 3 级及以上不良事件的发生率。在 3 级及以上不良事件发生率方面,奥拉帕利(RR=1.9, 95%CI 1.4~2.5)、尼拉帕利(RR=3.3,95%CI 2.6~4.3)和氟唑帕利(RR=4.5, 95%CI 2.4~8.5)均显著高于安慰剂。比较不同 PARP 抑制剂,奥拉帕利 3 级及以上不良事件的风险最低,且显著低于其他 2 种 PARP 抑制剂;氟唑帕利与尼拉帕利相比,不存在显著性差异。

PARP 抑制剂最常见的 3 级及以上不良事件主要为血液系统不良反应。3 种 PARP 抑制剂的贫血发生率为 14.7%~25.3%,中性粒细胞减少发生率为 7.2% ~ 20.3%,血小板减少发生率为 2.1% ~ 33.8%(图 5-4-6 和表 5-4-5)。其中,奥拉帕利中性粒细胞减少和血小板减少的发生率最低。

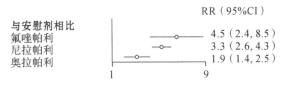

图 5-4-6　3 级及以上不良事件森林图

表 5-4-5　3 级及以上不良事件联赛表

氟唑帕利	0.746 (0.377, 1.481)	0.416 (0.205, 0.847)	0.223 (0.118, 0.423)
1.340 (0.675, 2.654)	尼拉帕利	0.558 (0.375, 0.828)	0.299 (0.233, 0.384)
2.402 (1.181, 4.875)	1.794 (1.207, 2.664)	奥拉帕利	0.537 (0.395, 0.729)
4.477 (2.365, 8.478)	3.345 (2.602, 4.297)	1.863 (1.372, 2.530)	安慰剂

(二)药物经济学系统评价

1.文献检索

按照系统评价和 Meta 分析(PRISMA)指南,对 PARP 抑制剂在铂敏感 ROC 维持治疗中的经济学进行了系统评价。检索 PubMed、Web of Science、Cochrane Library、中国知网、万方、维普等数据库,查找 1998 年 1 月 1 日至 2021 年 12 月 31 日发表的与 PARP 抑制剂在铂敏感 ROC 维持治疗中的经济学评价相关的文献。主要检索关键词包括 PARP、poly ADP-ribose polymerase inhibitor、olaparib、niraparib、fluzoparib、pamiparib、cost、economic、多腺苷二磷酸核糖聚合酶、奥拉帕利、尼拉帕利、氟唑帕利、帕米帕利、成本、经济学评价、经济性。

2.文献入排标准

纳入符合以下标准的文献:①PARP 抑制剂的经济学研究;②人群为铂敏感 ROC 患者;③以论著形式发表的研究成果,不包括会议摘要、社论和评论。

3.文献筛选和数据提取

所有文献筛选和数据提取均由 2 名研究者独立完成。若遇分歧,则由第三名研究者一起讨论决定。数据提取内容主要包括第一作者、国家、出版期刊和年份、评价类型、癌症类型、研究人群、研究视角、时间范围、成本-效益来源、建模方法、研究结果等。

4.文献质量评价

使用卫生经济学评价质量(Quality of Health Economic Studies,QHES)工具评估所有研究的质量。QHES 工具是一种经过验证的工具,旨在通过 16 个项目来评估研究方法的适当性以及研究结果的有效性、透明度和全面性。QHES 评分 0~24 为极差质量研究,25~49 为低质量研究,50~74 为中等质量研究,75～100 为高质量研究。

5.经济学研究综述

最终纳入 7 项 PARP 抑制剂在铂敏感 ROC 维持治疗中的经济学研究,QHES 评价结果均为高质量研究。经济学评价结果见表 5-4-6。

表 5-4-6　PARP 抑制剂在铂敏感 ROC 维持治疗中的经济学研究综述

干预方案	经济性结果	研究角度	意愿支付阈值	参考文献
铂敏感 ROC 维持治疗				
奥拉帕利 vs. 安慰剂	具有成本效果	美国支付者	150000 美元/QALY	Guy H，et al (2019)
		中国台湾支付者	93478 美元/PF-YLS	Leung J H，et al (2021)
	不具成本效果	美国全社会	50000～100000 美元/PF-YLS	Secord A A，et al (2013)
		美国第三方支付者	50000～100000 美元/PF-YLS	Smith H J，et al (2015)
		美国卫生保健部门	100000 美元/PF-YLS	Zhong L，et al (2018)
		新加坡医疗卫生系统	34047 美元/QALY	Cheng L J，et al (2021)
尼拉帕利 vs. 安慰剂	具有成本效果	美国支付者	150000 美元/QALY	Guy H，et al (2019)
		中国台湾支付者	93478 美元/PF-LY	Leung J H，et al (2021)
	不具成本效果	美国卫生保健部门	100000 美元/PF-YLS	Zhong L，et al (2018)
		美国全社会	100000 美元/PF-QALY	Dottino J A，et al (2019)
卢卡帕利 vs.安慰剂	不具成本效果	美国支付者	150000 美元/QALY	Guy H，et al (2019)
奥拉帕利 vs.尼拉帕利	具有成本效果	中国台湾支付者	93478 美元/PF-LY	Leung J H，et al (2021)
奥拉帕利 vs. 尼拉帕利 vs. 卢卡帕利	尼拉帕利最优,卢卡帕利最差	美国支付者	150000 美元/QALY	Guy H，et al (2019)

QALY:质量调整生命年;PF-YLS:无进展生命年。

（三）基于模型的经济性评价

1. 模型概况

基于网状 Meta 分析的疗效性数据，使用 Excel 构建分区生存模型，模型的三种健康状态分别为无进展生存期（PFS）、疾病进展期和死亡。假设所有患者进入模型时均处于 PFS，随着时间推移，患者从 PFS 转移至疾病进展期或者死亡，或从疾病进展期转移至死亡，死亡为最终吸收状态。根据赤池信息量准则（Akaike information criterion，AIC）和贝叶斯信息准则（Bayesian information criterion，BIC）选用最佳的分布函数对 PARP 抑制剂的总生存期（OS）和 PFS 曲线进行拟合。同时，模型的循环周期长度设定为 4 周，与临床试验随访周期一致，模拟循环 120 个周期，时长共计 10 年。模型效用指标为无进展生存质量调整生命年（quality-ajusted progression-free survival life-year，QA-PFS-LY），并通过增量成本-效果比（ICER）比较判断各 PARP 抑制剂的经济性。根据《中国药物经济学评价指南 2020》以及 WHO 推荐，将社会意愿支付（willingness-to-pay，WTP）阈值设定为 3 倍的中国人均 GDP（215998.80 元，2020 年）。若增量成本-效用比大于 3 倍的人均 GDP，则说明奥拉帕利或尼拉帕利维持治疗方案不具经济学优势；若增量成本-效用比在 1～3 倍人均 GDP，则可能具有经济学优势；若增量成本-效用比小于 1 倍人均 GDP（71999.60 元，2020 年），则非常具有经济学优势。研究视角以我国医疗卫生体系角度出发，成本和效用贴现率均为每年 5%。

2. 临床数据

依据奥拉帕利的随机双盲 Ⅲ 期临床试验 SOLO2/ENGOT-Ov21（NCT01874353），利用 Origin 的图像数据化功能，对 PFS 和 OS 的生存曲线进行取点。通过 R 语言对取点的数据进行拟合，选择 log-normal/log-logistic/gompertz/Weibull/exponential 等分布函数进行拟合。通过 AIC/BIC 判断拟合优度后，选择 Weibull 分布函数。尼拉帕利、氟唑帕利的生存曲线通过 Meta 分析获得的有效性结局相应 HR 值进行估算。

3. 成本测算

从我国医疗卫生体系角度进行成本测算，成本纳入直接医疗成本，包括疾病治疗方案的药品成本、药品不良反应管理成本、随访医疗检查成本、进展期成本、终末期护理成本等。选取各 PARP 抑制剂临床试验中 3 级及以上不良反应且发生率排名前五的药品,通过专家咨询等方式确定药品不良反应管理成本。药品成本、随访医疗检查成本以及患者护理成本等依据当地医院价格进行估算。

4. 健康效用值

根据已发表的文献确定不同状态下的效用值,完全健康状态下的效用值为 1,死亡状态下的效用值为 0。参考已发表的文献,PFS 的健康效用值设为 0.849。QA-PFS-LY 的计算公式如下:

$$QA\text{-}PFS\text{-}LY = u_{PFS} \cdot t_{PFS}$$

式中,u_{PFS} 代表 PFS 健康效用值,t_{PFS} 代表 PFS 时长。

5. 敏感性分析

采用敏感性分析检验模型结果的稳定性。单因素敏感性分析指考察单个参数变化而其他参数不变的情况下对模型结果的影响。根据设定 $\pm 20\%$ 范围内参数变化来评估各模型参数对模型结果的影响程度,结果用旋风图表示。在概率敏感性分析中,采用 1000 次蒙特卡洛模拟考察所有参数在所设定的分布中随机变动时对模型结果的影响,绘制散点图及成本-效果可接受曲线。

6. 模型结果

(1)整体人群结果

1)基础分析结果　模型运行 10 年后得到的基本结果见表 5-4-7。奥拉帕利、尼拉帕利、氟唑帕利的 QA-PFS-LY 分别为 1.8422 年、1.8025 年、2.4159 年,所花费的总成本分别为 300597.93 元、307906.31 元、367644.22 元。奥拉帕利比尼拉帕利的 QA-PFS-LY 高 0.0397 年,总成本高 22691.62 元,ICER 为 571871.75 元/QA-PFS-LY,远超研究设定的 3 倍人均 GDP 的意愿支付阈值,因此奥拉帕利比尼拉帕利不具成本-效果优势。与尼拉帕利的相比,氟唑帕利 QA-PFS-LY 增加了 0.6134 年,成本增加了 59737.91 元,ICER 为 97383.63 元/QA-PFS-LY,低于 3 倍人均 GDP,故氟唑帕利比尼拉帕利具有更好的经济性。

表 5-4-7　奥拉帕利、尼拉帕利、氟唑帕利成本-效果分析结果

药品	QA-PFS-LY（年）	成本(元)	增量QA-PFS-LY（年）	增量成本（元）	ICER(元/QA-PFS-LY)
尼拉帕利	1.8025	307906.31	—	—	—
奥拉帕利	1.8422	330597.93	0.0397	22691.62	571871.75
氟唑帕利	2.4159	367644.22	0.6134	59737.91	97383.63

2)敏感性分析结果　图 5-4-7、图 5-4-8 分别为奥拉帕利与尼拉帕利、氟唑帕利与尼拉帕利整体人群的单因素敏感性分析旋风图。由图可知,奥拉帕利、尼拉帕利和氟唑帕利的药品价格对分析结果影响较大,药品不良事件管理成本、效用值以及贴现率变化对结果影响较小。

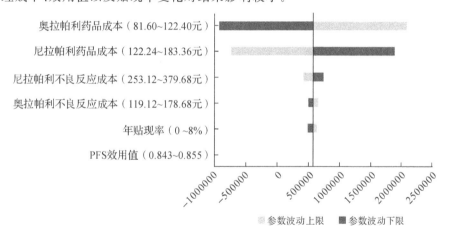

图 5-4-7　尼拉帕利与奥拉帕利整体人群单因素敏感性分析旋风图

概率敏感性分析将成本设定为 gamma 分布,效用值设定为 beta 分布,在各自分布内生成随机数进行 1000 次蒙特卡洛模拟以检验模型的稳健性。图 5-4-9 为增量成本-效果散点图,与尼拉帕利比较,奥拉帕利的增量成本-效果模拟结果均在 3 倍人均 GDP 的阈值线之上,表明奥拉帕利比尼拉帕利百分百不具成本-效果优势。与尼拉帕利比较,氟唑帕利的增量成本-效果模拟结果在 1 倍人均 GDP 和 3 倍人均 GDP 之间,表明氟唑帕利比尼拉帕利可能具有优势。成本-效果可接受曲线如图 5-4-10 所示,在设定的 WTP 阈值下,尼拉帕利比奥拉帕利具有成本-效果优势的概率为 100%,氟唑帕利比尼拉帕利具有成本-效果优势的概率也为 100%。

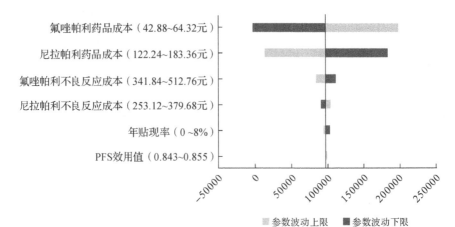

图 5-4-8 氟唑帕利与尼拉帕利整体人群单因素敏感性分析旋风图

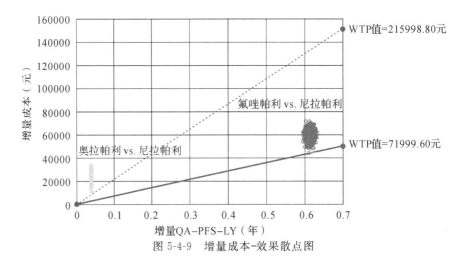

图 5-4-9 增量成本-效果散点图

（2）BRCA 突变患者结果

1）基础分析结果 对于 BRCA 突变亚组患者,同样进行了 Meta 分析以及经济性评价。根据 Meta 分析结果进行建模并运行 10 年,观察患者获得的成本-效果,结果如表 5-4-8 所示。与奥拉帕利比较,尼拉帕利的增量 QA-PFS-LY 为 0.2935 年,增量成本为 25099.43 元,ICER 为 85503.96 元/QA-PFS-LY,低于 WTP 阈值,尼拉帕利比奥拉帕利更具有成本-效果优势。氟唑帕利的 BRCA 突变亚组比尼拉帕利亚组多获益 1.0991 年,多花费 116167.25 元,ICER 为 105697.54 元/QA-PFS-LY,同样低于 WTP 阈值,故氟唑帕利比尼拉帕利更具有经济学优势。

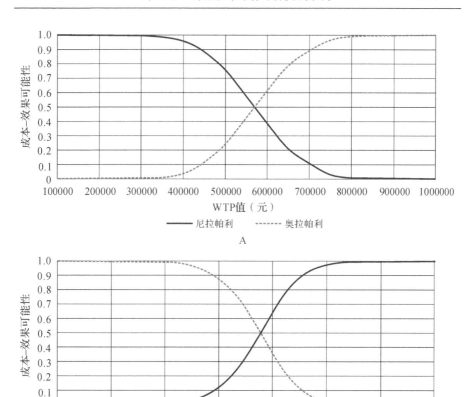

图 5-4-10　成本-效果可接受曲线

A. 奥拉帕利 vs. 尼拉帕利；B. 氟唑帕利 vs. 尼拉帕利

表 5-4-8　奥拉帕利、尼拉帕利、氟唑帕利成本-效果分析结果（BRCA 突变亚组）

药品	QA-PFS-LY（年）	成本（元）	增量QA-PFS-LY（年）	增量成本（元）	ICER（元/QA-PFS-LY）
奥拉帕利	1.8422	330597.93	—	—	—
尼拉帕利	2.1357	355697.36	0.2935	25099.43	85503.96
氟唑帕利	3.2348	471864.61	1.0991	116167.25	105697.54

2) 敏感性分析结果　BRCA 突变人群单因素敏感性分析结果见图 5-4-11 和图 5-4-12，同样的，药品成本是影响结果的重要因素，奥拉帕利药品价格下降才有可能使其比尼拉帕利更具有成本-效果优势；但对于氟唑帕利而言，无

论参数在±20%内如何波动,氟唑帕利相对尼拉帕利均具有更好的经济性。由概率敏感性分析散点图可见,尼拉帕利相比奥拉帕利、氟唑帕利相比尼拉帕利,两者的蒙特卡洛模拟的散点均位于 WTP 线下方,且较为集中,模型稳健性较好(图 5-4-13)。此外,成本-效果可接受曲线也显示,在设定的 WTP 阈值下,尼拉帕利比奥拉帕利具有成本-效果优势的概率为 100%,氟唑帕利比尼拉帕利具有成本-效果优势的概率也为 100%(图 5-4-14)。

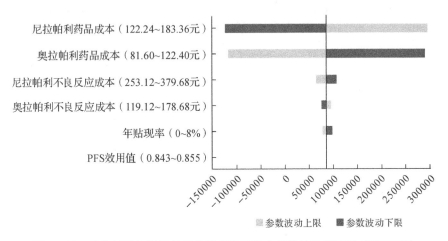

图 5-4-11 尼拉帕利与奥拉帕利单因素敏感性分析旋风图(BRCA 突变亚组)

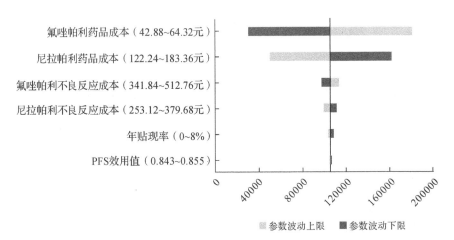

图 5-4-12 氟唑帕利与尼拉帕利单因素敏感性分析旋风图(BRCA 突变亚组)

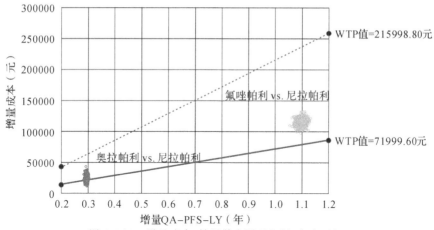

图 5-4-13 增量成本-效果散点图（BRCA 突变亚组）

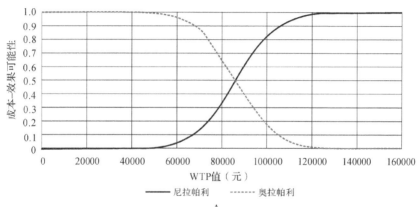

A

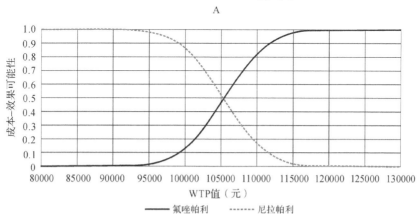

B

图 5-4-14 成本-效果可接受曲线（BRCA 突变亚组）
A.奥拉帕利 vs.尼拉帕利;B.氟唑帕利 vs.尼拉帕利

五、总　结

通过网状 Meta 分析评价了奥拉帕利、尼拉帕利、氟唑帕利与安慰剂相比或 3 种 PARP 抑制剂对比，评价铂敏感 ROC 维持治疗的有效性及安全性，最终纳入 5 篇符合标准的研究。有效性结果提示，在全人群及 BRCA 突变患者中，奥拉帕利、尼拉帕利和氟唑帕利维持治疗比安慰剂均可显著改善患者 PFS，且 3 种药物间不存在显著性差异。安全性结果提示，奥拉帕利 3 级及以上不良事件的发生风险最低，且显著低于其他 2 种 PARP 抑制剂；氟唑帕利与尼拉帕利相比，不存在显著性差异；3 级及以上的贫血发生率 3 种药物间不存在显著性差异；中性粒细胞减少和血小板减少的发生率奥拉帕利与安慰剂相比也无显著性差异，而氟唑帕利和尼拉帕利均显著高于安慰剂。

经济性评价首先收集已发表的 PARP 抑制剂治疗铂敏感 ROC 的经济学评价，并进行系统综述，共纳入 7 篇 PARP 抑制剂治疗铂敏感 ROC 的经济学研究，但没有从中国角度的研究，且不同国家不同角度的经济性结果存在差异。之后，根据有效性和安全性的网状 Meta 分析结果，从我国医疗卫生体系角度建立分区生存模型开展成本-效用分析，基于 QA-PFS-LY 的 ICER，奥拉帕利比尼拉帕利不具有成本-效果优势，氟唑帕利比尼拉帕利具有更好的经济性，奥拉帕利、尼拉帕利、氟唑帕利的价格是影响经济性评价结果的最主要因素；在 3 倍人均 GDP 的 WTP 阈值下，尼拉帕利维持治疗相比奥拉帕利具有经济学优势的可能性为 100%，氟唑帕利维持治疗相比尼拉帕利具有经济学优势的可能性为 100%。

但是，本项研究仍存在较多不足和局限。第一，目前国内上市的 PARP 抑制剂包括奥拉帕利、尼拉帕利、氟唑帕利及帕米帕利，但是仅前 3 种获批用于治疗铂敏感 ROC 的适应证，因此本次评价仅纳入奥拉帕利、尼拉帕利、氟唑帕利。第二，由于缺乏不同 PARP 抑制剂直接比较的证据，本项研究中 PARP 抑制剂的比较是基于间接证据，产生的观察性证据需要 RCT 等更高等级临床证据的验证。并且研究存在的偏倚难以避免，例如纳入研究的随访时间存在差异，可能影响对生存结局的测量。第三，可用于分析的 RCT 数量较少，这会影响效应量评估的精度，也限制了在亚组患者中进行有效性和安全性的评估。第四，目前仅 2 项奥拉帕利的研究报道了 OS，其余研究均未报道 OS。此外，氟唑帕利的中位 PFS 未达到。因此，本项研究基于 PFS 的有效性分析和基于 QA-PFS-LY 的经济性分析可能存在偏倚，未来在 3 种 PARP 抑制剂 OS 结局公布后还需进行更新分析，以验证本项研究的结论。第五，经济性研究结果可能受到未来药品及医疗服务定价策略、医保政策调整等因素的影响，需要持续更新结果以适应变化，因此本项研究结果需要谨慎解释。

【参考文献】

[1] Sung H，Ferlay J，Siegel R L，et al. Global Cancer Statistics 2020：GLOBOCAN Estimates of Incidence and Mortality Worldwide for 36 Cancers in 185 Countries. CA Cancer J Clin，2021，71(3)：209-249.

[2] Ledermann J A，Raja F A，Fotopoulou C，et al. Newly diagnosed and relapsed epithelial ovarian carcinoma：ESMO Clinical Practice Guidelines for diagnosis，treatment and follow-up. Ann Oncol，2018，29(Suppl 4)：iv259.

[3] Banerjee S，Kaye S B. New strategies in the treatment of ovarian cancer：current clinical perspectives and future potential. Clin Cancer Res，2013，19(5)：961-968.

[4] LaFargue C J，Dal Molin G Z，Sood A K，et al. Exploring and comparing adverse events between PARP inhibitors. Lancet Oncol，2019，20(1)：e15-e28.

[5] Mirza M R，Monk B J，Herrstedt J，et al. Niraparib maintenance therapy in platinum-sensitive，recurrent ovarian cancer. N Engl J Med，2016，375(22)：2154-2164.

[6] Friedlander M，Matulonis U，Gourley C，et al. Long-term efficacy，tolerability and overall survival in patients with platinum-sensitive，recurrent high-grade serous ovarian cancer treated with maintenance olaparib capsules following response to chemotherapy. Br J Cancer，2018，119(9)：1075-1085.

[7] Poveda A，Floquet A，Ledermann J A，et al. Olaparib tablets as maintenance therapy in patients with platinum-sensitive relapsed ovarian cancer and a BRCA1/2 mutation (SOLO2/ENGOT-Ov21)：a final analysis of a double-blind，randomised，placebo-controlled，phase 3 trial. Lancet Oncol，2021，22(5)：620-631.

[8] Wu X H，Zhu J Q，Yin R T，et al. Niraparib maintenance therapy in patients with platinum-sensitive recurrent ovarian cancer using an individualized starting dose (NORA)：a randomized，double-blind，placebo-controlled phase Ⅲ trial. Ann Oncol，2021，32(4)：512-521.

[9] Li N，Zhang Y，Wang J，et al. Fuzuloparib maintenance therapy in patients with platinum-sensitive，recurrent ovarian carcinoma（FZOCUS-2）：a multicenter，randomized，double-blind，placebo-controlled，phase Ⅲ trial. J Clin Oncol，2022，40

(22): 2436-2446.

[10] Guy H, Walder L, Fisher M. Cost-effectiveness of Niraparib versus routine surveillance, olaparib and rucaparib for the maintenance treatment of patients with ovarian cancer in the United States. Pharmacoeconomics, 2019, 37(3): 391-405.

[11] Leung J H, Lang H C, Wang S Y, et al. Cost-effectiveness analysis of Olaparib and Niraparib as maintenance therapy for women with recurrent platinum-sensitive ovarian cancer. Expert Rev Pharmacoecon Outcomes Res, 2022, 22(3): 489-496.

[12] Secord A A, Barnett J C, Ledermann J A, et al. Cost-effectiveness of BRCA1 and BRCA2 mutation testing to target PARP inhibitor use in platinum-sensitive recurrent ovarian cancer. Int J Gynecol Cancer, 2013, 23(5): 846-852.

[13] Smith H J, Walters Haygood C L, Arend R C, et al. PARP inhibitor maintenance therapy for patients with platinum-sensitive recurrent ovarian cancer: a cost-effectiveness analysis. Gynecol Oncol, 2015, 139(1): 59-62.

[14] Zhong L, Tran A T, Tomasino T, et al. Cost-effectiveness of Niraparib and Olaparib as maintenance therapy for patients with platinum-sensitive recurrent ovarian cancer. J Manag Care Spec Pharm, 2018, 24(12): 1219-1228.

[15] Cheng L J, Wong G, Chay W Y, Ngeow J, et al. Cost-effectiveness of Olaparib maintenance therapy when used with and without restriction by BRCA1/2 mutation status for platinum-sensitive relapsed ovarian cancer. Expert Rev Pharmacoecon Outcomes Res, 2021, 21(3): 441-448.

[16] Dottino J A, Moss H A, Lu K H, et al. U. S. Food and Drug Administration-Approved poly (ADP-Ribose) polymerase inhibitor maintenance therapy for recurrent ovarian cancer: a cost-effectiveness analysis. Obstet Gynecol, 2019, 133(4): 795-802.

国务院办公厅关于
完善国家基本药物制度的意见

国办发〔2018〕88 号

各省、自治区、直辖市人民政府,国务院各部委、各直属机构:

国家基本药物制度是药品供应保障体系的基础,是医疗卫生领域基本公共服务的重要内容。新一轮医改以来,国家基本药物制度的建立和实施,对健全药品供应保障体系、保障群众基本用药、减轻患者用药负担发挥了重要作用。同时,也还存在不完全适应临床基本用药需求、缺乏使用激励机制、仿制品种与原研品种质量疗效存在差距、保障供应机制不健全等问题。为贯彻落实全国卫生与健康大会、《“健康中国 2030”规划纲要》和深化医药卫生体制改革的部署要求,进一步完善国家基本药物制度,经国务院同意,现提出以下意见。

一、总体要求

全面贯彻党的十九大和十九届二中、三中全会精神,以习近平新时代中国特色社会主义思想为指导,坚持以人民健康为中心,强化基本药物“突出基本、防治必需、保障供应、优先使用、保证质量、降低负担”的功能定位,从基本药物的遴选、生产、流通、使用、支付、监测等环节完善政策,全面带动药品供应保障体系建设,着力保障药品安全有效、价格合理、供应充分,缓解“看病贵”问题。促进上下级医疗机构用药衔接,助力分级诊疗制度建设,推动医药产业转型升级和供给侧结构性改革。

二、动态调整优化目录

（一）适应基本医疗卫生需求。以满足疾病防治基本用药需求为导向，根据我国疾病谱和用药特点，充分考虑现阶段基本国情和保障能力，坚持科学、公开、公平、公正的原则，以诊疗规范、临床诊疗指南和专家共识为依据，中西药并重，遴选适当数量的基本药物品种，满足常见病、慢性病、应急抢救等主要临床需求，兼顾儿童等特殊人群和公共卫生防治用药需求。强化循证决策，突出药品临床价值；规范剂型规格，能口服不肌注，能肌注不输液。支持中医药事业发展，鼓励医药行业研发创新。

（二）完善目录调整管理机制。优化基本药物目录遴选调整程序，综合药品临床应用实践、药品标准变化、药品新上市情况等因素，对基本药物目录定期评估、动态调整，调整周期原则上不超过 3 年。对新审批上市、疗效较已上市药品有显著改善且价格合理的药品，可适时启动调入程序。坚持调入和调出并重，优先调入有效性和安全性证据明确、成本-效益比显著的药品品种；重点调出已退市的，发生严重不良反应较多、经评估不宜再作为基本药物的，以及有风险效益比或成本-效益比更优的品种替代的药品。原则上各地不增补药品，少数民族地区可增补少量民族药。

三、切实保障生产供应

（三）提高有效供给能力。把实施基本药物制度作为完善医药产业政策和行业发展规划的重要内容，鼓励企业技术进步和技术改造，推动优势企业建设与国际先进水平接轨的生产质量体系，增强基本药物生产供应能力。开展生产企业现状调查，对于临床必需、用量小或交易价格偏低、企业生产动力不足等因素造成市场供应易短缺的基本药物，可由政府搭建平台，通过市场撮合确定合理采购价格、定点生产、统一配送、纳入储备等措施保证供应。

（四）完善采购配送机制。充分考虑药品的特殊商品属性，发挥政府和市场两方面作用，坚持集中采购方向，落实药品分类采购，引导形成合理价格。做好上下级医疗机构用药衔接，推进市（县）域内公立医疗机构集中带量采购，推动降药价，规范基本药物采购的品种、剂型、规格，满足群众需求。鼓励肿瘤等专科医院开展跨区域联合采购。生产企业作为保障基本药物供应配送的第一责任人，应当切实履行合同，尤其要保障偏远、交通不便地区的药品配送。因企业原因造成用药短缺，企业应当承担违约责任，并由相关部门和单位及时列入失信记录。医保经办机构应当按照协议约定及时向医疗机构拨付医保资金。医疗机构应当严格按照合同约定及时结算货款；对拖延货款的，要给予通报批评，并责令限期整改。

（五）加强短缺预警应对。建立健全全国短缺药品监测预警系统，加强药品研发、生产、流通、使用等多源信息采集，加快实现各级医疗机构短缺药品信息网络直报，跟踪监测原料药货源、企业库存和市场交易行为等情况，综合研判潜在短缺因素和趋势，尽早发现短缺风险，针对不同短缺原因分类应对。对垄断原料市场和推高药价导致药品短缺，涉嫌构成垄断协议和滥用市场支配地位行为的，依法开展反垄断调查，加大惩处力度。将军队所需短缺药品纳入国家短缺药品应急保障体系，通过军民融合的方式，建立短缺急需药品军地协调联动机制，保障部队急需短缺和应急作战储备药材供应。

四、全面配备优先使用

（六）加强配备使用管理。坚持基本药物主导地位，强化医疗机构基本药物使用管理，以省为单位明确公立医疗机构基本药物使用比例，不断提高医疗机构基本药物使用量。公立医疗机构根据功能定位和诊疗范围，合理配备基本药物，保障临床基本用药需求。药品集中采购平台和医疗机构信息系统应对基本药物进行标注，提示医疗机构优先采购、医生优先使用。将基本药物使用情况作为处方点评的重点内容，对无正当理由不首选基本药物的予以通报。对医师、药师和管理人员加大基本药物制度和基本药物临床应用指南、处方集培训力度，提高基本药物合理使用和管理水平。鼓励其他医疗机构配备使用基本药物。

（七）建立优先使用激励机制。医疗机构科学设置临床科室基本药物使用指标，并纳入考核。将基本药物使用情况与基层实施基本药物制度补助资金的拨付挂钩。深化医保支付方式改革，建立健全医保经办机构与医疗机构间"结余留用、合理超支分担"的激励和风险分担机制。通过制定药品医保支付标准等方式，引导医疗机构和医务人员合理诊疗、合理用药。

（八）实施临床使用监测。依托现有资源建立健全国家、省两级药品使用监测平台以及国家、省、地市、县四级监测网络体系，重点监测医疗机构基本药物的配备品种、使用数量、采购价格、供应配送等信息，以及处方用药是否符合诊疗规范。开展以基本药物为重点的药品临床综合评价,指导临床安全合理用药。加强部门间信息互联互通,对基本药物从原料供应到生产、流通、使用、价格、报销等实行全过程动态监测。

五、降低群众药费负担

(九)逐步提高实际保障水平。完善医保支付政策,对于基本药物目录内的治疗性药品,医保部门在调整医保目录时,按程序将符合条件的优先纳入目录范围或调整甲乙分类。对于国家免疫规划疫苗和抗艾滋病、结核病、寄生虫病等重大公共卫生防治的基本药物,加大政府投入,降低群众用药负担。

(十)探索降低患者负担的有效方式。鼓励地方将基本药物制度与分级诊疗、家庭医生签约服务、慢性病健康管理等有机结合,在高血压、糖尿病、严重精神障碍等慢性病管理中,在保证药效前提下优先使用基本药物,最大程度减少患者药费支出,增强群众获得感。

六、提升质量安全水平

(十一)强化质量安全监管。对基本药物实施全品种覆盖抽检,向社会及时公布抽检结果。鼓励企业开展药品上市后再评价。加强基本药物不良反应监测,强化药品安全预警和应急处置机制。加强对基本药物生产环节的监督检查,督促企业依法合规生产,保证质量。

(十二)推进仿制药质量和疗效一致性评价。对通过一致性评价的药品品种,按程序优先纳入基本药物目录。对已纳入基本药物目录的仿制药,鼓励企业开展一致性评价,未通过一致性评价的基本药物品种,逐步调出目录。鼓励医疗机构优先采购和使用通过一致性评价、价格适宜的基本药物。

七、强化组织保障

(十三)加强组织领导。实施国家基本药物制度是党中央、国务院在卫生健康领域做出的重要部署,各级政府要落实领导责任、保障责任、管理责任、监督责任,将国家基本药物制度实施情况纳入政府绩效考核体系,确保取得实效。各相关部门要细化政策措施,健全长效机制,加强协作配合,形成工作合力。

(十四)加强督导评估。建立健全基本药物制度实施督导评估制度,充分发挥第三方评估作用,强化结果运用,根据督导评估结果及时完善基本药物制度相关政策。鼓励地方结合实际,重点围绕保障基本药物供应和优先使用、降低群众负担等方面,探索有效做法和模式,及时总结推广。

(十五)加强宣传引导。通过电视、广播、报刊、网络新媒体等多种渠道,充分宣传基本药物制度的目标定位、重要意义和政策措施。坚持正确舆论导向,加强政策解读,妥善回应社会关切,合理引导社会预期,营造基本药物制度实施的良好社会氛围。

国务院办公厅

2018 年 9 月 13 日

国家卫生健康委　国家中医药管理局
关于进一步加强公立医疗机构基本药物
配备使用管理的通知

国卫药政发〔2019〕1号

各省、自治区、直辖市及新疆生产建设兵团卫生健康委（卫生计生委）、中医药管理局：

实施国家基本药物制度是贯彻落实习近平新时代中国特色社会主义思想和党的十九大精神、深化医改的具体举措。为落实国务院办公厅《关于完善国家基本药物制度的意见》（以下简称《意见》）有关要求，指导各级公立医疗机构加强基本药物配备使用管理，保障人民群众基本用药需求，促进药品供应保障体系建设，强化基本药物的功能定位，推动分级诊疗，现就有关事项通知如下：

一、落实基本药物全面配备

（一）确保基本药物主导地位。国家基本药物目录是各级医疗卫生机构配备使用药品的依据，基本药物配备使用是实施国家基本药物制度的核心环节。按照基本药物"突出基本、防治必需、保障供应、优先使用、保证质量、降低负担"功能定位，公立医疗机构制订药品处方集和用药目录时，应当首选国家基本药物。以省（区、市）为单位增补非目录药品是国家基本药物制度实施初期的阶段性措施，2018年版国家基本药物目录公布后，各地原则上不再增补药品。少数民族地区可根据需要，以省（区）为单位增补少量民族药，但应当经过充分论证和严格程序，并严控品种数量。鼓励其他医疗机构配备使用基本药物。

（二）促进上下级医疗机构用药衔接。鼓励各地以市或县为单位,规范统一辖区内公立医疗机构用药的品种、剂型、规格,指导公立医疗机构全面配备基本药物,实现用药协调联动。同时,鼓励在城市医疗集团和县域医共体内,探索建立统一的药品采购目录和供应保障机制,牵头医院采取有效措施加强上级医疗机构药师对下级医疗机构用药指导和帮扶作用,逐步实现药品供应和药学服务同质化。卫生健康行政部门(含中医药主管部门,下同)也要从对单一医疗机构药学服务和药品使用进行管理转变为对城市医疗集团和县域医共体的整体管理。

二、确保基本药物优先使用

（三）提升基本药物使用占比。省级卫生健康行政部门结合地方实际和公立医疗机构功能和诊疗范围,合理确定国家基本药物在公立医疗机构药品配备品种、金额的要求并加强考核。在临床药物治疗过程中,使用同类药品时,在保证药效前提下应当优先选用国家基本药物。公立医疗机构应当科学设置临床科室基本药物使用指标,基本药物使用金额比例及处方比例应当逐年提高。

（四）强化基本药物临床应用管理。公立医疗机构应当制订本机构基本药物临床应用管理办法,按照药品集中采购信息系统中的标识优先采购基本药物,在实施临床路径和诊疗指南的过程中应当首选基本药物。公立医疗机构信息系统要对基本药物进行标识,提示医生优先合理使用。同时,强化药师在处方审核调剂管理中的作用,结合家庭医生签约服务和双向转诊,加强对老年、慢性病和多种疾病联合用药患者的用药指导。

（五）落实优先使用激励措施。各级卫生健康行政部门要将基本药物使用情况与基层实施基本药物制度补助资金的拨付挂钩。要按照《意见》确定的方式和要求,积极协调医保等部门,深化医保支付方式改革,加快出台医保支付标准,落实医保经办机构与医疗机构间"结余留用、合理超支分担"的激励和风险分担相关政策,建立处方审核调剂环节的激励机制,引导公立医疗机构和医务人员优先合理使用基本药物。

（六）提高基本药物保障水平。各地应当将基本药物制度与医联(共)体建设、分级诊疗、家庭医生签约服务、慢性病健康管理等有机结合,在高血压、糖尿病、严重精神障碍等慢性病管理中,探索通过多种方式,降低患者药费负担,增强群众获得感,发挥基本药物在降低药费、合理用药方面的作用。

三、做好基本药物供应管理

（七）强化医疗机构基本药物供应管理责任。公立医疗机构在编制药品采购计划和预算时应当优先纳入基本药物。二级以上公立医疗机构应当根据医联体组织建设情况，充分发挥在基本药物全面配备优先使用方面的引领作用，按照要求统一医联体内医疗机构用药，推进建立医联体内统一的药品管理平台，形成用药目录衔接、采购数据共享、处方自由流动、药品一体化配送等机制，加快实现医联体内药品资源共享，更好推进实现分级诊疗、满足群众健康需求。

（八）落实短缺药品监测应对要求。公立医疗机构负责本机构短缺药品信息确认、分析评估、制定替代策略等事项，并按照短缺药品信息直报工作的要求及时报送短缺信息。要加快建立完善省、地市、县三级短缺药品监测预警和分级应对机制。省级卫生健康行政部门应当主动履行牵头责任，充分发挥省级短缺药品供应保障工作会商联动机制的作用，协调有关单位做好供应保障，综合运用加强供需对接、完善储备制度、组织市场撮合等多种方式，统筹解决好区域内药品短缺问题，更好满足临床合理用药需求。

四、开展基本药物监测评价

（九）扎实推进药品使用监测。依托全民健康保障信息化工程和区域全民健康信息平台，以基本药物等为重点开展药品使用监测。省级卫生健康行政部门要加强区域全民健康信息平台建设，实现与医疗卫生机构信息系统、药品集中采购平台等对接，按要求收集配备品种、使用数量、采购价格、供应配送等信息。各地要对重点监测药品信息实施动态管理，加强数据分析利用，为药品供应保障、合理使用、医保支付等政策制定提供循证依据。

（十）开展药品临床综合评价。各地要充分认识药品临床综合评价对于基本药物遴选、药品采购、临床合理使用、国家药物政策完善等的重要意义，依托现有设施资源，主动开展工作。以基本药物为重点，优先考虑儿童用药、心血管病用药和抗肿瘤用药等重大疾病用药，编制工作方案，建立评价基地，开展临床综合评价，推动形成综合评价结果产出的关联应用机制。鼓励公立医疗机构结合基础积累、技术特长和自身需求，重点对基本药物临床使用的安全性、有效性、经济性等开展综合评价，并将评价结果应用于药品采购目录制定、药品临床合理使用、提供药学服务、控制不合理药品费用支出等方面。

（十一）加强基本药物使用情况评估。各地要重点围绕新版基本药物目录实施和全面落实基本药物制度新政策，充分发挥公立医疗机构以及研究机构等学术团体的作用，加强对基本药物使用情况的评估。评估结果以及过程中遇到的问题，各地要及时汇总报告国家卫生健康委，为基本药物目录的动态调整和政策的不断完善提供参考依据。

五、强化组织落实

（十二）加大基本药物培训宣传力度。各级卫生健康行政部门要将基本药物合理使用作为继续医学教育的重要内容，以基本药物临床应用指南和处方集为重点，实现公立医疗机构医师药师培训全覆盖。要加强行政管理人员基本药物相关政策培训，准确领会内容实质，提高抓落实能力。要加大政策宣传力度，转变基本药物是低质药、基层药的错误认识，强化基本药物公平可及、优质优惠的理念，做好科普宣传，提高社会各界对基本药物的认知度和信赖度。

（十三）组织开展基本药物制度综合试点。省级卫生健康行政部门要组织制订综合试点工作方案，以市为单位开展基本药物制度综合试点，协调相关部门完善采购供应、医保支付等相关环节政策，重点围绕基本药物配备使用、上下级医疗机构用药衔接、药品使用监测、短缺药品监测预警与应对、药品临床综合评价、降低慢性病用药负担等内容，整体推进基本药物制度建设，形成可复制可推广的经验。国家将选择部分市进行试点。

（十四）落实责任和指导评估。各地要细化基本药物配备使用管理的政策措施，落实责任分工，将其纳入医改工作重点考核和公立医疗机构年度考核，明确考核内容和指标，建立考核结果通报制度，加强信息公开和社会监督。建立基本药物制度实施评估制度，加强评估结果利用，提高政策落实效果和指导公立医疗机构基本药物配备使用的科学性和针对性。国家将适时组织全国性的指导评估。

国家卫生健康委

国家中医药管理局

2019 年 1 月 10 日

国家卫生健康委关于开展药品使用
监测和临床综合评价工作的通知

国卫药政函〔2019〕80 号

各省、自治区、直辖市及新疆生产建设兵团卫生健康委,药具管理中心、统计信息中心、卫生发展中心(国家药物和卫生技术综合评估中心)、心血管中心、癌症中心:

为贯彻落实党中央、国务院关于健全药品供应保障制度的决策部署,及时准确掌握药品使用情况,不断提高药品规范科学使用管理水平,更高质量保障人民健康,现就开展药品使用监测和临床综合评价有关事项通知如下:

一、充分认识药品使用监测和临床综合评价的重要性

药品使用监测和临床综合评价是促进药品回归临床价值的基础性工作,是巩固完善基本药物制度的重要措施,是健全药品供应保障制度的具体要求。《"健康中国 2030"规划纲要》《"十三五"卫生与健康规划》《"十三五"深化医药卫生体制改革规划》等文件对药品使用监测和临床综合评价提出了明确要求,新一轮党和国家机构改革将开展药品使用监测和临床综合评价确定为卫生健康部门的法定职责。各级卫生健康行政部门要坚持以人民健康为中心,坚持新发展理念,以药品临床价值为导向,不断增强药政管理领域补短板、强弱项的紧迫感和责任感,加快建立健全药品使用监测与临床综合评价标准规范和工作机制,不断完善国家药物政策,提升药品供应保障能力,促进科学、合理、安全用药。

二、全面开展药品使用监测

（一）建立健全药品使用监测系统

依托全民健康保障信息化工程和区域全民健康信息平台，建立国家、省两级药品使用监测平台和国家、省、地市、县四级药品使用监测网络，实现药品使用信息采集、统计分析、信息共享等功能，覆盖各级公立医疗卫生机构。国家组织制订药品使用监测指南及相关技术规范，指导各地有序开展工作。省级卫生健康行政部门要加强区域全民健康信息平台建设，实现与医疗卫生机构信息系统和药品集中采购平台等对接。地方各级卫生健康行政部门要加强统筹规划，组织辖区医疗卫生机构按要求准确报告药品使用信息，要结合本区域药品供应使用实际情况和特点，推进基于医疗卫生机构信息系统的药品使用信息智能化监测，提高监测效率，减轻基层工作负担。各级卫生健康行政部门要明确统筹负责辖区内药品使用监测的责任单位和责任人，公立医疗机构要明确责任部门并指定专职或兼职人员，按照要求及时、准确报告药品使用信息。

（二）统筹开展药品使用监测工作

坚持点面结合、分类推进。一是开展全面监测，所有公立医疗卫生机构按要求主动配合，系统收集并报告药品配备品种、生产企业、使用数量、采购价格、供应配送等信息。二是实施重点监测，在全国各级公立医疗卫生机构中抽取不少于 1500 家机构，在全面监测工作基础上，对药品使用与疾病防治、跟踪随访相关联的具体数据进行重点监测。坚持突出重点、分步实施。2019年，全民健康保障信息化工程一期试点省份、国家组织药品集中采购试点城市、各省（区、市）重点监测医疗卫生机构，要以国家基本药物、抗癌药降价专项工作药品和国家组织药品集中采购试点品种为重点，按照要求开展药品使用监测。2020 年，监测范围基本覆盖二级及以上公立医疗机构，并向基层医疗卫生机构延伸，逐步实现对所有配备使用药品进行监测。鼓励社会办医疗机构和零售药店自主自愿参与药品使用监测工作。

（三）分析应用药品使用监测数据

各级卫生健康行政部门和医疗卫生机构要加强对监测信息的分析利用，针对医疗机构药品实际配备和使用情况，分析用药类别结构、基本药物和非基本药物使用、仿制药和原研药使用、采购价格变动、药品支付报销等情况，为临床综合评价提供基础信息，并指导医疗机构药品采购和上下级医疗机构用药衔接。在数据分析和深度挖掘基础上，定期形成监测报告，加强与工业和信息化、医保、药监等部门和药品集中采购机构的沟通协调，强化数据信息共建、共享、共用，持续有效保障药品供应，更好促进"三医"联动。

三、扎实推进药品临床综合评价

（一）加强药品临床综合评价组织管理

加强统筹规划，有效整合资源，充分发挥国家和省级医疗机构、科研院所、行业学协会等机构的作用，稳妥有序推进药品临床综合评价工作。国家组织制订管理指南，委托相关技术机构或行业学协会制订评价方法和标准等技术规范，建立临床综合评价专家委员会，围绕国家基本药物目录、鼓励仿制药品目录、鼓励研发申报儿童药品清单等遴选，组织开展综合评价。省级卫生健康行政部门根据国家部署安排和相关指南规范要求，兼顾辖区药品供应保障和使用需求，组织优势力量，因地制宜开展综合评价工作。鼓励医疗机构、科研院所、行业学协会等机构结合基础积累、技术特长和临床用药需求，对药品临床使用的安全性、有效性、经济性等开展综合评价。各级医疗卫生机构开展药品临床综合评价时，要充分利用药品使用监测数据，并将评价结果作为本单位药品采购目录制定、药品临床合理使用、提供药学服务、控制不合理药品费用支出等的重要依据。

（二）科学开展药品临床综合评价

实施药品临床综合评价的机构要根据实际需要，充分运用卫生技术评估方法及药品常规监测工具，融合循证医学、流行病学、临床医学、临床药学、循证药学、药物经济学、卫生技术评估等知识体系，综合利用药品上市准入、大规模多中心临床试验结果、不良反应监测、医疗卫生机构药品使用监测、药品临床实践"真实世界"数据以及国内外文献等资料，围绕药品的安全性、有效性、经济性、创新性、适宜性、可及性等进行定性、定量数据整合分析。省级卫生健康行政部门要每年对辖区开展临床综合评价情况进行一次汇总分析，及时掌握辖区内医疗机构和相关技术机构综合评价工作推进和落实情况。在实践过程中不断积累完善基础数据，加强证据质量分级研究，建立健全药品

技术评价与药物政策评估指标体系和多维分析模型,促进评价工作的科学化
和规范化。

(三)建立评价结果应用关联机制

各级卫生健康行政部门要科学运用药品临床综合评价结果,加强与医
保、药监等部门的沟通共享,促进完善药品研发、生产、流通、使用等药物政
策、健全药品供应保障制度。突出药品临床价值,推动有关证据用于国家基
本药物、鼓励仿制药品、鼓励研发申报儿童药品的遴选和动态调整;指导医疗
机构药品采购和上下级医疗机构用药衔接,不断优化医疗机构用药结构,提
高安全用药、合理用药水平;提出药品价格政策和国家基本药物目录内药品
生产鼓励扶持政策的建议;促进卫生资源配置效率提升,控制不合理药品费
用支出;提出改进药品剂型、规格、包装合理化建议,引导企业研发生产适宜
临床需求的药品。

四、组织实施

(一)加强组织领导

开展药品使用监测和临床综合评价是一项创新性、系统性工作。各地卫
生健康行政部门要充分利用和拓展现有设施资源,细化政策措施,争取多方
支持,完善工作机制,加强人员培训,有序规范推进。建立健全管理制度,做
好风险防控,对于临床综合评价结果的公开发布要稳妥审慎。卫生健康行政
部门根据需要组织开展的临床综合评价,承担和参与评价工作的机构和单位
未经授权和允许不得对外发布和泄露相关信息。

(二)强化责任落实

各级卫生健康行政部门要明确任务分工,相关机构和单位要在落细落小
落实上下功夫。国家卫生健康委统计信息中心承担药品使用监测基础数据
库和药品采购使用编码(YPID)的技术支持和动态维护,制订药品使用监测指
南及相关技术规范,承担国家药品使用监测系统建设管理和数据分析报告。
国家卫生健康委药具管理中心承担药品临床综合评价具体事务性工作,提出
评价工作建议。国家卫生健康委卫生发展研究中心承担牵头组织制订药品
临床综合评价管理指南和相关技术规范,提供技术指导咨询;指南和技术规
范的制订要充分发挥相关医疗机构、科研院所和行业学协会等专业学术团体

作用。国家心血管病中心、国家癌症中心等国家级机构要充分发挥带头示范作用,承担药品临床综合评价相关专项指南的制订,积极主动汇集临床证据、开展相关评价并推动评价结果的应用等。

(三)保障数据安全

各地要按照"谁主管、谁负责,谁授权、谁负责,谁使用、谁负责"的原则,加强药品使用监测和临床综合评价过程中的数据采集、存储、挖掘、应用、运营、传输等环节的安全和管理。各责任单位要建立健全相关安全管理制度、操作规程和技术规范,落实"一把手"责任制,严格执行国家有关保密规定,按照国家网络安全等级保护制度要求,构建可信的网络安全环境,提升关键信息基础设施和重要信息系统的安全防护能力,保障数据安全。任何单位和个人不得使用非法手段获取数据,不得擅自利用和发布未经授权或超出授权范围的数据。

国家卫生健康委

2019 年 4 月 3 日

国家卫生健康委办公厅关于
规范开展药品临床综合评价工作的通知

国卫办药政发〔2021〕16 号

各省、自治区、直辖市及新疆生产建设兵团卫生健康委，委药具管理中心、卫生发展中心（国家药物和卫生技术综合评估中心），国家心血管中心、国家癌症中心、国家儿童医学中心：

为进一步贯彻落实党中央、国务院关于健全药品供应保障制度的决策部署，促进药品回归临床价值，按照国家卫生健康委《关于开展药品使用监测和临床综合评价工作的通知》（国卫药政函〔2019〕80 号）的工作部署，我委组织制定了《药品临床综合评价管理指南（2021 年版 试行）》（以下简称《管理指南》）。现印发给你们，请结合工作实际认真执行，并就相关工作要求通知如下：

一、不断深化对药品临床综合评价重要性的认识，进一步加强组织指导和统筹协调

药品临床综合评价是药品供应保障决策的重要技术工具。各级卫生健康行政部门要坚持以人民健康为中心，以药品临床价值为导向，引导和推动相关主体规范开展药品临床综合评价，持续推动药品临床综合评价工作标准化、规范化、科学化、同质化，助力提高药事服务质量，保障临床基本用药的供应与合理使用，更好地服务国家药物政策决策需求。

国家卫生健康委按职责统筹组织药品临床综合评价工作，推动以基本药物为重点的国家药品临床综合评价体系建设，主要指导相关技术机构或受委托机构开展国家重大疾病防治基本用药主题综合评价,协调推动评价结果运用、转化。省级卫生健康行政部门要按照国家有关部署安排,按职责组织开展本辖区内药品临床综合评价工作,制定本辖区药品临床综合评价实施方案,建立评价组织管理体系,因地制宜协调实施区域内重要疾病防治基本用药主题综合评价。我委将组织相关单位明确药品临床综合评价主题遴选流程、建立专家咨询论证制度、研究制订评估标准、评估质量控制指标体系,指导医疗卫生机构开展药品临床综合评价,推动药品临床综合评价工作规范发展。

二、充分发挥各级医疗卫生机构的作用与优势

鼓励医疗卫生机构自主或牵头搭建工作团队,建立技术咨询和专题培训制度,组织开展药品临床综合评价工作。承担国家及省级药品临床综合评价任务的医疗卫生机构(包括但不限于国家医学中心、国家区域医疗中心和省级区域医疗中心,以及其他具有临床研究基础和药品临床综合评价经验的医疗卫生机构),应当搭建本机构药品临床综合评价工作团队,结合基础积累、技术特长和临床用药需求,开展优势病种用药的持续性综合评价,制定评价结果应用转化可行路径,积极配合和参与国家及区域层面结果转化。

医疗卫生机构外的科研院所、大专院校、行业学(协)会等,在中华人民共和国境内依法注册、具有独立民事行为能力、征信状况良好,具有开展药品临床综合评价专业能力和工作基础的,可依据《管理指南》及相应临床专业或疾病类别药品临床综合评价技术指南的要求,独立或联合开展药品临床综合评价。

三、注重评价结果转化与网络信息安全

各地和各级各类医疗卫生机构应当注重加强药品临床综合评价工作协同,探索跨区域多中心药品临床综合评价机制建设,统筹推动国家重大疾病防治基本用药、区域(省级)重要疾病防治基本用药和医疗卫生机构用药等主题评价结果转化应用,规范指导评价实施机构持续跟踪已完成评价药品的实际供应与使用情况,不断优化证据和结果,不断提升卫生健康资源配置效率,优化药品使用结构,完善国家药物政策,更高质量保障人民健康。

各地要按照网络安全和数据安全相关法律法规和标准的规定,坚持"谁

主管谁负责、谁授权谁负责、谁使用谁负责"的原则，加强评价过程中的数据
收集、存储、使用、加工、传输、提供、公开等环节的安全管理。各省级卫生健
康部门要建立辖区内所属单位和公立医疗卫生机构参与药品临床综合评价
信息沟通机制，跟踪掌握工作进度，指导建立数据质量评估和结果质控制度，
强化评价关键环节能力评估和质量控制规范，协同国家做好主题遴选、方案
实施、质控规范、结果转化应用等技术对接和工作衔接。

任何单位和个人不得非法获取或泄露药品临床综合评价数据信息，未经
国家及省级组织管理部门授权，不得擅自使用或发布国家及省级药品临床综
合评价相关数据信息。各评价实施机构和人员对其组织实施评价工作任务
范围内的数据、网络安全、个人信息保护和证据质量承担主体责任。

请各地及时将本地区在规范开展药品临床综合评价工作中遇到的问题
和相关工作建议反馈我委药政司。

附件：药品临床综合评价管理指南（2021 年版 试行）

国家卫生健康委办公厅

2021 年 7 月 21 日

缩写词表
（按英文字母顺序排列）

缩写词	英文全称	中文全称
ADAPTABLE	Aspirin Dosing：A Patient-centric Trial Assessing Benefits and Long-term Effectiveness	阿司匹林心血管获益研究
ADE	adverse drug event	药品不良事件
ADR	adverse drug reaction	药品不良反应
AE	adverse event	不良事件
AGREE	Appraisal of Guidelines for Research and Evaluation	临床指南研究与评价系统
AHP	analytic hierarchy process	层次分析法
ASCVD	atherosclerotic cardiovascular disease	动脉粥样硬化性心血管疾病
CDE	Center for Drug Evaluation，NMPA	国家药品监督管理局药品审评中心
CEA	cost-effectiveness analysis	成本-效果分析
CEAC	cost-effectiveness acceptability curve	成本-效果可接受曲线
cGMP	cyclic guanosine monophosphate	环磷酸鸟苷
CHEERS	Consolidated Health Economic Evaluation Reporting Stanards	卫生经济学评价报告标准共识
CSCO	Chinese Society of Clinical Oncology	中国临床肿瘤学会
CTC	Common Toxicity Criteria	常见毒性评价标准
CTCAE	Common Terminology Criteria Adverse Events	不良事件通用术语评价标准
CUA	cost-utilityanalys	成本-效用分析

缩写词	英文全称	中文全称
DALY	disability adjusted life year	伤残调整生命年
DCE	discrete choice experiment	离散选择实验法
DCR	disease control rate	疾病控制率
DDD	defined daily dose	限定日剂量
DDFS	distance disease-free survival	无远处转移生存期
DFS	disease-free survival	无病生存期
DSA	deterministic sensitivity analysis	确定型敏感性分析
EAS	European Atherosclerosis Society	欧洲动脉粥样硬化学会
EGFR	epidermal growth factor receptor	表皮生长因子受体
EMA	European Medicines Agency	欧洲药品管理局
EMR	electronic medical record	电子病历
ESC	European Society of Cardiology	欧洲心脏病学会
FDA	U. S. Food and Drug Administration	美国食品药品监督管理局
GDP	gross domestic product	国内生产总值
HAI	Health Action International	国际健康行动机构
HER	human epidermalgrowth factor receptor	人类表皮生长因子受体
HR	hazard ratio	风险比
HTA	health technology assessment	卫生技术评估
ICD	International Classification of Diseases	国际疾病分类
ICER	incremental cost-effectiveness ratio	增量成本-效果比
ICUR	incremental cost-utility ratio	增量成本-效用比
INAHTA	International Network of Agencies for Health Technology Assessment	国际卫生技术评估机构网络
IQR	interquartile range	四分位数间距
ISoP	International Society of Pharmacovigilance	国际药物警戒学会
JBI	Joanna Briggs Institute	乔安娜·布里格斯研究所

续表

缩写词	英文全称	中文全称
LDL-C	low-density lipoprotein cholesterol	低密度脂蛋白胆固醇
MCDA	multi-criteria decision analysis	多准则决策分析法
NCCN	National Comprehensive Cancer Network	美国国立综合癌症网络
NHMRC	National Health and Medical Research Council	澳大利亚国家健康与医学研究理事会
NHS	National Health Service	英国医疗服务体系
NMPA	National Medical Products Administration	国家药品监督管理局
NSAID	nonsteroidal anti-inflammatory drug	非甾体抗炎药
NSCLC	non-small cell lung cancer	非小细胞肺癌
OR	odds ratio	比值比
ORR	objective response rate	客观缓解率
OS	over all survival	总生存期
PARP	poly ADP-ribose polymerase	多腺苷二磷酸核糖聚合酶
PCT	pragmatic clinical trial	实效性临床试验
PD-1	programmed death-1	程序性死亡受体 1
PD-L1	programmed death-ligand 1	程序性死亡受体配体 1
PFS	progression-free survival	无进展生存期
PMDA	Pharmaceuticals and Medical Devices Agency	医药品医疗器械综合机构
pRCT	pragmatic randomized controlled trial	实效性随机对照试验
QALY	quality adjusted life year	质量调整生命年
QA-PFS-LY	quality-ajusted progression-free survival life-year	无进展生存质量调整生命年
QHES	Quality of Health Economic Studies	卫生经济学评价质量
RCT	randomized clinical trial	随机对照试验
ROC	recurrent ovarian cancer	复发性卵巢癌
RWD	real world data	真实世界数据
SOF	summary of finding	结果总结

缩写词	英文全称	中文全称
TGA	Therapeutic Goods Administration	澳大利亚药品管理局
TK	tyrosine kinase	酪氨酸激酶
TKI	tyrosine kinase inhibitor	酪氨酸激酶抑制剂
TTP	time to progression	至疾病进展时间
UMC	Uppsala Monitoring Centre	乌普萨拉监测中心
VfM	value for money	财政支出价值
WHO	World Health Organization	世界卫生组织
WTP	willingness-to-pay	社会意愿支付